U0320457

国家古籍出版

专项经费资助项目

100种珍本古医籍校注集成

医 方 集 宜

明·丁凤 撰

魏 民 校注

中医古籍出版社

图书在版编目（CIP）数据

医方集宜/（明）丁凤撰；魏民校注.—北京：中医古籍出版社，2017.3

（100种珍本古医籍校注集成）

ISBN 978 - 7 - 5152 - 1318 - 7

Ⅰ.①医… Ⅱ.①丁… ②魏… Ⅲ.①方书 - 中国 - 明代 Ⅳ.①R289.348

中国版本图书馆 CIP 数据核字（2016）第 200620 号

100 种珍本古医籍校注集成

医方集宜

明·丁凤 撰

魏 民 校注

责任编辑 刘从明

封面设计 陈娟

出版发行 中医古籍出版社

社 址 北京东直门内南小街 16 号（100700）

印 刷 三河市德辉印刷有限公司

开 本 850mm×1168mm 1/32

印 张 18.125

字 数 320 千字

版 次 2017 年 3 月第 1 版 2017 年 3 月第 1 次印刷

印 数 0001~4000 册

书 号 ISBN 978 - 7 - 5152 - 1318 - 7

定 价 46.00 元

《100种珍本古医籍校注集成》编委会

序　一

　　中医药是中华民族的瑰宝，在我国各族人民长期的生产生活实践和与疾病作斗争中逐步形成并不断丰富发展，为中华民族的繁衍昌盛做出了重要贡献。作为中国特色医药卫生体系的重要组成部分，至今仍在维护人民健康中发挥着独特作用。中医药天地一体、天人合一、天地人和、和而不同的思想基础，整体观、系统论、辨证论治的指导原则，以人为本、大医精诚的核心价值，不仅贯穿于中医药对生命、健康和疾病的认知理论和防病治病、养生康复的临床实践，而且深刻地体现了中华民族的认知方式、价值取向和审美情趣，具有超前性和先进性。随着健康观念变化和医学模式转变，中医药越来越显示出其宝贵价值、独特优势和旺盛的生命力。

　　中医药古籍作为保存和传播中医药宝贵遗产的知识载体，记载了几千年来医药学家防病治病的临床经验、方药研究成果和医学理论体系，是不可再生的珍贵资源，是中医药学继承、发展、创新的源泉，具有重要的历史、文化和科学价值。但是由于种种原因，中医药古籍的保护、整理与利用状况令人担忧。这些珍贵的典籍有的流失海外，国内已不存；有的尘封闭锁，不为人所知所用；有的由于多年的自然侵蚀和保管条件缺乏而面临绝本的危险。抢救和保护好这些珍贵的历史文化遗产已刻不容缓。

国家十分重视中医药古籍的保护、整理和利用。《国务院关于扶持和促进中医药事业发展的若干意见》明确指出，要做好中医药继承工作，开展中医药古籍普查登记，建立综合信息数据库和珍贵古籍名录，加强整理、出版、研究和利用，为做好中医药古籍保护、整理和利用工作指明了方向。近年来，国家中医药管理局系统组织开展了中医药古籍文献整理研究。中国中医科学院在抢救珍贵的中医药孤本、善本古籍方面开展了大量工作，中医古籍出版社先后影印出版了大型系列古籍丛书、珍本医书、经典名著等，在中医古籍整理研究及出版方面积累了丰富的经验。此次，中医古籍出版社确立"100种珍本古医籍整理出版"项目，组织全国权威的中医药文献专家，成立专门的选编工作委员会，多方面充分论证，重点筛选出学术价值、文献价值、版本价值较高的100种亟待抢救的濒危版本进行校勘整理和出版，对于保护中医药古籍，传承祖先医学财富，更好地为中医药临床、科研、教学服务，弘扬中医药文化都具有十分重要的意义。衷心希望中国中医科学院、中医古籍出版社以整理研究高水平、出版质量高标准的要求把这套中医药古籍整理出版好，使之发挥应有的作用。也衷心希望有更多的专家学者能参与到中医药古籍的保护、整理和利用工作中来，共同为推进中医药继承与创新而努力。

中华人民共和国卫生部副部长
国家中医药管理局局长　王国强
中华中医药学会会长

2010 年 1 月 6 日

序　二

中医药学以临床疗效为基础，在累代实践、认识的观察链条中凝结着珍贵的生命科学知识。这些知识记载在中医药古籍文献中，如震惊世界科技界并获 1992 年中国十大科技成就奖之一的青蒿素就是受距今 1600 多年前晋代医家葛洪《肘后备急方》中记载启示研制成功的。因此可以说，中医药学的创新离不开古医籍文献。换句话说，中医药古籍文献是中医药学发展的源头活水。要想很好地发掘利用中医古文献，其前提就是对其进行整理研究。然而，大量古医籍未得到应有的整理和出版，中医古籍中蕴藏的丰富知识财富未得到充分的研究与利用，极大地影响了中医学的继承发展以及特色优势的保持与发挥。为使珍贵中医典籍保存下来，以广流传，服务于中医临床、科研及教学，中医古籍的整理、研究及出版具有非常意义。

《国务院关于扶持和促进中医药事业发展的若干意见》指出，中医药（民族医药）是我国各族人民在几千年生产生活实践和与疾病作斗争中逐步形成并不断丰富发展的医学科学，为中华民族繁衍昌盛做出了重要贡献，对世界文明进步产生了积极影响。新中国成立特别是改革开放以来，党中央、国务院高度重视中医药工作，中医药事业取得了显著成就。但也要清醒地看到，当前中医药事业发展还面临不少问题，不能适应人民群众日益增长的健康需求。意

3

见明确提出："做好中医药继承工作。开展中医药古籍普查登记，建立综合信息数据库和珍贵古籍名录，加强整理、出版、研究和利用。"

中医古籍出版社承担的"100种珍本古医籍整理出版项目"，是集信息收集、文献调查、鉴别研究、编辑出版等多方面工作为一体的系统工程，是中医药继承工作的具体实施。其主要内容是经全国权威的中医文献研究专家充分论证，重点筛选出学术价值、文献价值、版本价值较高的100种亟待抢救的濒危版本、珍稀版本中医古籍以及中医古籍中未经近现代整理排印的有价值的，或者有过流传但未经整理或现在已难以买到的本子，进行研究整理，编成中医古籍丛书或集成，进而出版，使古籍既得到保护、保存，又使其发挥作用。该项目可实现3项功能，即抢救濒危中医古籍，实现文献价值；挖掘中医古籍中的沉寂信息，盘活中医药文献资料，并使其展现时代风貌，实现学术价值；最充分地发挥中医药古代文献中所蕴含的能量，为中医临床、科研及教学服务，实现实用价值。

当前，中医药事业正处在战略发展机遇期，愿"100种珍本古医籍整理出版项目"顺利进行，为推动中医药事业持续健康发展、弘扬中华文化作出应有的贡献。

中国中医科学院首席研究员 曹洪欣

2011年3月6日

校注说明

《医方集宜》明·丁凤撰。系丁氏据其祖丁毅（字德刚）等先人遗编，再参酌历代名医方论，益以己验裒集而成。凡十卷。卷首载"六气十二经见证"一篇，以总括风、寒、暑、湿、燥、火及十二经之常见病症；卷一列中风门、中寒门、中暑门、中湿门、燥病门、火病门、痛风门、五痹门等八门；卷二分伤寒门、伤风门、湿热门、瘟疫门、天行大头病等时病五门；卷三至卷五论内科杂病证治，凡三十九门，包括卷三（内伤门、疟门、痢门、泄泻门、呕吐门、霍乱门、脾胃门、肿满门、膈噎门、欬逆门、关格门、嘈杂门），卷四（中气门、诸疝门、痰饮门、咳嗽门、痰喘门、痨瘵门、诸虚门、自汗盗汗门、吐血门、衄血门、咳血门、咯血门、溺血门、便血门），卷五（头痛门、眩晕门、心腹痛门、腰胁痛门、忡悸门、消渴门、黄疸门、诸淋门、赤白浊门、遗精门、秘结门、小便不通门、小便不禁门）；卷六为眼目门、咽喉门、耳门、鼻门、口舌门、牙齿门六门及急救诸方；卷七妇人门，述崩漏、带下、胎前、产后诸证；卷八是小儿门；卷九痘疹门，分列脐风、变蒸、急慢惊风及痘疹等二十八种病症；卷十外科门，详述痈疽肿疡、瘰疬流注、痔漏痦疥等近二十种病症主治方法。

全书各病证门下以医学、医源、病源、形证、脉法、治法、治方、治验依次类编。"医之为学，先须熟谙《内经》，并张李刘朱四家之说，以知病源；次观本草，以知药性而处方；次晓素难及叔和《脉诀》，以知切脉而定虚实。必宗斯三者以为提纲，又考诸历代名医之正法，庶使病机明而不惑于学也。""病源之说，专以《内经》为主，复采先贤群经定论，但去其繁就其简，以便观览。""治病之法，临病之际，辨病源，明脉证，类集古之成方、成法，及发表攻里，调和诸方，宜攻宜守，正治反治，缓急之法，使好下手。""诸病之下，悉以刘张朱李及古今诸名医有理妙方采附其末，以便参考。""治验之法，因病出异经典之无古人治过根由及祖之遗法，自己历年经验方法不敢私匿，录附各条之末，愿以类推。"

可以看出，本书包含内容广泛，涉及内外妇儿等，理法方药悉备，确是"自《内经》以来，医书一百九十九家，其间量为择取各随所宜，以为定见"，集古医要旨，采其方之善，对临床治疗颇有参考价值。

该书自成书之日起，未能大范围公开刊行，按《中国中医古籍总目》记载，目前存世只有2个版本。一是藏于中国中医科学院的线装十卷本，为明代金陵丁莲侣纂辑（酉山书林），丁氏锦囊三种秘录，学凤楼藏版，为本次校注的底本，简称"酉山书林本"。二是藏于上海中医药大学的清代手抄本，题为明代丁凤（丁文瑞）撰，线装2函20册，据万历刻本精抄，为本次校注的校本，简称为"清抄本"。

西山书林本扉页原题为丁莲侣纂集，据该本序跋考证，原作者应为明代丁凤，字文瑞，号竹溪子，其在序一中提到，"予幼学活人术于师……于是袭先人之遗编，考古医之要旨，采其方之善者，而撮为一集"，本书应写成于嘉靖甲寅年（1554年）之前。至万历年间，"郡侯莲侣公司理吾泉，精明仁恕两具，而相为用得情，不喜谳决，惟平盖世祖父之仁天下之心，而不忍枉一人戾一物，以伤天地之元气。更念吾闽医理绝少，乃出集宜之书而命之梓。""余先世代有阴德，至余祖竹溪翁，精岐黄之术。贫病者与之药，所活甚众。今其书具在，曷广其传胄①，曰善。"显示丁凤之孙丁莲侣将《医方集宜》"启之账中，版之字下"，梓行于世为万历庚申年（1620年）之前。

---

① 胄［zhòu］：帝王或贵族的子孙：贵～。～裔。～子（古代帝王和贵族的长子，都要进入国学学习，后亦泛称国子学生）。

此次校勘、注释的原则是：

1. 将原书的竖排版改为现代横排版式，加现代标点。对原书中代表前文的"右"字一律改为"上"字；代表下文的"左"字一律改为"下"字。繁体字一律改为规范简化字；异体字改为通行规范字；古今字、通假字改为通行规范字，并在首见处出注说明。

2. 原刻本将"跋"排于"序"之后，今按通行贯例，将跋移于书末。

3. 本次整理，侧重于字词的校注，对医理不做注释。凡难字、生僻字、易于误解的异读字，均加以注音并注释。

4. 本次所出之注，按序号列于该页正文之下，以便对照阅读。

校注者

序 一

予幼学活人术于师，未尝不悯人之疾而以仁存心也。仁以存心，又识其有义存焉，义者宜①也。夫人有疾必请医，医必请方，以是方治是疾，则脉理有虚实，疾势有标本，用药有佐使，取效有迟速，欲藉是方而宜②之方敢执乎哉？古人立方，如持权衡以校③轻重，未尝不宜执方者之自不宜耳。

欲④偶一宜之，譬则猎兔⑤者，不寻其穴，令人围于四隅，偶一人获之，则曰是人能获兔也，而曰兔专在是，岂理也哉？寻其穴者或寡矣。予惧夫穴之不寻，兔之不偶得也。于是袭先人之遗编，考古医之要旨，采其方之善者，而撮为一集。每于所犯之疾，详述其原，拟议其药，又不敢以虚迹诬人，咸平日之所目及手医者，亦犹寻穴得兔，不为不艰也。苟舍其方而不集，有以病吾仁，执其方而泛集之，有以病吾义，吾之心病矣。敢以医天下之病身者哉。仁者，以天地万物为一体，世之病吾不能尽医者多矣。义者，各适其

---

① 宜：原作"宜"，古同"宜"。
② 而宜：原缺"而宜"两字，据清抄本补录。
③ 以校：原缺"以校"两字，据清抄本补录。
④ 欲：原又为"歒"，为欲的异体字。
⑤ 兔：原又为"兎"，为兔的异体字。

1

用而与时宜之，医之而不尽其宜者，吾未尝敢焉。后之吾族子弟及有志于斯者，业是术而心以仁权以义，又曷①患乎医之不宜。

嘉靖甲寅岁春月医林后学江浦②竹溪子丁凤谨序

---

① 曷［hé］：怎么，为什么："汝～弗告朕?"
② 江浦：下文是江湄，与此处不统一。

序　二

　　生人之患瘥札疵沴①，其中道而夭枉者，至亡算矣，莫脆于七尺而戕之百方。损思者，竭壅劳形者，疲?②淫酳③者，枯涸大喜怒者，破坠阴阳，夫木已蠹而簸摇之，斧斤之，驰隙之，充而促以加鞭之，势甚重，其可痛也。轩黄岐挚之朝，察药辨方，其来已久，《素》《难》之简代而尊之曰经，所称五运六气，亢害承制，幻渺哉！其言之，而族工多不能读，即读不易解也。病至，率委命以从，或讳所未习而姑尝试焉。苟以自利而已，于活人何有？夫其呼吸之间，虚实异齐，迎夺异用，轻重多寡，异投有宜存焉。问病之阴得病之阳，闻病之阳得病之阴，少所闻多所得，神明在心，以圭撮投，亡不立起者，所谓宜之。宜也，此圣人能事而以，责之族工，彼其袖手而告技殚，庸足怪乎。赠公竹溪先生集宜一书，盖世授秘方荟诸，胜而传之者，司理公启之帐中，版之宇下。既以嘉惠吾闽，而祖德家学繇④是，

---

　　①　瘥札 [chài zhá]：疫病。宋·石介《庆历圣德颂》诗："天实赉予，予其敢忽。并来弥予，民无瘥札。"疵 [cī]：毛病：～齐。～病。吹毛求～。沴 [lì]：灾害：～气。

　　②　?：底本、校本均缺。

　　③　酳 [yòng]：酗酒。

　　④　繇 [yóu]：古同"由"，从，自。

3

益以表章，赠公之言曰：仁者，以天地万物为一体，舍方则病仁，执方则病义。是言也，即深于儒者未之能及，何论挟匕。在昔太仓公以言方，特闻①其所授，出诸公孙光阳庆顾甚秘之，非精谨不传，用意壹何狷狭②也。太仓之后，辽绝无人，殆其一念所造，济阳之裔，越在江介，是孙是祖，鹊起蝉联，仁人之燕贻③也，远矣，闽土④故险隘比墄⑤，熯潦⑥不时，生民之计日蹙，皮骨穿露而海内外衅⑦璺⑧百出，邪脉愤骄⑨，骎骎⑩有

---

① 闻：原作"聅"。《集韵》闻古作聅。注详耳部八画。按《正字通》作聅。互详耳部七画註。

② 狷狭 [juàn xiá]：偏急而狭隘。

③ 燕贻 [yàn yí]：见"燕诒"。《诗·大雅·文王有声》："诒厥孙谋，以燕翼子。"毛传："燕，安也。"朱熹集传："诒，遗；燕，安……谋及其孙，则子可以无事矣。"后以"燕诒"谓使子孙后代安吉。燕，原作"爇"，为燕的异体字。

④ 土：原作"圡"，为土的异体字。

⑤ 险隘 [xiǎn ài]：险要处。《楚辞·大招》："山林险隘，虎豹蜿只。"陉 [ ]：隘。墄 [qī]：台阶的梯级："岭挟楼梯俊，岩牵殿~斜。"险隘比墄：比喻有很多险要之处。

⑥ 熯 [hàn]：干燥，热："其水阳~不耗，阴霖不滥。"潦 [lào]：古同"涝"，雨水过多，水淹。

⑦ 衅：原作"舋"，为衅的异体字。

⑧ 璺 [wèn]：裂纹：缸上有道~。打破沙锅~到底。

⑨ 愤 [fèn]：紧张而奋起之意：~兴（xīng）。~骄，愤发骄矜。

⑩ 骎 [qīn]：〔~~〕马跑得很快的样子，喻事业进行迅速，如"~~日上"。

不治将深之势，司理公如饮上池，洞一方症结，其于攻补之宜，燮和①之妙，时时于罏鞴②间见之，由斯以还君家金版玉函，世世寿民，未有艾也。

万历戊午初夏谷旦赐进士第中顺大夫翰林院提督四夷馆太常寺少卿前吏部文选验封清吏二司郎中治生丁启濬③顿首拜撰

---

① 燮［xiè］：谐和，调和。

② 罏［lú］：一种小口的盛酒瓦器。同"垆"。鞴［bèi］：古代的鼓风吹火器。

③ 濬［jùn］：简体字为浚。

序 三

先正有言，药进于医方，传于古方何难，传进古之方而宜于病则难，此集宜所繇著也。夫宜岂易谈？谈宜者不出于望闻问切。然望则虚实眩目，闻则清浊乱听，问而里表疑情，切而缓速杂至，若斯者而执古之方，按今之宜，即岐黄仓扁不具论，恐东垣丹溪诸君子口能说、手能笔而意不能授也，又何云宜？且如病此方也，方此宜。如昔用之而宜，今用之而不宜，曷以故，盖运气有参差，风土有燥湿，材品之产异，其性壮怯之质殊，其受非古方所能泥者，乃欲于方之宜，而辄①以意增损之，更毫厘而千里矣。丁氏之先多异人，驯虎还金②，乡间啧啧善行。至朝城，令君遇神人授以秘术，遂为名公卿推重，此天鉴积善之门，而将寄以医世者。及赠公竹溪苦心述志，考古证今，辑为医方一书，名曰"集宜"。要以立旨标门，如病源形证脉法诸条，其于望闻问切业已烛

---

① 辄〔zhé〕：原作"輙"，异体字为輒。

② 驯虎还金：序六中提到"于自仲宝公耆德硕望，乡译推重；德刚公为文驯虎……"。序十中"成化面，吾祖德刚……德刚公为文祭之，虎渡江去，地遂无虎患。又尝还人遗余。至今祭虎还金事，里中人犹津津然能道之。"

照而数计之，至于治法方验，劈肌分理，析疑订寔①，君臣佐使，各适于和，攻守正反，咸中其窾②，简而核森而有要此，岂区区耳目所䁼③记，所谓圣神工巧，缺一不可者，殆其兼④之，而公护世之仁心慈理可见于此。盖心活物也，亦生理也。竹溪公视万物之雕瘵⑤痌瘝⑥如其一体，凡以疾请者，无吝方，无倦色，不以微贱茕⑦独置之，咸当其宜而后已。是以仁述周⑧播，而卫性摄生之徒咸之诊候，得傍津梁⑨而全书成焉，惟是书副名山而家笥⑩则未之哲。郡侯莲侣公，司理吾泉，精明仁恕两具，而相为

---

① 寔［shí］：同"实"。

② 窾［kuǎn］：空隙。

③ 䁼［dǔ］：古同"睹"。

④ 兼：原又为"㒼"，为兼的异体字。

⑤ 雕瘵：［diāo zhài］1. 凋残病困。唐·李德裕《奏银妆具状》："一恐聚敛之吏缘以成奸，雕瘵之人不胜其弊。"2. 泛指民生疾苦。《新唐书·白居易传》："按锷诛求百计，不恤雕瘵，所得财号为'羡馀'以献。"宋·曾巩《代太平州知州谢到任表》："惟此方雕瘵之旧，属比岁凶饥之馀，任在拊循，惧无称效。"

⑥ 痌瘝［tōng guān］：痌：痛苦；恐惧；创伤、溃烂。瘝：疾病、疾苦。

⑦ 茕［qióng］：简体字为茕。没有兄弟，孤独，孤独无依的样子。如："～～子立，形影相吊。""茕茕"、"茕独"。

⑧ 周：原又为"週"，简体字为周。

⑨ 津梁［jīn liáng］：比喻能起桥梁作用的人或事物。

⑩ 家笥［jiā sì］：笥为盛饭或衣物的方形竹器。家笥，意为私家的箱箧［qiè］。

8

用得情，不喜谳决①，惟平盖世祖父之仁天下之心，而不忍枉一人戾一物，以伤天地之元气。更念吾闽医理绝少，乃出集宜之书而命之梓。余捧而诵焉。窃谓医非儒不传，非世不传。侯之祖孙弟昆②以明经③起家，而济世于仁寿为德，明砭石，乃令广传是书，而先于吾闽。闽之八郡无夭札④疾疢⑤之忧，阴阳之化，清和顺理，皆侯家之世泽福利生导而安疗之矣。昔⑥山中宰相，以百一灵药拯世后，竟翀⑦举孙真人自撰《千金方》。勒之鉴山之珉⑧，人传其数百岁神茂不衰，而真人有云，良医，道以药石，求以针剂，圣人和以主德，辅以人事，故形体有可愈之疾，天地有可消之灾。读《集宜》者而得此意，知有契于西来之宗，所谓大医，王功德全，活一切众生，奚啻⑨

---

① 谳 [yàn]：审判定罪：～问（审问）。定～（定案，定罪）。谳决：判断。

② 弟昆：亦作"弟晜"。弟兄。晜 [kūn]：古同"昆"，兄。

③ 明经：是科举考试的考试科目。

④ 札 [zhá]：夭死。

⑤ 疾疢 [jí chèn]：泛指疾病。

⑥ 昔：原作"舃"。见唐颜真卿多宝塔碑。

⑦ 翀：[chōng] 向上直飞，相当于"冲"。"鹄飞举万里，一飞～昊苍。"

⑧ 珉 [mín]：像玉的石头：～玉（玉石）。"～之雕雕，不若玉之章章"。

⑨ 奚啻 [xī chì]：亦作"奚翅"。何止；岂但。下文"奚直"与此应同意。

金莲宝筏已也，自僭①为之序。

万历戊午孟夏吉旦
赐进士出身奉训大夫吏部文选清吏
司员外郎前兵部武选司主事治生蔡应麟顿首拜撰

---

① 僭〔jiàn〕：超越本分，古代指地位在下的冒用在上的名义或礼仪、器物：~越。

序 四

　　扁鹊①遇长桑君授以禁方，其方秘密不传。而华佗之灵怪乃有青囊遗方，焚燎②不尽者，每只字活人如神。许胤宗③精医，人问何不著书，曰：医者意也，脉之深趣，不可言传。而葛洪为勾漏令④，有仙术，抄《金匮》方百卷，《肘后要急方》⑤四卷。夫使天下圣方尽神秘不可闻，则神仙遗迹当不复留置人间，而后人欲窥橘井杏

---

　　①　扁鹊，勃海郡郑人也，姓秦氏，名越人。少时为人舍长。舍客长桑君过，扁鹊独奇之，常谨遇之。长桑君亦知扁鹊非常人也。出入十馀年，乃呼扁鹊私坐，间与语曰："我有禁方，年老，欲传与公，公毋泄。"扁鹊曰："敬诺。"乃出其怀中药予扁鹊："饮是以上池之水，三十日当知物矣。"乃悉取其禁方书尽与扁鹊。忽然不见，殆非人也。

　　②　焚燎〔fén liáo〕：焚烧。

　　③　许胤宗：一作引宗，约生于南朝梁大同二年（536），卒于唐武德九年（626），享年九十馀岁。许氏乃常州义兴（今江苏宜兴）人，曾事南朝陈，初为新蔡王外兵参军、义兴太守；陈亡后入仕隋，历尚药奉御，唐武德元年（618）授散骑侍郎。医术如神。

　　④　勾漏令：勾漏亦作"勾扁"，山名，为古地名。令是官名。

　　⑤　《肘后要急方》：疑为《肘后备急方》，为东晋葛洪著。

林①之藩者，安所得尽饮上池水②。长桑妄③言之秘，且彼所探怀中方授扁者，竟何物也。繇斯以谭④，奚⑤必扁之玄而佗之迹，许之妙而葛之粗乎。吾郡⑥司宪丁侯其王父⑦赠君奉训竹溪公以岐黄显金陵间，溯其源则远祖仲宝公活人于龙兴之初，多神异至以耆德⑧，署京兆⑨邑篆⑩。德刚公文能驱虎，医有异术。而朝城尹远公读书龙洞山，遇异人授秘方，盖累世皆擅救人术，其奇方秘简，上契⑪青囊金匮之奥者，箧中盖已满矣。奉训公深惧⑫放失，搜括数世遗旨而表章之，家学古方，并身所自证验，汇集成编，命曰《医方集宜》。推本病源，随证发剂，第令探囊，觅之医方，疗治即可，奇中快矣哉，其非执方而胶柱也。古称不为宰相则为名医，杏林

---

① 橘井杏林：以"橘井"为良药之典，以"杏林"代指良医。

② 上池水：指凌空承取或取之于竹木上的雨露。后用以名佳水。

③ 妄：原文为忘。

④ 谭：同"谈"。

⑤ 奚：文言代词，表示疑问。为什么。

⑥ 郡：原作"郿"，郡的异体字。

⑦ 王父：祖父。

⑧ 耆德［qí dé］：年高德劭、素孚众望者之称。

⑨ 京兆，地名，古都长安（西安）及其附近地区的古称。郿：兆。

⑩ 邑篆：县府大印，或是城镇的印章。

⑪ 上契："上契"。俗称"结契家"。自古已有，是人们"六亲"之一。契父称谊父，契母称谊母，上契者自称谊男、女，亲谊比生父母仅次一筹。挈：契。

⑫ 惧：原写作"愳"，为惧的异体字。

12

功行与医国等。夫操①危命于肘掌，而回起苏。苏之立出之颠顿②。此岂鲜③德耶！奉训公以其奇颖不发于儒，而发尽于医，功行圆满。其仲公已成进士高第而再发于侯，侯于丹笔之下，起毙回生，啜以至仁之汤，饮以不凋④之散，宣肺石⑤之底滞，荡圜土⑥之和风，每治庐陵之书，不用司空城旦⑦，一洗出羽钻毛⑧之陋，顾桁⑨杨闵闵⑩，焉有子舆对阳肤之意⑪。奉训公医人，而侯转其

① 操：原作"捵"

② 颠顿：形容生活艰难，四处流浪。同"流离颠沛"。

③ 鲜：原作"尟"[xiǎn]，同"鲜"。少：~为人知。屡见不~。

④ 凋：原作"彫"，简体字为雕。同"凋"。

⑤ 肺石：古时设于朝廷门外的赤石。民有不平，得击石鸣冤。石形如肺，故名。后演化为冤鼓，或曰鸣冤鼓，或曰喊冤鼓。

⑥ 圜土[huán tǔ]：牢狱。

⑦ 司空城旦：司空是古代的三司之一，既司徒、司空、司马，一般是指管刑法的官员。城旦书就是指刑法。以"司空城旦书"或"城旦书"泛称刑书，在历代诗文中出现较多。

⑧ 钻皮出羽：比喻极意夸饰自己偏爱的人。偏正式；作定语；含贬义。南朝·宋·范晔《后汉书·文苑传下·赵壹》："所好则钻皮出其毛羽，所恶则洗垢求其瘢痕。"

⑨ 桁[héng]：檩：~条。~架。

⑩ 闵闵[mǐn mǐn]：关切貌。出自宋·曾巩《谢杜相公书》。

⑪ 子舆：代指曾子。即曾参（zēng shēn，前505－前435），字子舆，中国春秋战国时期鲁国南武城（今山东费县）人，是被鲁国灭亡了的鄫（zēng）国贵族后裔。是孔子的得意门生，以孝子出名，据说《孝经》是他撰写的。阳肤：《论语》中唯一一个被提及的孔子弟子的弟子，阳肤是曾子的学生。

道以医国，而奉训公于贫病者，赈给之，慰藉之，复招徕之，其道高于方。侯于邦宪审克之，简孚之，尚不忍置之法，其仁又高于察寿人一脉，衍武先世可以澄侯仁孝敬承之嫂①。异时者，侯入为侍从，推其妙理，以破国家之症结，厚万姓之参苓，宁直空圄②敬狱，起一郡之凋瘵而已。此尤无方之宜，卢扁所不能调者也。因并及之而为之序。

赐进士第奉政大夫云南按察司佥事前湖广按察司
副使湖广道监察史通家治生龚云致顿首拜撰

---

① 嫂［měi］：古同"美"。
② 圄［yǔ］：可做动词、名词使用。本义：拘留、拘留所。引申义：控制场所。再引申义：监狱。

序 五

　　范文正有云：不能作相济天下，亦须作医济四方。夫相天下者，调剂疏涤，轻重在权，止患无济天下之心耳。若夫医则难矣，投之饵，施之砭，起彼尫羸，厝①之康强，西东北南，势何能遍？故莫如以方粤。自岐黄以后，医谱流传，代有撰述。乃其方亦有验有不验，岂其方不可用哉？未稔②其宜而遽下匕圭③，譬马服君④之子读父书，鲜不费人矣。语曰：学书纸费，学医人费。人可使费哉？呜呼！此竹溪公集宜所繇作也。意主于宜，而源，而证，而脉，而法，而方，靡所不宜，则无不可以验。故其言曰：寻穴得兔，夫得兔于穴而后能忘谛，谛信未易忘也。吾泉旧俗医药最少，亦以医无善方，方无善本，或偶得之，秘不以示人。甚且有易晓之

---

　　①　厝［cuò］：安置：～火积薪。
　　②　稔［rěn］：熟悉，习知：～知。～熟。素～。相～。
　　③　匕圭：古代取用散药（药末），多以刀圭、方寸匕、钱匕等作为剂量单位，此处因以"圭匕"指代医疗行为。
　　④　马服君：赵奢（生卒年不详）：嬴姓，赵氏，名奢。战国时代东方六国的八名将之一，简曰马氏。主要生活在赵武灵王（前324—前299年）到赵孝成王（前265—前245年）时期，享年约60余岁。封爵：马服君。马服君赵奢墓坐落在邯郸市区西北十五公里处的紫山。

方，必饰为符咒，以张其说。彼其人攻医之市，市井无恒，尤妨医业。竹溪公以相天下之术用之医，采古酌今，汇成一家言，贻之永久，信乎！其为仁人也。公令孙莲侣老公祖成名进士，理吾泉，仁心为质，刑期无刑。下车甫及期月，而痫瘵用苏，颂声远播。盖广公之精微于兹土，而且以济四方之心济天下，寿国寿民，祖泽弥光。兹梓公书于木，济及无涯，而吾泉得睹良方，全活应百倍于昔，何其幸哉！闻丁之先盖著仙录，洪武间有以耆德神异推重乡评至署邑篆，而吾祖旌义公森亦署本邑篆于正统初，为政于卿①，好行其德，载郡邑枼②中，与公政尔相类。今吾宗子姓享祖之荫，庶几蕃衍，而丁则世培之发祥，未可量矣。因并及之。

　　万历戊午夏四月清溪居士李懋桧顿首拜序

---

　　① 卿：应为乡。
　　② 枼〔yè〕：古同"枼"。"枼"同"葉"，世代的意思。

16

序 六

　　郡侯莲侣丁公，司李吾泉也，职在治法家言，而其意一以道德为主。每对爰书①，务在矜其无知肆赦②，而生全之，即求其生不得，辄废牍垂涕，终夜为之不寐。细至飞潜③蠕动之属，亦视若一体。见有挟弹者必笞④，见有市生鱼鳖者必鬻⑤而放之，戒杀之，令靡日

---

　　① 爰书［yuán shū］：古代记录囚犯供辞的文书。《史记·酷吏列传》："（张汤）劾鼠掠治，传爰书，讯鞫［jū］论报。"裴骃·集解引·苏林曰："爰，易也。以此书易其辞处。"司马贞·索隐引·韦昭曰："爰，换也。古者重刑，嫌有爱恶，故移换狱书，使他官考实之，故曰'传爰书'也。"南朝刘宋裴骃［yīn］著《史记集解》、唐司马贞著《史记索引》。后用爰书以指判决书。唐·柳宗元《酬韶州裴使君寄道州吕八大使》诗："圣理高悬象，爰书降罚锾。"清·李渔《慎鸾交·订游》："几曾见，爰书定下瞧人罪。"

　　② 肆赦：宽赦有罪的人。

　　③ 飞潜［fēi qián］：指鸟和鱼。宋·沈括《熙宁十年谢早出表》："陛下德同天地，施及飞潜。"明·刘基《自都回至通州寄普达世理原理》诗之二："飞潜各有适，分得无外徼。"徼，音jiǎo。

　　④ 笞［chī］：用鞭杖或竹板打：鞭～。

　　⑤ 鬻［yù］：卖：～歌。～画。～文为生。卖儿～女。

不倦倦①，斋于心并斋于口，惟恐有累于民。泉民嬉嬉②共跻仁寿之域矣。而会其初下车，疫大作，侯悯泉之无良医也，出其祖《医方集宜》，梓行于世。若曰病者得药，吾为之体轻耳。不佞③庶受而率业因欲。丁之先更数世活人阴功，而始厚发于侯。侯之刻是集，又若不敢以为得天之厚，而归之积功累行之先世者。噫嘻美矣！是书有病源，有形证，有脉法，有治方，详哉其言之洸④者曰。郭玉⑤有言：医之为言，意也。毫芒之际可得而解，不可得而言，乃悬有定之方以待无定之症。乌乎，其能宜也。是不然，太史公为扁鹊仓

---

① 倦［quán］：〔～～〕恳切诚挚，如"三秋不见每～～，握手山林复怅然。"

② 嬉嬉［xī xī］：和乐貌。明·许潮《武陵春》："见了些处堂燕雀嫚～～，栋将焚全不知几。"清·唐甄《潜书·仁师》："市集攘攘，老幼嬉嬉，妇子依依。"

③ 不佞［bù nìng］：指没有才能，旧时用来谦称自己。语出《论语·公冶长》："雍也，仁而不佞。"

④ 洸［guāng］：威武的样子："江汉汤汤，武夫～～。"

⑤ 郭玉：（公元1－2世纪），东汉广汉郡（今四川新都县，一说广汉县）人，是汉和帝时最负盛名的医学家。当世名医。少从程高学医术。和帝时为太医丞，医道高明，兼重医德。病者虽贫贱，亦必尽其心力诊治。卒于官。

18

公立传，如越人之论赵简子、虢①太子，臣意之具对②汉文，斯已奇矣。然长桑君之授扁鹊曰：我有禁方能见五脏，特以诊脉为名耳。而仓公③之师阳庆称之者，曰其方甚奇，非世之所闻也。然则古人之想传者，方而已。自宋以来，医所尸祝④者，仲景外感，东垣内伤，河间表热，丹溪阴虚，四大家者。固亦医之具体，顾其流传至今，亦惟人各数方。若夫斟之酌之，使病宜之，要在神而明之耳。丁自仲宝公耆德硕望，乡评推重；德刚公为文驯虎，上符于孙真人之降龙；伯远公遇异人传秘方，又与扁鹊受神人书同一奇踪；逮至竹溪公，少有颖异名，读书过目不忘，下笔辄千言不休，郁郁无所耽，而以其奇尽泄之医。公之医，大都从伯远公来，而能以意出入之所至，种种奇中不可殚

---

① 虢［guó］：中国周代诸侯国名：东～（在今河南省郑州市西北）。西～（在今陕西省宝鸡县东，后迁到今河南省陕县东南）。

② 具对：详细地回答。

③ 仓公：（约前205—?），西汉初齐临淄（今山东淄博东北人），姓淳于，名意。淳于意曾任齐太仓令，故又称仓公。精医道，辨证审脉，治病多验。曾从公孙光学医，并从公乘阳庆学黄帝、扁鹊脉书。后因故获罪当刑，其女缇［tí］萦上书文帝，愿以身代，得免。《史记》记载了他的二十五例医案，称为"诊籍"，是我国现存最早的病史记录。

④ 尸祝：崇拜。

述，为人决生死，刻日无少斁①，所用方药从反，诸医吐舌旁视，公率用以肉将骨者，又择其方之良，可以中病而无害者，辑成一书，以遗后人。方之诸子其殆②新安之集大成欤。千载而下，按形证以寻病源，察脉候以酌治方，虽家岐黄而人华扁可也。又奚事于隔垣之见③，刳腹④破臂之诡哉。虽然更有进于是者，方今之世，病在否隔⑤，病在虚怯，病在耳目之官，湮郁⑥轮圜⑦譬之，臃肿之。夫庞然魁大而精神内竭，络结纵弛，非得大药至，未易措手。丁氏世以医著，所全活几千万人，积善余庆⑧，诞生我侯。侯取高第，佐巨郡而冰蘖凛凛，身不御纨绮，口不尝片胾，此大受器也。

---

① 斁〔yì〕：厌倦；懈怠；厌弃。"为絺为绤，服之无～。"絺〔chī〕：细葛布。绤〔xì〕：粗葛布。《诗·邶风·绿衣》："絺兮绤兮、凄其以风。"《论语·乡党》："当暑，袗絺、绤。"袗〔zhěn〕：单衣。

② 殆〔dài〕：大概，几乎。

③ 隔垣之见：视见垣一方人：就能隔墙看人（病了）。

④ 刳〔kū〕：从中间破开再挖空：～木为舟。～心（道教指澄清内心的杂念）。刿心刳腹〔guì xīn kū fù〕：形容费尽心思，刻意为之。同"刿心刳肺"。

⑤ 否隔：痞隔。

⑥ 湮郁〔yān yù〕：谓心情抑郁不畅快。

⑦ 圜〔huán〕：围绕。

⑧ 积善余庆：积：积累；善：善事；余庆：指先代的遗泽。积德行善之家，恩泽及于子孙。《周易·坤》："积善之家，必有余庆；积不善之家，必有余殃。"

异时进列侍从之司，调燮阴阳，疏滞宣郁，行以乃祖之仁，仁天下矣。则岂惟区区一郡肺石，无冤鱼鸟，咸若而已哉。不佞庶跧①伏块处，未获伏谒②，我侯顾尫羸之夫，日惟搜罗方书，因推我侯嘉惠泉人之意而为之序。

万历戊午孟夏吉
赐进士中宪大夫广东按察司副使
前知抚州南昌二郡事治生苏宇庶顿首拜撰

---

① 跧〔quán〕：古同"蜷"。

② 伏谒〔fú yè〕：指谒见尊者，伏地通姓名。

序 七

　　昔人有言，治目如治民，治齿如治兵，一技之能，其通于理，道类如此，况乎翕元。气保太和①，权衡生心，而造化在手者乎。扁之视②，佗之涤，希世不可复得。而世之论者辄曰吾有奇术于此，乃或施而不效且益之疾③，是犹矜④燃犀⑤之智而与民相拂，逞挚鸷⑥之龈而与俗相牾⑦者也。夫医有脉矣，一腕之下不胜异意，焉有法矣；一候之间不胜异视，焉有方矣；一剂之投不胜异尚，焉运机于呼吸之顷，转关于毫末之际，其不可以人戏也。犹之治国治天下者之不可以人戏也。故得其气者，可以祛晦明风雨之疾，而臻其妙者，至于为六气和，五味著，五色澄，五声两仪奠焉，万化成焉。寅丈莲侣先生，司李泉南，期月而瘳者，苏瘠者，起湫⑧底

---

　　①　气保太和：原缺"保"字，据清抄本补录。

　　②　扁之视：原缺"视"字，据清抄本补录。

　　③　疾：原缺"疾"字，据清抄本补录。

　　④　矜［jīn］：自尊，自大，自夸：～夸。～伐。～恃。骄～。

　　⑤　燃犀［rán xī］：喻能明察事物，洞察奸邪。

　　⑥　挚［zhì］：古同"鸷"，凶猛。鸷［zhì］：凶猛的鸟，如鹰、雕、枭等。

　　⑦　牾［wǔ］：逆，不顺：抵～（抵触，冲突）。

　　⑧　湫［qiū］：水潭。

郁塞者，咸得所欲，寿国参苓，救时针砭，种种具见。先生自言：余先世代有阴德，至余祖竹溪翁，精岐黄之术。贫病者与之药，所活甚众。今其书具在，曷广其传胄①，曰善。昔子瞻②居杭日，施圣散子，杭之民病得此药全活者不可胜数。是书按病求方，按方求药，虽素不知医者，随试辄效。而闽南尚鬼信巫，不惜倾身家以殉之者，庶可藉是以少息左之右之，无不宜之，以之治身，以之治国，以之治天下，亦若是而已矣。又奚直一圣散子之有造于杭哉？

岁在戊午三月既望通家晚生胡公胄顿首拜撰

---

① 胄［zhòu］：帝王或贵族的子孙：贵～，～裔，～子。古代帝王和贵族的长子，都要进入国学学习，后亦泛称国子学生。

② 子瞻：北宋文学家、书画家苏轼的字。瞻字有往上或往前看的意思。古人所取之字往往是名的补充解释，是和名相表里的，故也叫"表字"。苏轼字子瞻，实源于"登轼而望之"（《左传·长勺之战》）。

序　八

　　兹《医方集宜》老师先王父竹溪公所搜订，以寄仁术之传者也。吾乡荐绅①先生叙之详矣，璜何能赞？窃三复②而绎之。夫医者，有生心者也，而作之有恒，则又有常心者也。有生心则能活，能随时变化以急人之疾，已人之痛，而人藉之以起死回生，功显于所易见。有常心则不忍其术之不广，道之无传，俾③世之人皆得，藉之以起死回生功，阴用于所不知者何人。故医不可无方，方不可无宜。吾夫子论病于尧舜，求其所以已④此病者，曰立达，曰取譬⑤，而必曰仁之方。夫医之道犹治理也，则所为方可知。已师先世种德所传，多神异事，其授异人秘方则自祖伯朝城令遇之龙洞山中，故屡世擅活人之术。竹溪公明于其理，始以生心著其常心，

---

　　① 荐绅［jiàn shēn］：缙绅。古代高级官吏的装束。亦指有官职或做过官的人。荐，通"缙"［jìn］。亦作"搢绅"。搢［jìn］：古人所佩的饰带。

　　② 三复：反复再三。

　　③ 俾［bǐ］：使：～便考查。～众周知。

　　④ 已：原缺，据清抄本补录。

　　⑤ 取譬［qǔ pì］：打比方；寻取比喻。《诗·大雅·抑》："取譬不远，昊天不忒。"明·张纶《林泉随笔》："唐·韩子言医师之用药，匠氏之用木，有如相之用人，其取譬可谓亲且切矣。"

25

汇为书，表章之，以广其传，而方之行始远。盖至师理吾郡，折狱①多平反，活人益滋多矣。师以医之道悟，治以政之道，摹医其用宽也，如姚僧之治梁武，其用峻也。如更梁武而治梁元，其钩隐于察眉也。如冯延之砭廷貂，而其辨冤于覆盆也。如秦越人之洞隔垣署郡，郡理署晋，晋理署惠，同惠同理，其提福生民，真随俗为宜，而无不效，而乃不忘先王之秘方，镌以济部中，毋亦曰吾祖先无一州一邑之命，而存心爱人，存活不可胜数。矧②吾孙会系朝家之组受事一方，动关民命，其何敢置民痌瘝③，不以轸④念而令其凋瘵，无所调剂，不如祖先之以生心拯人多也。则师之用意微⑤矣。是集也，朝城令得之山中异人不以泄，而竹溪公始泄之于书，为医方以生人。竹溪公得之，朝城令用之医，而师始转用之理官为治。方以生之人，其用愈大，其治愈远，则其方亦愈神。即璜小子受师垆冶⑥，幸⑦得托于立达之中，不自闾堕，倘可载师之余方，而敢謷行之，何在非竹溪

---

① 折狱〔shé yù〕：折进大狱。

② 矧〔shěn〕：况且。

③ 痌瘝〔tōng guān〕：痌：痛苦；恐惧；创伤、溃烂。瘝：疾病、疾苦。

④ 轸〔zhěn〕：伤痛。～怀。～念。

⑤ 微：原书此字不清楚，按上下意，应为微字。

⑥ 垆〔lú〕：旧时酒店里安放酒瓮的土台子。也指酒店。垆冶〔lú yě〕：炉鼎之客。指炼丹术士。唐·无名氏《仙传拾遗·唐若山》："若山，素好方术，所至之处，必会炉鼎之客。"

⑦ 幸：原缺"幸"字，据清抄本补录。

26

公之流泽远也。夫殷中军不尝以解经脉著乎所给事至叩头流血，然后为一诊，其母试之一验，而即焚其经，何衷之狭也。有苍生之望，竟使①壶山蒙其耻声，盖不待咄咄书空之日②，而觇③其无济世之器矣。吾又因是刻以④见师之大，云此尧舜犹病之仁，而吾夫子⑤所谓仁之方也，未易言也。

万历己未进士⑥观刑部政门
生杨锡璜顿首拜撰

---

① 望，竟使：原缺"望竟使"三个字，据清抄本补录。

② 之日：原缺"之日"两个字，据清抄本补录。

③ 觇[chān]：看，偷偷地察看：～望。～候（侦察）。～标（一种测量标志，用几米到几十米的木料或金属制成标架，架在被观测点上作为观测的目标）。

④ 以：原缺"以"字，据清抄本补录。

⑤ 夫子：原缺"子"字，据清抄本补录。

⑥ 进士：原缺"士"字，据清抄本补录。

序　九

医之道，本草于神农，素问于黄帝，未始有方也。而方之所从出也，二圣人岂不能为方，以开天下万世之先，而恐后之人按方而执之，不知有神明变化之用，则必有不适于宜，而其误至于杀人者矣。圣人为宜不为方，故曰神而化之，使民宜之，此圣人无方之神①也。方之说，盖起于长桑君之授越②人曰："我有禁方，使毋泄。"而后尽与之，然方③而曰禁取，禁而秘之，岂惟不令人公，且有不使人知者矣。虽善于宜而未必尽为天下用。此越人得之，所以能随俗为变，医闻天下而不免于自祸其身，则亦以其方禁而不泄之。求其后太仓公授禁方于元里，决生死，悦疑药，论甚精，而病家多怨之，亦生此耳。善哉！汉文帝之能用方也，诏太仓长而问之，以技所长所能治病，及所受学何师，何岁，县里人何病，与医药，已其病之方，具悉而对帝，亦缁缁④闻矣。然意所对者不过切脉诊色药病所宜，与所授书之善为方耳，非有关于天下国家之利病。且

---

① 无方之神：原缺"无"字，据清抄本补录。
② 越人：原缺"越"字，据清抄本补录。
③ 方：原缺"方"字，据清抄本补录。
④ 缁缁［lǐ lǐ］：用以形容文章或言谈连绵不尽。

其所授书之人，至不欲令子孙知学我方，若是乎，慎而不轻，隘而不廓。而汉文帝悉以公之天下，后世而尽除千古之肉刑，发三王所未有之剂，以回造化之脉，遂使天①下人无残肤缺体，英布②不黥③，孙子无刖，人④无病而嘻，不药而愈，熙熙若登春台⑤行华胥⑥，此其于上池元里禁方书所称奇称妙⑦，其宜何若？而论者且以为帝闻太仓长乐⑧论悲其意而除之。故千古善用医方者，莫如汉文帝。嗟乎！医方之宜亦难言矣，苟得其宜，小用之可以无病于身，大用之可不病于天下，精用之可以起一时人之疾，化用之可以养千万世人之和。无方者，圣人神人之宜也；有方者，贤人智人之宜也。贤智人隔垣见一方人，圣神人无垣见万方人，顾所宜何如耳？圣神人不可得，而以望于贤智人之不拘方，此丁竹溪先生《医方集宜》之所为作也。闻丁

---

① 脉，遂使天：原缺"脉遂使天"四个字，据清抄本补录。

② 英布（？—前196年）：秦末汉初名将。六县（今安徽六安）人，因受秦律被黥，又称黥布。

③ 黥〔qíng〕：古代在人脸上刺字并涂墨之刑，后亦施于士兵以防逃跑：～首。

④ 刖，人：原缺据清抄本补录。

⑤ 春台，典故名，典出《老子·道经·二十章》。"众人熙熙，如享太牢，如登春台。"指春日登眺览胜之处。后亦有指饭桌。也是古代礼部的别称。后以"登春台"比喻盛世和乐气象。

⑥ 华胥：原缺据清抄本补录。

⑦ 称妙：原缺据清抄本补录。

⑧ 长乐：原缺据清抄本补录。

之先所传多异事，朝城令公读书龙洞山中，始遇异人，授秘方，其事迹与长桑元里相似，朝城公得而行之于令，大抵皆活人之政而不专以已病。闻其书之方久，亦散轶不尽传。竹翁先生儒者也，乃使搜简而表章之，参以古方，益以已所证验集而成书，曰《医方集宜》。竹翁岂欲以一定之方必天下哉，有味哉。其言曰：仁者，以天地万物为一体，而有义存焉。义者宜也，舍方则病仁，执方则病义，吾集此以待知方之宜而已。竹翁之意远矣，非专为宜医者待也。盖将以待夫后之人，有能好方书而精者，无结穑①于方之中可以寿身；又有妙方书而化者，无穷施于方之外，可以寿天下。故竹翁之后人最善用集方之宜者，莫如郡司理公。司理公之所职者，刑也。而所期者，刑无刑也。按狱必以律，无轻失出入，此有方也；狱无小大必以情，情而矜之，时而舍之，此无方也。有方则民不犯法，无病仁；不有方则法无冤民，无病义。竹翁有集方，能大用、化用而不为小用者，司理也。郡少医病则召巫，而祝德岁疫盛行，民病多死。司理伤之，乃刻是集，行之部中，以济病民。于是全活者众。此又以有方妙无方，而教民精用者也。赤张满稽言有虞氏②之药疡

① 穑［sè］：收割谷物，亦泛指耕作：～人。～夫。～地。～事。稼～。

② 有虞氏［yǒu yú shì］：是中国古代汉族传说中五帝之一的舜帝部落名称。有虞氏部落的始祖是虞幕。舜为虞幕的后裔，后来成为有虞氏部落首领，受尧帝禅让，登帝位。

也，病而求医，孝子操药，以修慈父，其色焦然。司理之刻斯集，夫亦有焦然者矣。所谓为民求医者也，夫然后司理之善用方可知也。用方书活民而民活，竹翁之道行；不用方书活民而民无不活，竹翁之道益行。易曰：神无方。又曰：德方以智，无方则神，有方则智。竹翁之集方与司理之善用方，仁义忘矣，而进于智，虽道济天下可也，何乃其禁方哉？

　　　　万历岁在庚申秋七月晋江宇下儒林间人
　　　　　　　　　　李光缙顿首拜撰

序 十

　　余家上世以来，率精于医。洪武①间，吾祖仲宝翁，以耆德推重乡评，承京兆委署本邑事最久，其神异尤多。成化②间，吾祖德刚。江之浒芦苇丛薄间多虎暴，德刚翁为文祭之。虎渡江去，地遂无虎患。又尝还人遗金。至今祭虎还金事，里中人犹津津然能道之。其它行事，具见庐陵孙公鼎传中。暨吾祖伯远，读书龙洞山中，遇异人授秘方。后令朝城，九载致政，其交游迓③游燕京。当时在朝诸老，如刘公、大夏屠公、镛侣公、钟曾公、鉴顾公、佐潘公祯④，俱重翁之品，欢然与相酬唱。篇什甚众，盖屡世皆擅活人妙术，其遗方秘简，历更以来亦颇散逸。逮⑤吾王大父⑥竹溪翁精心慧识，始

---

　　① 洪武：中国明代第一个年号，时间为 1368 年—1398 年，当时在位皇帝为明朝开国皇帝明太祖朱元璋。

　　② 成化：（公元 1465 - 1487 年）是明宪宗的年号。明朝使用成化这个年号一共 23 年。

　　③ 迓［yà］：迎接：迎～。～之于门。

　　④ 祯［zhēn］：吉祥：～祥。

　　⑤ 逮［dài］：到，及：力有未～。

　　⑥ 王大父：曾祖父。

搜括蠹①馀而表章之。参以古方，益以己所证验，裒②集成书，凡有拾卷。其书首病源，次形证，次脉法，而治法、治方、治验又次之。一开卷而病者之情形，与用药之窍会，瞭③然指掌。尝曰：医者意，意者宜也。因名之以集宜。顾散帙旧藏笥中，余惧其久而寝以散失，使前人一片活人心地湮没不传，不忍也。又闽地绝少医药，以祷赛④代针砭，以巫觋当医王。一有寒暑霜露之虞，束手无策，况其大者乎？于是谋寿诸梓，以广其传。惟吾王大父仁心为质，其天性孝友，忠诚不欺，诸不具论。论其细者，于凡贫艰人之乞医药，厚资给之，婉慰藉之。未已也，又谆复期以来告，必无自沮，殷殷然应之无倦色于戏，此其心何心哉。慎斯术也，以德则必不遗微细，则必哀此茕独旨哉。王大父良相良医之论，真知言也。吾故因叙是书，而并及其制行大略，以见吾王大父苦心济人之意，非积区区剿古人绪论，以衍岐黄一脉已也。

万历岁在戊午春王正月元旦
孙明登顿首撰于温陵之勺海楼

---

① 蠹 [dù]：蛀蚀：流水不腐，户枢不～。～蛀。～害。～弊（弊病，弊端）。

② 裒 [póu]：聚集：～集。～辑。～敛。

③ 瞭 [liǎo]：见"了"。

④ 祷赛 [dǎo sài]：祈神报赛。汉·王充《论衡·辨祟》："项羽攻襄安，襄安无噍类，未必不～～也。"噍类 [jiào lèi]：指活着的或活下来的人，有时也指活着的或活下来的生物。

凡例八款

医学

医之为学，先须熟谙《内经》，并张李刘朱四家之说，以知病源；次观本草，以知药性而处方；次晓素难及叔和《脉诀》，以知切脉而定虚实。必宗斯三者以为提纲，又考诸历代名医之正法，庶使病机明而不惑于学也。

医源

医之源流自黄帝、岐伯、秦越人、东汉张仲景、西晋王叔和、隋之巢元方、五代陈日华、宋陈文忠严用和、金之陈无己刘守真张元素、元李明之王好古朱彦修辈，悉皆医门名流，正派大可学者也，故多收录其法。至于近代明医若吴中罗益、沧州吕复，皆承东垣之余绪，咸有著述，未易枚举。嗟乎！自《内经》以来，医书一百九十九家，其间量为择取各随所宜，以为定见。

病源

病源之说，专以《内经》为主，复采先贤群经定论，但去其繁就其简，以便观览。

形证

形证之设，谓人有病于脏腑、经络，必有证见于皮毛、颜色之间，且人心肝脾肺肾在人身中藏而不可见，若夫口鼻耳目则露而共见者也。五脏受病，人焉能知之？盖有诸中，形诸外。古云：脏病，形乃应。所谓外证以证内病。若不识外证，岂能明内病耶？今病下略具形证，以便审察。

脉法

脉理之妙，有七表、八里、九道、六极，合为三十样之分。

呼吸之际识病情，决生死，岂不难哉？人未尝会得脉理之妙，但值病者徒张切脉之名，岂知脉理之机妙。今于病下考定应有之脉及挟病之脉，大略有所凭据。

治法

治病之法，临病之际，辨病源，明脉证，类集古之成方、成法及发表攻里，调和诸方，宜攻宜守，正治反治，缓急之法，使好下手。

治方

诸病之下，悉以刘张朱李及古今诸名医有理妙方采附其末，以便参考。

治验

治验之法，因病出异经典之无古人治过根由及祖之遗法，自己历年经验方法不敢私匿，录附各条之末，愿以类推。

目　录

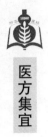

医方集宜

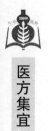

目
录

六气十二经见证

六气见证

风

为动摇，为掉眩，为瘛疭①，为口眼歪斜，为角弓反张，为偏枯，为瘫痪，为痒麻，为半身不遂，为耎②挒③筋缩，为舌强，为痰壅，为肢痛，为强直。

寒

为澄彻清冷，为癥瘕④癞疝⑤，为坚痞腹满，为屈伸不便，为厥逆禁固，为四肢逆冷，为腹中急痛，为下痢清白，为吐利腥秽。

---

① 瘛疭 [chì zòng]：出处《灵枢·邪气脏府病形》。中医指手脚痉挛，口歪眼斜的症状。亦称"抽风"。

② 耎：应为耍。耎 [ruǎn]：弱，与"强"相对。

③ 挒 [liè]：扭；转。扭转 (zhuǎn)。

④ 癥瘕 [zhēng jiǎ]：腹中结块的病。坚硬不移动，痛有定处为"癥"；聚散无常，痛无定处为"瘕"。

⑤ 癞 [tuí]：指阴囊肿大。《灵枢·邪气脏腑病形》："滑甚为~疝。"。

暑

为吐泻霍乱，为身如芒刺，为四肢无力，为面垢，为自汗，为大渴引饮，为头痛恶心，为五心烦热，为烦躁。

湿

为痓强筋劲，为痞满霍乱，为肢重胕①肿、肉如泥按之不起，为身目俱黄，为肢节疼痛，为筋软短拘挛痿弱，为积饮，为身如坐水中，为声如瓮中出，为泄泻。

燥　诸燥类风

为枯涸，为干劲，为皴②揭，为皮肤燥涩，为消渴，为痒抓，为大便秘、粪干、肛门裂痛，为燥裂。

火　诸热类火

为瞀瘛③，为暴瘖④，为昏暗，为燥扰，为笑，为目不明，为狂越，为骂詈⑤，为惊骇，为肤肿，为痛痠⑥，

---

①　胕［fū］：古同"跗"。跗［fū］：脚背，足上：～骨。～面（脚面）。

②　皴［cūn］：皮肤因受冻或受风吹而干裂：～裂。～理（裂纹）。

③　瞀［mào］：目眩，眼花：～病（头目晕眩的病症）。～～（垂目下视的样子；形容眼睛昏花，引申为昏昏沉沉）。～瘛［chì］（中医指看不清，手脚拘挛的症状）。雀（qiǎo）～（古时称夜盲症）。

④　瘖［yīn］：同"喑"。哑，不能说话：～哑难言。

⑤　骂詈［mà lì］：骂，斥骂。多用作书面语。

⑥　痠：同"酸"。微痛无力：腰痠。

为眩运，为悸，为气逆，为动跳，为呕吐，为吞酸，为战摇，为多言，为耳聋鸣，为疮痒，为战栗，为喉痹，为筋惕肉瞤①。

十二经见证

足太阳膀胱经

头苦痛，目似脱，头两边痛，小腹胀痛、按之欲小便不得，肌肉痿，项似拔，脐反出，泪出。

足阳明胃经见证

恶与火，闻木声则惊狂，登高而歌，弃衣而走，颜黑，不能言，呕，唇胗②，呵欠，消谷善饥，颈肿，腹大水胀，口歪，脐傍过乳痛，惊，颠疾，奔向腹胀，胕内廉③胕痛，湿浸，膺乳、冲股、伏兔、骺④外廉、足胕皆痛，脾不可转、腘⑤似结、腨⑥似裂，善伸数欠，身前热身后寒栗，心欲动而闭户独处，遗尿失气，膝膑肿痛。

---

① 瞤〔rún〕：（眼皮）跳动："夫目～得酒食，灯火华得钱财。"（肌肉）抽缩跳动。"其人振振身～剧，必有伏饮。"

② 胗〔zhēn〕：鸟类的胃：鸡～。鸭～。此处疑为"疹"。

③ 廉〔lián〕：小腿的两侧：～骨。～疮。

④ 骺〔héng〕：小腿："壮士斩其～。"

⑤ 腘〔guó〕：膝部后面，腿弯曲时形成窝儿的地方。

⑥ 腨〔shuàn〕：小腿肚子："刺～入二寸。"

足少阳胆经见证

口苦，体无膏泽，足外热、寝寒憎风，马刀挟瘿、胸中胁肋、髀①膝外至胻、绝骨外踝前痛、诸节痛，善太息。

手太阳小肠经见证

耳前热、苦寒，颔颔肿不可转，肩息外、肘臂外后廉痛面外，腰似折，臑②臂内前廉痛。

手阳明大肠经见证

耳聋煇煇③焞焞④、耳鸣嘈嘈，耳后肩臑肘背外背痛，气满皮肤壳壳⑤然坚而不痛，手大指、次指难用。

足太阴脾经见证

五泄注下五色，舌本强痛，怠惰嗜卧，食即吐，大小便不通，食不下咽，九窍不通，心下苦痞，善饥善

---

① 髀〔bì〕：大腿，亦指大腿骨：～肉复生（因长久不骑马，大腿肉又长起来了，形容长久安逸，无所作为）。

② 臑〔nào〕：中医指人自肩至肘前侧靠近腋部的隆起的肌肉。

③ 煇〔yùn〕：古同"晕"，太阳周围的光气圈。

④ 焞〔tūn〕：（声音）盛大，如"戎车嘽嘽，嘽嘽～～，如霆如雷。"嘽嘽〔tān〕：〔～～〕形容众多盛大，如"王旅～～，如飞如翰"。

⑤ 壳壳〔ké ké〕：中空貌。晋·皇甫谧《针灸甲乙经·八水》："肤胀者，寒气客於皮肤之间，壳壳然不坚。"

味、不嗜食、不化食，口甘，尻阴股膝臑胻足背痛，有动气、按之牢、若痛当脐，抢心，腹胀肠鸣飧①泄不化，足不收、行善瘛、脚下痛，面黄，烦闷心下急痛，诸泄水下后出余气则快然，身体不能动摇，形醉、皮肤润而短气肉痛，足胻肿若水，食发中满、饮减善噫②。

足少阴肾经见证

面如漆，渺中清③，面黑如炭，饥不欲食、心悬如饥，大便难，足痿厥，手指青厥，胁下、肩背、髀间痛，脐下气逆、小腹急、痛泄、咳唾多血，嗜卧、坐而欲起，下肿足胻寒而逆，四指正黑，腹大胫肿、喘咳，胸中满大、小腹痛，四肢不举，冻疮，下痢，脊中痛、股内后廉痛、腰冷如水及肿，善思，善恐，肠癖④阴下湿，渴，脐左痛，足下热。

---

① 飧［cān］：同"餐"。飧泄：谓食物未经消化而排泄。《癸巳类稿·持素证论》引《灵枢经·师传》："胃中寒，则腹胀；肠中寒，则肠鸣飧泄。"今本《灵枢经》作"飧泄"。飧［sūn］：晚饭，亦泛指熟食，饭食。飧泄：本病是肝郁脾虚，清气不升所致。临床表现有大便泄泻清稀，并有不消化的食物残渣，肠鸣腹痛，脉弦缓等。

② 噫［yī］：文言叹词，表示感慨、悲痛、叹息："~！微斯人，吾谁与归。"~鸣。~嘻。

③ 渺中清：侠脊两傍空软处名渺。清，冷也。

④ 癖［pǐ］：中医指饮水不消的病。肠癖：亦称滞下、痢疾。

足厥阴肝经

头痛，脱色善洁，耳无闻，两胁下痛引小腹，颊肿，肝逆面青，挺长热，胕善瘲、节时瘇①，转筋，目赤肿痛，呕逆血，遗沥、淋溲、便难，眩冒，四肢满闷，足逆寒，腰痛不可俛②仰，妇人小腹瘇，血在胁下喘，阴缩两筋挛，肿，睾疝，胸痛背下则两胁瘇痛，癃、狐疝、洞泄、大小人癫疝，善恐、胸中喘、骂詈。

手太阴肺经见证

善嚏，小便数，背肩痛，两手交而瞀，悲愁欲哭，溏泄，脐下痛，洒淅寒热，脐右小腹胀，引腹中痛，皮肤痛及麻木，缺盆中痛。

手少阴心经见证

消渴，浸淫，善惊，后廉腰背痛，两肾内痛，善忘，咳吐，眩仆，身热而腹痛，下气泄，善笑，悲。

手厥阴别络经见证

笑不休，手心热，心中痛，心中大热，面黄目赤。

---

① 瘇［zhǒng］：通"肿"。浮肿。

② 俛［fǔ］：同"俯"。

刻《医方集宜》卷之一

赠奉训大夫金陵竹溪丁凤文瑞父纂辑
男　赠承德郎户部云南司主事丁选汝贤父
云南佥事丁遂汝良父
孙　浙江衢州府知府丁明登客东父全订
姑篾　后学　吕子惠　正讹

中　风

风为百病之长，卒然中之，令人迷闷，涎潮壅上焦心腑，盖由脾胃不和，不能收涎故也。轻则为感，重则为中。感则手足缓弱拘挛；中则半身不遂，口眼歪斜，肌肉疼痛，痰涎壅盛，瘫痪不仁，舌强不语，精神恍惚。至于人事不知，口噤，无汗涎，不作声者，尚易治焉。若夫眼闭口开，手足不收，汗出如珠，发直吐沫，面赤气粗，喉中涎向①，声如拽锯，或如鼾睡，摇头上窜，目瞪遗尿，此皆恶候，药无益矣。大抵中风之病，须识表里、中腑中脏之分，治有汗吐下之三法。然汗宜少汗，下宜少下，盖多汗则伤卫，多下则损荣，是故经

———————————————

① 向：应为"响"。

— 7 —

有汗下之戒焉。善疗者，错综斟酌而药之，思过半矣。

中风辩

迨考近代三子之论，与昔人之论不同。河涧云：中风非中风也。由乎将理失宜，心火暴盛，肾水虚衰，不能制之，阴虚阳实，热气怫郁，心神昏冒，筋骨无用，卒倒无知，因喜怒思悲恐五志过极，热甚火动而作也。东垣云：中风者，非外来风邪，乃本气病也。凡人年逾四旬，气衰之际，或因忧喜忿怒伤其气，则多此疾。壮岁之人罕有也。或肥甚者间有之，亦由形盛气衰故如此。丹溪云：西北气寒为风所中诚有之矣。东南气㵧^①而地多湿，有风者非风病也，皆是土湿生痰，痰盛生热，热甚生风，噫！予尝究心于三子之论矣。河涧主乎火，东垣主乎气，丹溪主乎湿，惟昔人专主乎风。三子皆不言风，而昔人言之，是非将何定乎？以三子之言是则昔人非也，以昔人之言是则三子非也？要以古今之论皆不可偏废。昔人言风者，以其时恬澹^②虚无，精神内守，七情少干，饮食澹薄，内伤者少，惟外来风邪不正之气感之，今时则异于是也。七情挠其中，肥甘悦其口，炙煿厚味无厌于时，内伤多门，所以各执一说，而不同昔人之论也。为之辩者，果因于风，真中风也；因于火，因于气，因于湿者，类中风，非中风也。若风火

---

① 㵧［rù］：湿润；闷热：～暑。～热。

② 恬澹［tián dàn］：安静。《论衡·自纪》："充性～～。"

气湿之殊，望闻问切之间，岂无辨哉？辨为风从风治，辨为火气湿从三子治。庶乎^①！析理明而无他岐之惑，用法当而无不中之剂矣。

病源

外受，内生，血虚，气虚，有痰，有湿，挟火。

《金匮》论八风之名

偏风，脑风，目风，漏风，内风，首风，肠风，泄风。

子和云：诸风掉眩，乃厥阴肝木之用也。治以汗吐下三法，是以木郁达之之义。

卢砥镜^②曰：神伤于思则内脱，意伤于忧愁则肢废，魂伤于悲哀则筋挛，魄伤于喜乐则皮枯，志伤于恐则腰脊难以俯仰，皆中风之候也。

丹溪云：中风半身不遂，大率多痰。中在左，属血虚；中在右，属气虚。

---

① 庶乎［shù hū］：犹言庶几乎。近似，差不多。出处为唐·柳宗元《非国语上·问战》："刭之问洎严公之对，皆庶乎知战之本也。"如，清·黄宗羲《明夷待访录·财计三》："一概痛绝之，亦庶乎救弊之一端也。"

② 卢砥镜：卢祖常，南宋医家，号砥镜老人，永嘉（今属浙江）人。与名医陈无择相友善，切磋医学。所著有《拟进太平惠氏和剂类例》《拟进活人参同余议》二书，系有关伤寒、杂病之证，辨析治方之著作。另有《续易简方后集》，又名《易简纠谬方》，系评述王硕及孙志宁所撰之有关方之作，前二书均未见行世。

刻《医方集宜》卷之一

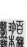

形证

经曰：风之中人，大要有四。一曰偏枯。谓血气偏虚，半身不遂，肌肉枯瘦，骨间疼痛。二曰风痱。谓神志不乱，身无痛处，四肢不举，一臂不遂。三曰风懿。谓忽然迷仆，舌强不语，喉中窒塞，噫噫有声。四曰风痹。谓风寒湿三气合而为痹，身顽肉厚，不知痛痒，风多则走注，寒多则疼痛，湿多则重着。在筋则筋屈而不伸，在脉则血凝而不流，在肉则不仁，在骨则隆重是也。

东垣云：中腑者，多着四肢，有表证而脉浮，恶风寒，拘急不仁，或肢废不举，治当宜汗。中脏者，多不利九窍，唇缓失音，大便秘结，热盛涎潮，治当宜下。若中血脉之分，则口眼歪斜，言语蹇①涩，此邪中于经也。盖风本为热，热盛则风动，宜静，胜其燥以养阴血，阴既旺则风热自潜消矣。乃致有失音闷乱，痰涎壅盛，阻塞咽喉者，治当宜吐。

戴云：今人有患暴病，卒然仆倒，昏运涎潮，痰鸣拽锯，证类中风，多致不救。此非外受风邪之中也。由于人之不谨调护，素以肥甘悦其口②，而热郁内生；妄以色欲无度，而肾水衰亏；适因怒动肝火，火寡于畏，

---

① 蹇 [jiǎn]：迟钝，不顺利：～涩。～滞。～拙。～运。时乖命～。

② 悦其口：原缺"口"字，据清抄本补录。

得以上升，是水无以降其火也。火载其痰，胶住喉膈，遂致不救，而为病之暴^①也。

脉法

《脉诀》^②曰：中风之脉，迟浮者吉，急实大数三魂孤。又曰：中风之脉，阳浮而滑，阴濡而弱，或浮而滑，或沉而滑，或微而虚，或微而数，寸口脉浮而紧，寸口脉缓而迟，皆中风脉也。大抵浮迟者吉，急疾者凶。

治法

卒然奄忽^③不知人事，昏愦^④僵仆，牙关紧急者，先宜用搐^⑤鼻通天散，吹入鼻中，候牙开，灌以稀涎散，生姜汁或虾汁，吐痰，候其苏醒。然后审其脉证，的是中风者，方以本门药治。

中风，脉浮，恶风寒，拘急不仁，或肢废不举。治当汗，宜用小续命汤加减。

---

① 暴：原作"暴"，为暴的异体字。

② 《脉诀》：又名《崔氏脉诀》，由宋朝崔嘉彦撰。

③ 奄忽 [yǎn hū]：指死亡。《后汉书·赵岐传》："卧蓐七年，自虑奄忽，乃为遗令勅兄子。"北齐·颜之推《颜氏家训·终制》："今年老疾侵，傥然奄忽，岂求备礼乎?"宋·苏轼《与鲁直书》之二："独元老奄忽，为之流涕。"

④ 昏愦 [hūn kuì]：头脑昏乱；神志不清（或昏迷，神志不清）。

⑤ 搐 [chù]：牵动，肌肉抖动：抽～。～缩。～动。

中风，不可便用风药，首先调气；如用风药太早，致引风入髓，难于治理。宜用八味顺气散、乌药顺气散、苏合香丸。

中腑，外有六经之形证，宜用羌活愈风汤加减，或小续命汤加减。

中脏，内有便溺之阻滞，宜用三化汤，或疏风顺气丸。

外无六经之形证，内无便溺之阻滞，是血不能养筋，故手足不能用，舌强不能语，宜养血，筋自荣矣。所谓治风先治血，血行风自灭。宜用大秦艽汤、秦艽半夏汤。

痰涎壅盛，口眼歪斜，不能言语者，宜吐，用瓜蒂散、三圣散。

左瘫右痪，因气血虚，而痰火流注于经络也。若血虚，则痰流注于左，而为左瘫；若气虚，则痰流注于右，而为右痪。治左宜养血，兼以消痰降火；治右宜补气，兼以清痰化郁。养血宜四物汤为主，补气宜四君子为主。

中风不语，因痰邪塞于心肺二经，上入机关也。宜用资寿解语汤，或用竹沥汤加石菖蒲。

舌强不能转利，言语不清，舌本强硬或麻，宜用解语豁痰汤、转舌膏、正舌散。

人初觉手足指无故麻木或不仁，或手足无力，肌肉蠕动者，三年内必有大风作。经曰：肌肉蠕动，命曰微风。必须预先服药，以防风患，宜用愈风汤、天麻丸、秦艽半夏汤、八风散。

口眼歪斜，多因忿怒忧思，郁折伤肝，忽然而发，不可便作风治，先宜平肝理气，用牵正散合二陈汤，或天麻丸、芎藭散。

风痰病，多是火热盛。风本属阳，热盛则风动，不可多用热燥之药。

中风痰厥，喉中作声，状如拽锯，速用鹅翎蘸桐油，入喉中探吐，如痰得出可治，痰在咽中不吐者难治。或用虾汁灌下亦可吐。

中风，六脉沉伏，体素虚弱及年高之人自利者，宜用三生饮、星香饮。

中风发热，狂言妄走，神昏恍惚，健忘失志，宜用牛黄清心丸，或安神丸、辰砂散。

中风热甚，口舌干燥，扬手掷足，语言错乱，精神昏愦，眼不识人，宜用清心汤、凉膈散，或人参败毒散加减。

中风痰盛，手足不遂，语言不利，骨节疼痛，宜用涤痰汤。

大便不通，肠胃虚涩，宜用四物汤合三化汤。

中风，头目昏运欲倒，宜用天麻汤、芎藭汤。

中风，手足瘫痪，宜用草灵丹、稀莶丸。

头目昏沉，耳鸣鼻塞，咽嗌不利，宜用消风散。

中风，遍身顽麻，四肢疼痛，宜用排风汤加秦艽。

肥白人患右肢不举，是湿痰气虚，宜用二陈汤合四君子汤加竹沥、姜汁，多服效。

黑瘦人患左肢废及妇人，多是血虚有火，宜用二陈汤合四物汤加酒黄芩、桃仁、秦艽，姜汁服。

中风痰遗尿者，属气虚不能收约膀胱，宜补气，用黄芪人参兼清痰气之药。

中风病，肢节肿痛，名曰历节风，宜用羌活散、排风汤、虎骨酒、秦艽汤。

诸风瘾疹，遍身瘙痒如虫行者，宜用胡麻散、消风散。

破伤风，角弓反张昏瘈，宜用羌活防风汤、玉真散。

动止筋痛，是无血滋筋，名曰筋枯，不治。

治方

搐鼻通天散 治卒风中气，忽然不省人事，牙关紧急，药不能入咽者。

细辛　猪牙皂角各等分

上为细末，吹入鼻孔中，得嚏则可。

稀涎散 治中风，涎潮壅膈，气闭不通。

白明矾　猪牙皂角等分

上为细末，用滚白汤调服，取涎。

八味顺气散 治中风中气，先用此药。

陈皮　青皮　茯苓　乌药各一钱　白芷八分　白术五[1]分　甘草　人参各二分

---

① 五：原文为伍，改为五。下同。

水二钟，煎八分，食远服。

小续命汤　治中风，不省人事，半身不遂，口眼歪斜，手足颤掉，语言蹇涩，肢体麻痹，头目昏眩。

防风　防己　麻黄　芍药　川芎　黄芩各一钱　杏仁　桂枝　人参　甘草　附子炮去皮，以上各五分　姜三片，黑枣一枚，煎八分，不拘时服。

中风，先审六经之形证，宜续命汤，随症加减治之。有热者去附子；有汗者去麻黄；有痰作逆者加半夏；无汗者减桂枝；血虚加当归、生地黄；痰盛者加南星；大便利去黄芩，加白术；腰痛加桃仁、杜仲；精神恍惚去附子，加茯神、远志；骨节疼痛有热去附子，加秦艽，倍芍药；腹中闷胀者加枳壳、枳实；遍身疼痛加羌活、秦艽；脚软无力加牛膝、木瓜、石斛；烦而多惊去附子，加犀角；口干烦渴去附子，加麦门冬、天花粉；大便干燥去附子、麻黄，加当归、枳壳；小便赤少去附子，加木通、栀子；脏寒下利去防己、黄芩，倍附子，加白术。

乌药顺气散　治中风中气，半身不遂，口眼歪斜，先宜服此。

乌药　陈皮　川芎　枳壳　白芷各一钱　甘草　干姜　僵蚕各二钱　桔梗六分　麻黄八分

每贴用水二钟，姜三片，煎八分，不拘时服。

苏合香丸　治中风初起，不可便用风药，宜先服此。

白术　青木香　朱砂研细，水飞　乌犀屑　沉香

麝香研　诃黎勒煨，取皮　丁香　安息香另为末，用无灰酒一升，熬成膏子　荜拨　白檀香　香附各二两　龙脑研　薰陆香另研　苏合香油入安息香膏内，各一两

上为末，研匀，用安息香膏并炼蜜和剂，每①服时旋丸如桐子大。取井水，温冷任意，下四丸；老人小儿服一丸，温酒化下。

羌活防风汤　治中腑，外有六经之形证。

羌活　防风　甘草　蔓荆子　川芎　细辛　枳壳秦艽　当归　独活　半夏　白芷　芍药　白茯苓　薄荷

本方原十五味，其余随症加减于后。气虚加黄芪、人参、枸杞子；血虚加生地黄、熟地黄、杜仲；发热②加柴胡、前胡、黄芩、知母、地骨皮；湿多加防己、苍术、厚朴；无汗加麻黄、石膏；有汗加桂枝、甘菊花。姜三片，煎服。

三化汤　治中脏，内有便溺之阻滞，宜服此导之。

厚朴姜制一钱　羌活一钱　大黄二钱　枳实炒一钱水二钟，姜三片，煎八分，食前服。

四物汤

当归　川芎　芍药　地黄

四君子汤

人参　白术　茯苓　甘草

---

① 和剂，每：原缺"和剂每"三个字，据清抄本补录。

② 发热：原缺"发热"两个字，据清抄本补录。

搜风顺气丸 治三十二种风，七十二般气，并中脏，内有阻滞。

白槟榔　郁李仁去壳　火麻子　牛膝各二两　车前子一两　菟①丝子一两五钱，酒煮　山药　枳壳　防风　独活　大黄酒蒸，各一两

上为末，蜜丸如桐子大。每服二十丸，渐加至四五十丸，任意酒茶送下。

大秦艽汤 治外无六经之形证，内无便溺之阻滞，血弱不能养筋，手足不能运用。

秦艽　川芎　石膏　甘草　当归　羌活　独活　防风　黄芩　芍药　白术　生地黄　熟地黄　白茯苓　细辛

又一方去石膏，加威灵仙。每贴用水二钟，姜三片，煎八分，食远服。

秦艽半夏汤 治手足酸麻及指麻，膊足无力，举动不便，预防偏枯痿痹②之患。

橘红　半夏　秦艽　白茯苓　枳壳　白术　当归　川芎　威灵仙　薏苡仁　甘草　黄芩酒炒

上部甚加防风、羌活；气虚加人参；下部甚加牛膝、木瓜。水二钟，姜三片，煎八分，不拘时服。

瓜蒂散 治痰涎壅盛，口眼歪斜，不能言语。

瓜蒂　赤小豆等分

---

① 菟：原文为兔，改为菟，下同。
② 痹：读 chuàn。

上为细末，吹入鼻中，或水煎服。如不吐，徐加，以吐快为度。

三圣散　吐药。

瓜蒂　黎芦　防风

为细末，用滚白汤调服，即吐。水煎亦可。

资寿解语汤　治中风，舌强不语，半身不遂。

防风　天麻　酸枣仁去壳，各一钱　羚羊角六分羌活一钱　甘草二分　官桂二分　附子炮，去皮

又一方无附子，有半夏、杏仁、石菖蒲、枳实。水二钟，姜三片，煎八分，服时加竹沥二匙。

竹沥汤　治中风，失音不语。

秦艽　防风　白附子　独活　竹沥

水二钟，生姜自然汁一酒杯，煎八分，不拘时服。

转舌膏　治中风痰瘀，舌强不语，用凉膈散，见后。

凉膈散加石菖蒲、远志、胆星，为末，炼蜜和丸如弹子大。每服一丸，以朱砂为衣，用薄荷煎汤化下。

正舌散　治舌本强硬，语言不利

蝎稍去毒，二钱五分　茯苓一两　薄荷焙，一两

上为末，每一钱，生姜汤调下。

解语豁痰汤

橘红　半夏　茯苓　南星　防风　石菖蒲　远志僵蚕　甘草　枳实　川芎　竹沥

头目眩运加黄芩、薄荷；血虚，大便燥加当归、生

地黄；气虚，手足软加白术、人参。每贴用水二钟，姜汁二三匙，同煎八分，不拘时服。

愈风汤　治人初觉手足麻木，或不仁无力，肌肉蠕动，宜先服此药预防之。

羌活　甘草　防风　当归　蔓荆子　川芎　细辛
黄芪　枳壳　人参　麻黄　白芷　薄荷　甘菊花　柴胡
知母　枸杞子　独活　杜仲　秦艽　黄芩　芍药　石膏
苍术　肉桂　地骨皮　生地黄

水二钟，姜二片，煎八分，空心服。

天麻丸　治口眼歪斜，手足不遂，人初觉手足麻木不仁亦宜预服之。

天①麻　半夏　芎藭　橘红　甘草　茯苓　黄芩
白术　僵蚕

上为末，炼蜜和丸如桐子大。每服六十丸，姜汤下。

秦艽半夏汤　方见前。治同上。

八风散　治手足麻木，肌肉蠕动，及风热上攻，头目昏眩，皮肉瘙痒。

藿香　白芷　前胡　黄芪　甘草　人参　羌活
防风

上为末，每服二钱，用薄荷煎汤调下，食后服；用茶清调下亦可。

牵正散　治口眼歪斜，合二陈汤用。

---

① 天麻：原文为大麻，应为天麻。

白附子　白僵蚕炒　全蝎去盐毒，等分

上为末，每服一钱，不拘时，用温酒调下。

天麻丸　方见前。治口眼歪斜。

芎藭散　治口眼歪斜

芎藭　天麻各一钱

共为末，服一钱，用姜汤调，临睡时服。

三生饮治中风，六脉沉伏，体虚素弱及年高人自利，痰涎壅盛，口眼歪斜，无热者可服。

南星生用，一两　川乌生用，五钱　附子去皮，生用，五钱　木香二钱五分

水二钟，姜十片，煎八分，不拘时温服。

星香散　治中风痰盛，服热药不得者。

南星三钱　木香一钱，不见火

水二钟，姜五片，煎八分，温服。

牛黄清心丸　治中风，发热狂言，痰盛心悸，恍惚癫①狂。

羚羊角另研，一两　人参一两五钱　龙脑另研，五钱　白茯苓一两五钱　川芎一两五钱　防风一两五钱白芍药一两五钱　麦门冬去心，一两　黄芩一两五钱神曲炒，二两　当归二两　犀角另研，一两　白术一两牛黄另研，二钱　杏仁去皮尖，炒，二两　雄黄另研，八钱　桔梗一两　黄卷一两②　甘草二钱山药七钱　白

---

① 癫狂：原为颠狂，改为癫狂。下同。

② 一两：原缺"一"字，据清抄本补录。

敛七钱　麝香另研，一钱　金薄为衣　大枣七十个，去皮核

上除大枣、杏仁、金薄、犀角、羚羊、麝香、龙脑、雄黄另研，余为细末，入羚羊等药和匀，将大枣煮熟捣烂，同炼蜜和丸，每一两分作十丸，用金薄为衣。每服一丸，温水化下。

安神丸　治中风发热，狂言妄走，恍惚不安[①]。

黄连一两　生地黄　当归各八钱　甘草二钱　朱砂为衣，三钱　一方内加远志二钱　石菖蒲一钱

上为末，用蒸饼和如绿豆大，朱砂为衣。灯心汤送下，每服三十丸。

辰砂散　用天水散加辰砂，研匀，灯心汤调服。

清心汤　治中风热甚，扬手掷足，狂言，不省人事。

连翘　甘草　山栀子　黄芩　大黄　薄荷　黄连
朴硝

水二钟，煎八分，不拘时服。

凉膈散　即清心汤去黄连。治同上。

涤痰汤　治中风，痰迷心窍，舌强不语，手足不遂。此药肥人，服之多效。

南星　半夏　枳实　茯苓　橘红　石菖蒲　人参
甘草　竹茹

水二钟，姜五片，煎八分，食远服。

---

①　恍惚不安：原文恍后面缺一个字，据文义补充为恍惚不安。

天麻汤　治中风，头目昏运欲倒。方见前。

芎䓖汤　治中风，头目昏运欲倒。方见前。

草灵丹　治中风，手足瘫痪及破伤风，取汗。

紫背浮萍七月半采，不拘多少

上为末，炼蜜和丸如弹子大。每服一丸，用黑豆淋酒化开，热服取汗，即去风丹。

豨莶[①]丸　治中风，手足瘫痪，口眼歪斜，语涩筋挛，久服耳聪目明。

用豨莶草五月五日、六月六日收采，不拘多少，九蒸九晒，每次蒸用酒蜜水洒之，蒸一饭时，曝干。如此者九次，方作为细末，用炼蜜和丸如桐子大。每服八十丸，空心温酒送下。

消风散　治诸风上攻，头目昏沉，耳鸣鼻塞，咽嗌不利，及皮肤瘙痒，顽麻瘾疹。

荆芥　甘草　陈皮　藿香　厚朴　人参　茯苓　僵蚕　蝉蜕　羌活　芎䓖

水二钟，姜三片，葱白二寸，煎八分，不拘时服。

排风汤　治中风，遍体麻顽，四肢疼痛，精神错乱，痰涎壅盛。

当归　白藓皮[②]　芍药　肉桂　杏仁　麻黄　甘草　防风　川芎　独活　茯苓　白术

水二钟，姜三片，煎八分，食远服。

---

① 豨莶：原文为稀莶，改为豨莶。下同。

② 白藓皮：原文为白癣皮，改为白藓皮。下同。

羌活散　治肢节疼痛。

羌活　附子　乌药

水钟半，姜三片，煎八分，不拘时服。

虎骨酒　治中风，历节疼痛，瘫痪不仁。

石斛　防风　虎骨　当归　杜仲　牛膝　川芎　续断　巴戟　金毛狗脊　石楠叶　茵芋叶①

上口咀，用好酒浸一日，以慢火煮一时，去火气服。各药一斤，酒十斤。

秦艽汤　治同上。

秦艽　菖蒲　桑寄生　防风　羌活　独活　当归川芎　芍药　生地黄

胡麻散　治诸风瘾疹，身痒如虫行。

胡麻　荆芥　苦参　何首乌　甘草　威灵仙

一方加防风、牛蒡子、莉芦②、菊花、石菖蒲、蔓荆子。上为细末，每服二钱，用滚白汤调下。

消风散　方见前。治同上。

羌活防风汤　治破伤风，初有表症。

羌活　防风　川芎　藁本　当归　芍药　甘草　细辛　地榆

水二钟，姜一片，煎一钟，不拘时服。

玉真散　治破伤风发搐。

南星　防风等分

---

① 茵芋叶：应为茵芋叶。

② 莉芦：应为藜芦。

上为末，每服二钱，姜汤或童便调下。

白术散　治破伤风，大汗不止，筋挛搐搦[1]。

白术一钱五分　葛根二钱　升麻一钱　黄芩　芍药各一钱　甘草三分

水二钟，煎八分，不拘时服。

大醒风汤　治风痰壅盛，肢节疼疼，筋脉拘急。

南星　防风　全蝎　附子　独活　甘草

水二钟，姜七片，煎一钟，食远服。

御[2]　风丹　治半身不遂，口眼歪斜，暗风倒仆，呕恶痰涎，肢痹。

川芎　芍药　桔梗　细辛　僵蚕　羌活　南星　麻黄　防风　白芷　甘草　生干姜　辰砂

上为末，炼蜜和丸如弹子大，辰砂为衣。每一丸，用温酒化下。

换骨丹　治中风瘫痪，口眼歪斜，半身不遂，并一切风痫等疾。

仙术　川芎　何首乌　防风　人参　羌活　威灵仙　木香　蔓荆子　白芷　乌药　槐角子　麝香　龙脑　朱砂

上为细末，用麻黄熬膏，和捣千下，每丸重一钱，

---

① 搐搦［chù nuò］：指四肢抽搐（或两腕握固、腰膝挛缩，或十指开合、肌挛）。《医碥》卷四："抽搐者，手足频频收缩也。"或言抽搐者搦，谓十指频频开合，两拳紧捏也。

② 御［yù］：抵挡：防～。～敌。～寒。

以朱砂为衣。每服一丸，临睡用热酒擂碎调下。

羌活祛风汤　治感风，头目昏眩，痰涎壅盛，咳嗽鼻塞声重。

前胡　羌活　麻黄　茯苓　川芎　黄芩　甘草　枳壳　细辛　蔓荆子　石膏　菊花　防风　薄荷

水二钟，姜三片，煎八分，不拘时服。

防风通圣散　治一切风热，大便秘结，小便赤涩，头面生疮，咽痛目赤。

防风　川芎　当归　芍药　大黄　薄荷　麻黄　连翘　朴硝　石膏　黄芩　桔梗　滑石　甘草　荆芥　栀子　白术

有痰加半夏。

水二钟，姜三片，煎八分，不拘时服。

搜风追骨散　治一切风毒及疮疹疬风，筋骨挛痛。

川芎　白芷　甘草　麻黄　僵蚕　陈皮　枳壳　乌药　桔梗　防风　没药　乳香　当归

水二钟，姜五片，葱白二寸，煎八分服，取汗。

醉仙散　治大风，遍身瘾疹，瘙痒麻木。

胡麻子　牛蒡子　枸杞子　蔓荆子　白蒺藜①　瓜蒌仁　苦参　防风各等分

上为细末，每一两五钱入轻粉一钱，拌匀。每服一钱，用茶清调服。

大风子丸　治疬风疥癞。

---

①　白蒺藜：原文为白疾莉，改为白蒺藜。下同。

大风子一斤，去壳　全蝎一两五钱　蝉蜕二钱五分　当归尾五钱　防风二两　白僵蚕二钱五分　苦参二两　羌活二两　独活一两　大黄五钱　乌梢蛇①二两　荆芥二两　川芎一两五钱

上为细末，用白米饭捣烂和丸如桐子大。每服五十丸，用茶清送下。

秦艽羌活汤　治痛风历节，风痛作肿，发热。

秦艽　羌活　防风　酒芩　陈皮　茯苓　当归　威灵仙　甘草　半夏　薄桂　苍术　木瓜　牛膝　薏苡仁

水二钟，姜三片，煎八分，不拘时服。

治验

一男子，年五旬外，患中风不语，形盛火旺，不省人事，牙关紧急，药不能入。以蒺藜②根炒黄为末，用牙皂煎汤调，灌③入鼻孔中。过一二时辰，随吐痰涎半斗，方得作声。后用涤痰汤，数服遂安。

一妇人，年逾六十，形肥盛，右手足麻软无力，不能举动，舌本强硬，此湿痰为患。用苍术、威灵仙熬膏，和二陈末为丸，如弹子大。每服一丸，用竹沥、姜汁化服。旬日见效，一月而痊。

---

① 乌梢蛇：原文为乌稍蛇，改为乌梢蛇。下同。
② 蒺藜：原文为蒺莉，改为蒺藜。下同。
③ 灌：原文为嚾，改为灌。下同。

附　癫狂心风

病源

丹溪云：大率多因痰结、郁怒、风热、中邪。

夫癫狂之病，亦名心风。盖为惊忧郁怒，心受风邪，或因思想，以逆其气，或因心虚，以中其邪，而有积热生痰，结于心肺之间，以致神不守舍，精神恍惚，妄言狂叫，歌笑不已，骂詈奔走，甚则不避亲疏，举止失常。此皆痰迷心窍而然也。若证见一二，速当求治，否则经年，心气有损，是为真病，不易治也。

形证

经曰：癫病始发，意不乐，直视僵仆；狂之始发，少卧而不饥，自高贤也，自辨智也，自贵倨也，妄笑，好歌乐，妄言不休是也。此患盖因痰热，热盛而类风也，故名心风。治宜顺气降火，豁痰养心，甚则大吐，以去其痰，或大下，以通其气，使痰清而心自宁矣。

脉法

丹溪曰：风狂之脉，虚浮者易治，实大者难痊。重阳者狂，谓阳部中有见洪大滑数之脉者，是重阳脉也，病必发狂。重阴者癫，谓阴部中有见沉涩微短之脉者，是重阴脉也，病必发癫。

《脉诀》云：寸口滑疾，痰蓄①于心，发为心风。又曰：中邪之脉，乍大乍小，乍短乍长。

治法

癫风狂病，先量人元气虚实、得病久近，用药庶不混治，亦无差失。

狂病眼斜，妄言狂走，形盛气实者，先宜吐痰，用藜芦散②、三圣散。

心风，是心受邪热，精神昏乱，狂笑多言。此因积想以动心火而生热，热盛生痰，宜用清心养神汤、追风祛痰丸。

狂风形实，叫骂奔走，不识亲疏，形体不避，宜大下之，用滚痰丸、泻心汤、保命丹。

癫狂痰盛，不识人，歌唱不已，神昏狂乱，不避水火，先宜吐痰，后用定志豁痰汤、牛黄清心丸。

风癫病发，则目③瞪作吐，耳如蝉鸣。此心虚血少，宜养心化痰，用养心汤。

因惊怒发病，狂乱无时，神不守舍，恍惚不宁，宜用引神归舍丹。

心风，狂乱日久，吐下之后，心胆虚怯，语言不定，神衰脉弱，宜用补心汤合温胆汤。

---

① 蓄：原文为畜，改为蓄。下同。
② 藜芦散：原文为莉芦散，改为藜芦散。下同。
③ 目：原文为日，改为目。

气心风，因恼怒郁结，日久生痰，邪干心肺，妄言狂叫，胸闷乱，不饥，目常斜视，而语中多怒。此肝气伤于心经，宜用平肝顺气汤。

心风邪病，须用灸法。

治方①

藜芦散　治狂病，吐药。

藜芦　白矾　猪牙皂角　雄黄　瓜蒂

上为细末，水调服。

三圣散　吐药。方见前中风门。

清心养神汤　治心风，精神昏乱，狂笑多言。

黄连　郁金　南星　生地黄　天麻　茯神　陈皮甘草

水二钟，姜三片，煎八分，不拘时服。

追风去痰丸　治诸风痫暗风。

防风　天麻　僵蚕炒，去丝嘴　白附子煨，各一两全蝎去盐毒　木香各五钱　朱砂七钱五分，另研为末牙皂　白矾　半夏汤泡七次，六两作末，一分姜汁作曲，一分皂角洗浆作曲　南星三两，一半化白矾水浸，一半用皂角浆浸，共一宿

上为末，用生姜汁打糊和丸如桐子大。每服七十丸，临卧用姜汤或薄荷汤送下。

滚痰丸　方见痰门。治同上。

---

①　治方：原文为治法，此处应改为治方。

泻心汤　治狂风形实，骂詈奔走，宜下之。

枳实　黄连　大黄　黄芩　栀子　朴硝　薄荷
甘草

水二钟，煎八分，不拘时服。

保命丹　方见小儿门。治同上。

定志豁痰汤　治癫狂痰盛，不识人，歌唱不已。

陈皮　半夏　南星　茯苓　枳壳　黄连　远志　甘
草　石菖蒲　防风　薄荷　黄芩

水二钟，姜三片，灯心十根，煎八分，不拘时服。

牛黄清心丸　方见前中风门。治同上。

养心汤　治风癫。

人参　当归　生地黄　半夏　陈皮　茯神　天门冬
去心　甘草　竹茹

水二钟，姜三片，煎八分，不拘时服。

引神归舍丹　治惊怒发病，神不守舍。

朱砂　白附子　雄黄　胆星　生甘草

上为末，用猪心血和丸如〇①大。每服二十丸，用
萱草根煎汤下。

补心汤　治心风狂日久，吐下之后，心胆虚怯。

茯神　生地黄　远志　酸枣仁　麦门冬　当归　人
参　柏子仁　川芎

水二钟，煎八分，食远服。

平肝顺气汤　治气心风，因恼怒郁结。此肝气伤于

---

①　〇：原文即用此标。

心经，宜用此平之。

青皮　青黛　陈皮　茯神　川芎　甘草　柴胡　黄连　龙胆草　半夏　枳实

水二钟，姜三片，煎八分，不拘时服。

温胆汤　治同补心汤，合用。

枳实　橘皮　半夏　茯苓　甘草　竹茹

水二钟，姜三片，煎八分服。

灸法　缚两手大拇指甲，合缝灸之，及间使、人中、合谷，俱宜灸。

治验

一人患疯狂日久，语言狂妄，不肯服药。予思顽痰郁结，药不能入，何以去？非大吐其痰，不得保痊。以桐油和面，内入沙糖，做成饼子，焙香，与食数饼，少顷，吐出顽痰如胶者盈盆。昏睡一日方苏，大势已定后，用调养胃气之药，旬日而安。

中　寒　门

病源

寒为杀厉之气，水凝气结，万类深藏，冬则见之。善摄生者，事身周密，则不犯此。若夫体虚之人，调护失宜，为寒所袭，卒中人五脏。经曰：阴受之则入脏。其症忽然卒仆不省，口噤失音，肢冷强直，洒洒恶寒，翕翕发热，脐腹痛甚，吐逆冷气，浑身冷汗，六脉沉迟，皆是候也。或有甲青舌卷卵缩者，难治。盖人以肾为根本，肾水也，阴也，其性寒，惟寒则伤肾。肾气一虚，外邪交作，所以舌卷甲青而莫收疗治之功也。甚哉，肾乎！其或养之不充，不特冰霜之时有寒以入之，虽于暑月，冲风卧地，寒亦自皮肤而入经络，自经络而入脏腑，病亦生焉。故曰：人以肾为根本也。其或口噤急痛，厥逆昏迷，谓之中寒。治宜理中、四逆温之。头痛，恶寒拘急，腹中微痛，谓之感寒。治宜五积正气散之。又有如疛①痛，唇青肢冷而危急者，可速灸脐下丹田穴，以肢暖为度。噫！治斯候者，酌其轻重，而随变以应之，斯可矣。

形证

戴云：中寒，为身受肃杀之气，或口伤生冷之物，因胃大虚，肤腠空疏，卒中而即病也。其症手足逆冷，身倦息微，心腹疼痛，六脉沉细，或虽热亦不渴，倦于言动者是也。宜急温之，迟则不救矣。此与伤寒热病若似而实不同，如水火然不可得而同治，误则杀人。

寒之伤人，有感，有中感者，微而中者，甚中者，中也。寒入五脏，令人脐腹绞痛，四肢逆冷，六脉沉迟，身如被杖，吐利冷汗，此中寒之阴症也。甲青舌卷卵缩者，难治。有如头疼腹痛，洒洒恶寒，翕翕发热，

---

① 疛［xū］：病。

吐逆冷汗，此感寒症也。

脉法

《脉经》[1] 曰：沉迟为寒。沉者重按至骨，脉来三至为迟，此寒冷所中之脉也。又曰沉紧，心中逆冷痛，沉而有力者易治，无力者难痊。

治法

寒症，恶寒发热，腹痛恶心，肢冷自汗，宜用五积散、正气散。

寒气结于肠胃之间，令人四肢逆冷，呕吐腹痛或泻，脉沉，宜用理中汤、四逆汤。

寒气客于胃脘，气逆作呕胀吐，肢冷，宜用治中汤、姜附汤。

虚寒无阳，胃弱呕吐，宜用沉附汤。

中寒，脉沉紧，胃中作痛，胸膈饱胀，手足逆冷，身体拘急，宜用温中汤、理中汤，或理中丸。

治方

五积散　治寒症腹痛，肢冷恶寒，发热自汗。

白芷　陈皮　厚朴　甘草　桔梗　枳壳　半夏　仓（应为苍）术　当归　川芎　芍药　茯苓　干姜　官桂

---

① 《脉经》：《脉经》是古代汉族医学著作之一，西晋王叔和撰于公元三世纪，是中国现存最早的脉学专著。

刻《医方集宜》卷之一

麻黄

水二钟，姜三片，枣一枚，煎八分，不拘时服。

正气散 治寒冷所伤，憎①寒恶风，呕吐。

半夏　厚朴　甘草　白术　陈皮　藿香

水二钟，姜三片，黑枣一枚，煎八分，不拘时服。

理中汤 治寒中五脏，口噤失音，四肢逆冷，心腹痛甚。

人参　干姜　白术　甘草

水二钟，姜三片，红枣一枚，煎八分，不拘时服。

四逆汤 治阴寒腹痛。

甘草　干姜　附子

水二钟，煎六分，不拘时服。

治中汤 治寒气攻心，吐逆作痛。

即理中汤加青皮、陈皮。水引同。

沉附汤 治虚寒伤胃，呕吐作痛。

附子炮，一钱　沉香五分　白术二钱　干姜炮，一钱　甘草炙，五分

水二钟，姜五片，煎八分，食远热服。

姜附汤 治胃寒，吐逆作痛。

干姜　附子俱炮，等分

水二钟，煎八分，不拘时服。

温中汤 治寒伤中脘，作胀疼，呕吐。

丁皮　厚朴　干姜　白术　陈皮　丁香

---

①　憎寒恶风：原文"憎"作"增"，形近而误，今改。下同。

水二钟，姜三片，葱白二根①，煎八分服。

理中汤　方见前。治同上。

理中丸　即理中汤料作末，用炼蜜和丸如弹子大。每服一丸，姜汤化下。

熨法　治三阴中寒，一切腹痛，四肢逆冷，自汗脉微。

食盐四两　麦麸二升　葱白二十根，细切

上三件入水一钟，拌匀，分作二次于锅同炒极热，用布包，热熨脐上，如冷更易一包。冷则再加水炒，依前用。

中 暑 门

病源

暑者，夏之令也，火热之气，行于天地之间。斯时也，人能谨护，不妄作劳，精气内固，饮食和调，则暑热之邪自不能伤。若夫辛苦之人，日中之劳苦，饥饿以远行，使暑热之邪乘虚而入，乃中热之病，亦名中暍②。其症头痛，发燥热，大渴引饮，此动而得之，有余之热病也，治宜清解。设或安逸之人，避暑于深堂，乘凉于大厦，使阴寒之气郁暍于内，不能发越，乃中暑之寒

---

① 二根：原缺"二"字，据清抄本补录。

② 暍[yē]：中暑。"夏，大旱，民多~死。"

刻《医方集宜》卷之一

病。其症恶寒拘急，肢节烦痛，发热无汗，此静而得之，乃表虚之寒症也，治宜发散。又有热伤元气，令人四肢困倦，精神短少，懒于言语，身热心烦，食少自汗，乃暑伤元气之病也，治宜补养。盖暑病有三，曰冒，曰伤，曰中，治各不同，临病之际，宜分辨轻重而求治焉。

形证

暑之为病，有伤暑，有中暑，有冒暑。冒暑者，胃与大肠受之，其症恶心呕吐，腹痛水泻。伤暑者，热伤肌肉，其症身热头痛，面垢烦燥，身如芒刺，口干作渴。中暑者，热伤肺金，其症身发寒热，自汗咳嗽，四肢痿弱，五心烦热。症虽有三，热则一而已矣。又有夏月卒倒，不省人事，手足逆冷，名为暑风，因相火发动，痰饮阻塞心窍，故手足不知而卒倒也。

脉法

经曰：脉虚身热，得之伤暑，又曰伤暑脉缓，伤暑脉弦，细芤迟皆虚脉也。浮缓无力，冒暑之脉；弦细芤迟，伤暑之脉；微弱隐伏，中暑之脉。

治法

伤暑，玄府开张，暑气盛行，热伤肌肉，头疼身热，烦燥，呕吐不宁，面垢大渴，宜用白虎汤加干葛、麦门冬、人参。

伤暑，烦燥不眠，小便不利，宜用五苓散。

伤暑与中热少异。

中热，因辛苦日中劳役，其病苦头疼，发燥热，不恶寒，大渴引饮，宜用白虎汤加竹叶、人参、麦门冬。

中暑，因静而中，头痛恶寒，拘急咳嗽，无汗恶心，胸满，身热倦怠，宜用六和汤。

冒暑，因元气不足之人，脾胃气弱，不能运化水谷，暑湿相搏，其症头运恶心，恶寒发热，吐泻，胸膈不利，宜用二香散。

暑伤元气，经曰：炅则泄。暑热之气，脾肺受伤，令人四肢困倦，精神短少，懒于言语，胸满气促，身热心烦，小便黄数，大便溏频，食少自汗或渴，体重，宜用清暑益气汤。

呕吐，腹痛泄泻，宜用胃苓汤。

头痛自汗，脾胃不和，宜用十味香薷饮。

预防却暑毒，宜用香薷饮。

暑病烦渴，胃中有热，宜用益元散。

夏月病暑，身如火燎，若有芒刺在背，心烦作渴自汗，此乃热伤肌肉，宜用白虎汤加人参、黄芪、麦门冬、天花粉、黄连、柴胡。

暑月，因饮冷卧风偶病，腹痛，四肢冷逆，吐泻脉微，宜用附子理中汤。

夏月，忽然卒仆，不省人事，盖体素虚有痰，痰因火动，故卒倒也，脉必虚浮，名曰暑风，宜用香连橘半汤。

暑风，卒仆昏沉，宜用蒜捣水，灌即苏。

治方

白虎汤　治伤暑头疼，身热烦渴，呕吐，面垢大渴。

石膏七钱　知母三钱　甘草五分　粳米一撮

水二钟，煎八分，食远服。

五苓散　治伤暑，烦燥不眠，小便不利。

茯苓　白术　猪苓　泽泻　官桂

上为细末，姜枣汤调服，水煎亦可。

六和汤　治因静中暑，咳嗽头痛，恶寒拘急，恶心胸满，身热倦怠。

砂仁　半夏　杏仁　人参　赤茯苓　藿香叶　木瓜香茹　白扁豆　厚朴　甘草

水二钟，姜二片，枣一枚，煎八分，食远服。

二香散　治冒暑，头疼发热，吐泻。

陈皮　藿香　厚朴　苍术　紫苏　白芷　大覆皮香茹　桔梗　茯苓　甘草　白扁豆　半夏

水二钟，姜三片，枣一枚，煎八分，不拘时服。

清暑益气汤　治暑伤元气，精神短少，懒于言语，胸膈饱闷气促，身热心烦。

黄芪　苍术　升麻　白术　人参　神曲　甘草　陈皮　黄柏　麦门冬　当归　干葛　泽泻　青皮　五味子

水二钟，煎八分，不拘时服。

胃苓散　治暑月，腹痛吐泻。

苍术　厚朴　陈皮　甘草　白术　茯苓　猪苓　泽

泻　官桂

水二钟，姜三片，枣一枚，煎八分，不拘时服。

十味香薷饮　治冒暑，头疼自汗，脾胃不和。

香薷　人参　陈皮　白术　黄芪　白扁豆　甘草　厚朴　木瓜　赤茯苓

水二钟，姜三片，煎八分，食远服。

香薷饮　预防暑毒，并一切暑气。

香薷　厚朴　白扁豆　甘草

水煎冷服。加黄连，名黄连香薷饮。加乌梅一个，同煎服亦好。

益元散　治伤暑烦渴，胃中有热。

滑石六两　甘草一两

上为细末，凉水调服。加辰砂，名辰砂益元散。

附子理中汤　治暑月饮冷卧风，腹痛，四肢逆冷，吐泻脉微。

即理中汤加附子，煎服。理中汤方见中寒门。

香连橘半汤　治夏月忽然卒仆，不省少事。

防风　黄连　木香①　陈皮　半夏　香薷　茯苓　白术

春泽汤　治伏暑，烦渴引饮，小便不利。

五苓散加人参　柴胡　麦门冬

水二钟，灯心十根，煎八分，不拘时服。

人参益气汤　治暑伤元气，四肢困倦，手指麻木。

———————

①　木香：原文为木杏，改为木香。下同。

黄芪　甘草　升麻　芍药　人参　五味子　柴胡

水二钟，煎六分，不拘时服。

黄芪石膏汤　治热伤肌肉，身如芒刺，烦燥作渴，自汗脉数。

人参　黄芪　知母　石膏　黄连　天花粉　甘草

柴胡　麦门冬不用引子

竹叶石膏汤　治日中劳苦，头疼壮热。

石膏　人参　麦门冬　甘草　知母　竹叶

水二钟，煎八分，不拘时服。

治验

一人于暑月日中劳苦，忽然运仆，其气将绝。予思《内经》云：阳气者，烦劳则张，精绝，辟积于夏，使人煎厥，是中暑运厥之候也。速移病者于阴处，徐以温汤灌之，尚有微息，仍煎生脉散，灌之方醒。

一新妇于暑月偶患腹疼，肢冷脉微，不能言语，众作阴寒症治，七日不解。惟唇红面赤，后命以凉水饮二小杯即醒，能发声。此因暑伏心气，故不发声，仍用参冬饮子，数服而安。

中　湿　门

病源

有外受，有内生。

湿乃地之体，风雨蒸气，流行于四时，而于秋则为正令。经曰：地之湿气，感则害人皮肉筋脉。盖湿本属土，脾主肌肉故也。或为风雨所袭，或卧卑湿之地，或感山岚蒸气，皆令人一身尽痛，身目俱黄，肢体沉重，不能转侧，声如瓮中出，此皆外气而受之也。外气郁久，变而为热，湿热伤血，不能养筋。故大筋软短而为拘挛，小筋弛长而为痿弱矣。又有内伤生冷，湿面醪酪、炙煿厚味伤于脾土，脾受怫郁，湿热之气不能发越而为肿满。经曰：因于湿，首如裹，此由内伤而致也。大抵湿病有热有寒，又当以脉证辨之。若脉数，小便赤，引饮身热者，为湿热，宜清利之；脉沉濡，而小便清，大便泄，身痛不热者，宜温补之。按气察色，切脉酌方，则疾可以瘳①矣。

形证

经曰：地之湿气，感则害人皮肉筋脉，或卧卑湿之地，或感山岚蒸气，令人一身尽痛，身目俱黄，肢体沉重，此外气之所伤也。又曰：诸湿肿满，皆属于脾土。其症胕肿体重，腹胀浮肿，肉如泥，按之不起，小便不利，此因内伤而受之也。从外而受者，宜汗；从内而致者，宜疏通渗泄。又曰：治湿不利小便，非其治也，所谓开鬼门，洁净府，此治湿之大略也。

---

① 瘳［chōu］：病愈。

脉法

经曰：中湿之脉，沉濡而弱。浮而缓者，湿在表也；沉而缓者，湿在里也。

治法

湿症，脉沉数，而小便赤少，作渴，而为湿热，宜清利之，佐以蘽皮、酒芩之类。

湿症，脉沉濡，小便清，大便泄，身疼不热，宜温暖之，佐以附子、姜桂之类。

湿病，身目俱黄，内热，小便赤少，宜用五苓散加茵陈。

肾气虚弱之人，当风取凉，久卧湿地，腰背拘急，筋挛骨痛，脚膝冷痹，行步艰难，宜用独活寄生汤、当归活血汤。

内伤脾气浮肿者，宜用五苓散、五皮汤、橘皮汤。

湿症，身重痛，胸不快，恶心，大便溏，宜用除湿汤。

因风雨卑湿感受，浑身重痛，腰冷如坐水中，此为肾著，宜用肾著汤、渗湿汤。

受寒湿，腰痛者，宜用生附汤。

六七月间，湿令大行，子能令母实，湿热相合而刑庚金，金受湿热之邪，绝寒水生化之源，源绝则肾亏，痿厥之病大作，腰以下痿软，瘫痪不能行，两足欹①侧，宜用清燥汤。

项似拔，腰似折，头疼脊强，宜用羌活胜湿汤。

治方

独活寄生汤　治感气湿，腰背疼痛，脚膝冷麻无力，拘急筋挛。

独活　桑寄生　杜仲　牛膝　细辛　秦艽　熟地黄
茯苓　桂心　防风　川芎　人参　甘草　当归　芍药
水二钟，姜三片，煎八分，食远服。

当归活血汤　治人年老腰胯冷痛，不能举动，夜痛尤甚，左脉微弱，此血衰之故。

当归　芍药　川芎　牛膝　玄胡索　乳香　没药
肉桂　甘草　熟地黄
水二钟，姜三片，不拘时服。

五苓散　治湿病，足肿泄泻，小便不利。

白术　茯苓　猪苓　泽泻　官桂
水二钟，姜三片，枣一枚，煎八分，不拘时服。

五皮散　治受湿，浮肿腹胀。

大覆皮　五加皮　地骨皮　茯苓皮　生姜皮
水二钟，煎八分，不拘时服。

橘皮汤　治内伤脾气浮肿。

---

①　欹〔qī〕：古同"攲"。"吾闻宥坐之器者，虚则～。"攲：倾斜。"～帆侧柁入波涛。"

槟榔　茯苓　官桂　白术　泽泻　橘皮　甘草　木香　滑石　猪苓

　　水二钟，姜三片，煎八分，食远服。

　　除湿汤　治湿症，身重痛，胸不快，大便溏。

　　半夏　厚朴　苍术　藿香　陈皮　茯苓　白术　甘草

　　水二钟，姜七片，红枣一枚，煎八分，食前服。

　　脊著汤　治肾虚腰重，如坐水中。

　　干姜　甘草　茯苓　白术

　　渗湿汤　治坐卧卑湿，或风雨蒸袭，身重脚弱，关节疼痛，小便涩，大便滑。

　　白术　干姜　芍药　附子　茯苓　人参　桂枝　甘草

　　姜三片，枣一枚，煎服。

　　生附汤　治受湿，腰胯疼痛。

　　附子　牛膝　厚朴　干姜　白术　茯苓　甘草　苍术　杜仲

　　水二钟，姜三片，枣一枚，煎八分，食远服。

　　清燥汤　治腰以下痿软，瘫痪不能行，两足欹侧。

　　苍术　黄芪　五味子　白术　陈皮　当归　黄连　麦门冬　神曲　甘草　人参　黄柏　生地黄　猪苓　泽泻　柴胡　升麻　白茯苓

　　不用引，食远服。

　　羌活胜湿汤　治项似拔，腰似折，头疼脊强。

　　羌活　独活　藁本　防风　蔓荆子　川芎　甘草

湿重加苍术。不用引，食远服。

秦艽羌活汤　治患湿热，历节作痛，痛处红肿，身微发热。

秦艽　羌活　当归　防风　茯苓　黄芩酒炒　薄桂
防己　独活　甘草　柴胡

水二钟，姜三片，煎八分，不拘时服。

苍术半夏汤　治形肥人患右胯疼痛，恶心不食，此湿痰为病。

苍术　半夏　南星　陈皮　牛膝　白芥子　当归
羌活　茯苓　甘草

水二钟，姜五片，煎八分，食远服。

中　燥　门

病源

《内经》曰：诸涩枯干，涸劲皴揭，皆属于燥。《原病式》① 曰：风热火，同阳也；寒燥湿，同阴也。燥湿少异，故火热盛则金衰而风生。风能胜湿，热能耗液，

① 《原病式》：即《素问玄机原病式》，1卷，金·刘完素撰。书约成于1152年。本书主要针对《素问·至真要大论》中的病机十九条，分析、整理、发挥、归纳为五运主病（肝木、心火、脾土、肺金、肾水）和六气主病（风、热、湿、火、燥、寒）共十一条病机。

阳实阴虚则风热胜于湿，而为燥也。

形证

丹溪曰：皮肤皱揭折裂，血出大痛，或肌肤燥痒，皆火燥肺金，燥之甚也。

脉法

脉紧而涩，浮而弦，芤而虚。

治法

燥是火热，因火盛伤金，宜用血药，以四物汤减川芎，加天花粉、麦门冬、黄柏之类，以润其燥。

血虚肺燥，皮肤折裂及肺痿，宜用天门冬膏。

治诸燥，宜用白蜜同生地黄汁调服。

口燥舌干，肌肉消瘦，宜用和血益气汤。

肤燥，津涸口干，宜用辛润缓肌汤。

大便燥结，肠胃干涸，宜用润燥汤、润肠丸、通幽汤。

治方

天门冬膏　治肺燥，有痰咳血，及皮肤干燥。

天门冬

新掘者不拘多少，去皮心用。将此一味，净洗细捣，取汁滤去渣，用砂锅慢火熬成膏。每服一二匙，用滚白汤调下。

和血益气汤 治口燥舌干，肌肤消瘦。

柴胡　甘草生炙俱用　麻黄根　当归尾　知母　羌活　石膏　生地黄　汉防己　黄连　黄柏　升麻　红花　桃仁　杏仁

水二钟，煎八分，不拘时服。

辛润缓肌汤 治肤燥，津涸口干。

生地黄　细辛　石膏　黄柏　黄连　熟地黄　知母　柴胡　升麻　防风　生甘草　杏仁　荆芥　小椒　桃仁　当归身　红花

不用引，食远服。

润燥汤① 治大便燥结，肠胃干涸。

当归二钱　芍药　生地黄各一钱　大黄一钱　桃仁去皮尖，一钱　熟地黄一钱

不用引，食前服。

润肠丸 治同上。

桃仁去皮尖　麻仁各一两　归梢　煨大黄　生地黄　枳壳　羌活各五钱

上除二仁另研，余为末，炼蜜丸，白汤送。如风加皂角煨，去皮，秦艽；如脉涩气短加郁李仁。

通幽汤 治同上。

当归　桃仁　生地黄　熟地黄　升麻　红花　甘草

生血润肤汤 治血少肤燥，搔之有屑，作痒出血，手足枯瘦。

---

① 润燥汤：原文为润燥湿，据上文及文义改。

生地黄　熟地黄　川归　黄芪　蒌仁　天门冬　麦门冬　红花　升麻　甘草　五味子　片黄芩

水二钟，煎八分，不拘时服。

中 火 门

病源

《内经》曰：诸热瞀瘛，暴瘖昏昧，躁扰狂越，骂詈惊骇，肿痛气逆，冲上禁慓①，如丧神守，嚏呕，疮疡，喉闭，耳聋耳鸣，涌溢吐食，目昧不明，瞤瘛，暴病暴死，皆属于火。

丹溪云：人具五行，各一其性。惟火也，心为君火，而又有相火焉，寄乎肝肾二脏之间，经所谓二火也。诸动属火，五者之性，感物而动。经所谓五火也，相火易起，五火相煽，则妄动矣。火起于妄，变化莫测，无时不有煎熬，真阴阴虚则病，阴绝则死。

形证

气有余便是火。气从左边起者，肝火也；气从脐下起者，阴火也；气从脚下起、入腹者，虚极也；烦而渴者，肺火也；渴而能食者，胃火也；手心发热，郁火也；烦燥发热者，气随火升也，亦三焦火也；人壮气实

---

① 慓〔piāo〕：轻捷。如～悍，～轻，～疾。

癫狂者，实火也；人虚气衰发热烦燥者，虚火也。

脉法

脉浮数而无力者，虚火也；脉沉实而大者，实火也。洪数见于左寸为心火，见于右寸为肺火，见于左关为肝火，右关为脾火，两尺为肾经命门之火。男子两尺洪大者，必遗精，阴火胜也。

治法

丹溪云：阴虚火动者难治。郁火可发，看在何经。轻者可降，重者则随其性而消之。实火可泻，虚火可补。小便降火极速。

火盛者，不可骤用寒凉之药，必须温以散之。

饮酒之人发热者难治，不饮酒之人因酒发热者亦难治。

轻手按之热甚，重手按之不甚，此热在肌表，宜用地骨皮、麦门冬之类。

重手按之热甚而烙手，轻手按之不觉热，此病在肌肉之内，宜发之，用东垣升阳散火汤，或火郁汤之类。

阴虚发热者，宜用四物汤加炒黄柏，是降火补阴之妙剂；补阴丸。

手心发热是火郁土中，宜用火郁汤加炒栀子。

实火可泻，宜用黄连解毒汤、三黄丸，此苦寒泻实火。

虚火可补，宜用参术、黄芪、甘草之类，此甘温能泻虚火。

四肢发热，肌肉髓筋困热如烙，扪之烙手，此阳气郁遏于土①中，火郁则发之，宜用升阳散火汤、泻阴火升阳汤。

各经泻火药

泻心火　黄连；

泻肝火　黄连　人中白　柴胡；

泻脾火　白芍药；

泻肺火　山栀　枯黄芩　麦门冬；

泻胃火　软石膏；

泻肾火　黄柏；

泻小肠火　木通；

泻膀胱火　黄柏　细辛；

泻肝胆火　黄连用猪胆汁拌炒；

泻五脏之郁火　青黛；

泻无根之游火　玄参　山栀子仁炒能降火，从小便中泄出，其性能屈曲下行。

治方

升阳散火汤　治男子妇人四肢发热，肌肉热如火燎，扪之烙手，此火郁于土中。

升麻　干葛　独活　羌活　防风　柴胡　甘草　人参　芍药

---

① 土：原文为上，按下文及文义改。

不用引，不拘时服。

火郁汤　治五心烦热，或气血虚而得之，或胃虚食冷，郁遏阳气于土中。

羌活　升麻　葛根　芍药　人参　柴胡　甘草　防风　葱白

不用引，煎服。

补阴丸　治阴虚发热。

黄蘗盐酒炒，半斤　知母酒炒　熟地黄各三两　龟板酥炙，四两　白芍药炒　陈皮　牛膝各二两　锁阳　当归各一两五钱　虎胫骨酥炙，一两

上为末，酒煮，羊肉丸盐汤下。冬加干姜五钱。

黄连解毒汤　治实火并一切火热，狂躁心烦，口燥咽干，目睛赤。

黄连　黄芩　黄柏　栀子

水二钟，煎八分，不拘时服。

三黄丸　治三焦火盛，消渴并实火。

大黄　黄连　黄芩

上为末，炼蜜和丸如弹子大。每服一丸，滚白汤化下。

升阳散火汤

升麻　干葛　独活　羌活　防风　柴胡　甘草　人参　芍药

不用引，不拘时服。

泻阴火升阳汤　治肌体烦热，面赤痰盛，右脉

虚浮。

羌活　甘草　黄芪　苍术　升麻　柴胡　人参　黄
芩　黄连　石膏

不用引，煎服。

栀子仁汤　治发热癫狂，烦燥，面赤咽痛。

栀子仁　大青　知母　升麻　黄芩　赤芍药　石膏
杏仁　柴胡　豆豉　生甘草

不用引。

地骨皮散　治浑身壮热，脉长而滑，阳毒发渴。

地骨皮　茯苓　柴胡　黄芩　知母　生地黄　石膏
羌活　麻黄

姜三片，不拘时服。

凉膈散　治实火，烦热作渴。

大黄　朴硝　甘草　连翘　栀子　黄芩　薄荷

水二钟，淡竹叶五片，煎八分，不拘时服。

当归龙荟丸①　治风热蕴积，时发惊悸搐搦，神昏
不宁，荣卫壅滞，头目昏眩，肠胃燥结，躁扰狂越，火
热等症。

当归　龙胆草　栀子炒　黄连　黄芩　大黄各一两
青黛五钱　芦荟五钱　木香二钱　麝香二分　青皮一两

上为细末，用神曲作糊，和丸如绿豆大。每服五六
十丸，滚白汤送下。

金花丸　治三焦火热，寐汗咬牙，睡语悸惕，溺血

———————————

① 龙荟：原为"龙会"，改为龙荟。下同。

淋闭，烦热，口疮咽痛。

大黄　黄芩　黄连　黄柏

上为末，蜜丸如弹子大。每服一丸，滚白汤送下。

抑青丸　治肝火。

川黄连不俱多少，用姜汁炒紫色

上为末，用粥丸绿豆大。每服五十丸，滚白汤送下。

左金丸　泻肝火。

黄连六两　吴茱萸

上为末①，用粥丸绿豆大。每服五十丸，食远白汤送下。

石膏丸　治胃火，并食积痰火。

软石膏煅为细末，醋糊丸绿豆大。每服五六十丸，清米汤送下。

滋肾丸　降肾火。

黄柏酒拌，炒，二两　知母酒浸，二两　肉桂一钱，不见火

上为末，炼蜜丸如桐子大。每服五六十丸，空心滚白汤送下。

大补丸　治阴火。方见虚门。

---

① 上为末：原为"上为未"，改为上为末。

痛风门

病源

大率有痰、有风热、有湿热、有血虚。

痛风者，百节走痛，古方谓之历节风是也。

形证

痛风者，是百节走注疼痛，或痛处作肿，或发热，手足不能举动，谓之历节风是也。盖因感受风湿之邪，郁于经络，久而生热，津化为痰。治当分其上下，辨其风湿，以豁痰养血，痰自瘳矣。

脉法

风热脉浮数，湿热脉沉数，湿痰脉沉滑，血虚脉濡弱。

治法

因风而作痛者，宜用小续命汤加减；

因湿而作痛者，宜用当归拈痛汤、苍术复煎散；

因痰而作痛者，宜用二陈汤加减；

因血虚而作痛者，宜用四物汤加减，或当归活血汤；

痛因上中下用药。上部多从于风，治用风药：川芎、防风、羌活、独活、威灵仙之类；中部血虚，宜用养血活血之药：当归、生地黄、桃仁、乳香、红花之类；下部多从于湿，治用湿药：苍术、木瓜、牛膝、薏苡仁、防己之类。

痰饮为痛，宜用活痰顺气之药：陈皮、南星、半夏、白芥子之类；

湿热为痛，宜用酒黄芩、黄柏之类；

湿寒为痛，宜用官桂、附子之类；

肩脊痛，不能回顾者，是太阳经气郁而不行，宜用风药以散之，宜用防风通圣散；

脊痛项强，腰似折，项似拔，宜用羌活胜湿汤；

凡肢节痛，必须用薄桂引至疼痛之处，或用酒炒，方得入经络。

治方

小续命汤　治因风作痛，加减用。

麻黄去节　人参　黄芩　芍药　防己　川芎　杏仁　甘草　肉桂　附子　防风

姜三片，煎服。

当归拈痛汤　治因湿作痛。

当归　知母　茯苓　泽泻　猪苓　白术　苦参　人参　葛根　升麻　茵陈　黄芩　羌活　甘草　防风　苍术

二陈汤　治因痰作痛，加减用。

陈皮　半夏　茯苓　甘草

羌活胜湿汤　治脊痛项强，腰似折，项似拔。

羌活　独活　藁本　防风　蔓荆子　川芎　甘草

湿重加苍术。

四物汤　方见中风门。治血虚作痛，加减用。

当归活血汤　方见湿门。治同上。

苍术复煎汤　治湿作痛。

苍术二两　羌活　升麻　泽泻　柴胡　藁本　白术

黄柏　红花

先将苍术用水煎熟，去渣，方入各药，再煎一二

沸服。

防风通圣散　治脊肩痛，不能回顾。

羌活　独活　藁本　防风　甘草　川芎　蔓荆子

水二钟，煎八分，不拘时服。

龙骨丹　治走注疼，或麻木不遂，或半身痛。

草乌　苍术　白芷　乳香　没药各三钱，另研　当

归　牛膝

上为末，酒糊丸如弹子大。每服一丸，温酒化下。

趁①**痛丸**　治走注历节诸风。

草乌去皮二两　熟地黄或生者　南星　半夏曲　僵

蚕　乌药

上为末，酒糊丸如桐子大。每服五十丸，空心温酒

送下。

秦艽羌活汤　治痛风，肢节疼痛，作肿发热。

---

①　趁：原作"趂"，为趁的异体字。

秦艽　羌活　陈皮　威灵仙　黄芩酒炒　当归　茯苓　半夏　防风　防己　牛膝　木瓜　薄桂

水二钟，姜三片，煎八分，不拘时服。

中痹门

病源

有风，有寒，有湿，有痰，有死血。

痹凡有五，皮痹，脉痹，骨痹，筋痹，肌痹。

痹之为病，盖由体虚之人，腠理空疏，为风寒湿三气，浸入皮肤、筋脉、骨肉之间，不能驱散，留滞于内而为痛也。寒多则掣痛，风多则引注，湿多则重着是也。

脉法

浮涩而紧，痹之脉也。

治法并方

防风汤　治风寒湿三气合而为痹。

防风　甘草　当归　茯苓　杏仁　官桂　黄芩　秦艽　干葛　麻黄

水二钟，酒一钟，姜三片，枣一枚，煎八分，不拘时服。

茯苓汤　治痛痹，四肢疼痛，拘挛浮肿。

茯苓　桑皮　川芎　防风　官桂　芍药　麻黄

刻《医方集宜》卷之一

水二钟，姜五片，枣一枚，煎八分，不拘时服。

五痹汤　治五痹。

片姜黄　羌活　防己　甘草　白术

水二钟，姜三片，煎八分，不拘时服。

蠲痛汤　治手足冷痹，腰腿沉重，及身体烦疼。

当归　赤芍药　黄芪　防风　羌活　甘草　片姜黄

水二钟，姜五片，煎八分，不拘时服。

羌活汤　治血虚历节风痛。

羌活　附子　秦艽　官桂心　木香　骨碎补　川芎
当归　牛膝　甘草　桃仁　防风

水二钟，姜五片，煎八分，不拘时服。

茯苓半夏汤　治痰饮留滞，手足麻痹。

茯苓　半夏　甘草　枳实　陈皮　薄桂　南星

水二钟，姜三片，煎八分，不拘时服。

《医方集宜》卷二

伤寒门

小序

伤寒一科，自仲景先师而下，得其旨趣者几人哉？予考之，治伤寒有三百九十七法，一百一十三方。盖变迁之不定，反复之无常。运气匪明不能知阴阳之消长，主客匪辨不能知时月之盛衰，是亦难矣。必也明素、难，精脉理，分经络，然后方可施治。其大要无出乎表里、阴阳、虚实、寒热八者而已。矧内伤有似于外感，一或少差，悬隔霄壤。东垣立内外伤辨，明且备矣。而丹溪亦云：千世之下，得旨趣者，惟东垣而已。故治法当对症斟方，表则汗，里则下。表里汗下之法，少有未当，则死生之系，岂小小哉！

病源

《阴阳大论》云：春气温和，夏气暑热，秋气清凉，冬气冷冽，此则四时正气之序也。冬时严寒，万类深藏，君子固密，则不伤于寒。触冒之者，乃名伤寒耳。

其伤于四时之气，皆能为病，以伤为毒者，以气而成杀厉之患也。中而即病者，名曰伤寒；不即病者，寒毒藏于肌肤，至春变为温病，至夏变为暑病。暑病者，热极重于温也。是以辛苦之人，春夏必多温热病，皆由冬时触寒所致，非时行之气也。凡时行者，春时应暖而反寒，夏时应大热而反大凉，秋时应凉而反大热，冬时应大寒而反温，此非其时而有其气。是以一岁之中，长幼之病多相似者，此则时行疫厉之气也。夫欲究知四时之气为病，及时行疫气之法，皆当按斗历以占之。九月霜降节后宜渐寒，而冬大寒至正月雨水节后宜解也。所以谓之雨水者，以冰雪解而为雨水故也。至惊蛰节后，气渐和暖，向夏大热至秋便凉。从霜降以后至春分以前，凡有触冒霜露，体中寒即病者，谓之伤寒也。如冬有非节之暖者，名曰冬温。冬温之毒与伤寒大异。冬温复有先后，更相重沓①，亦有轻重，为治不同，症如后章。从立春节后，其中无暴大寒又不冰雪，而有人壮热为病者，此属春时阳气发于冬时，伏寒变为温病。从春分以后至秋分节前，天有暴寒者，皆为时行寒疫也。三月四月或有暴寒，其时阳气尚弱，为寒所折，病热犹轻；五月六月阳气已盛，为寒所折，病热则重；七月八月阳气已衰，为寒所折，病热②亦微，其寒病与温及暑病相似，但治有殊耳。

---

① 重沓［chóng tà］：重叠堆积。
② 病热：原缺"热"字，据清抄本补录。

伤寒传足经不传手经

夫人身经络手足十二经，岂有间断，传足不传手乎？盖足之六经所属，水土木，太阳膀胱水，阳明胃土，少阳胆木，太阴脾土，少阴肾水，厥阴肝水。水遇寒则涸，木遇寒则落，土遇寒则崩，此足经受克于寒也。手之六经所属，金与火，太阳小肠火，阳明大肠金，少阴心火，少阳三焦火，太阴肺金，厥阴包烙火。金遇寒而愈坚，火遇寒而愈炽，此手经不为寒所克。故传足不传手也，言虽近理，实则不然。大抵人身半以上天气主之，身半以下地气主之，是以上体多受风热，下体多受寒湿。其六节之气，前三气时值春夏，其气升浮，万物生长，人身半以上应之；后三气时值秋冬，其气降沉，万物收藏，人身半以下应之。自十二月小雪之后，为六气之终。太阴寒水用事，房劳辛苦之人，寒水之气乘虚入于足太阳膀胱之经，是以邪入久，而次第传入于阳明、少阳，以及于三阴之经，皆从足经传，始而渐及于手经也。此天地之理，不期然而然，岂有独传于足经者哉？

足六经脉络受病

足太阳脉，起于目内眦，上额交巅，上从巅入络脑，还出别下项，循肩膊内，夹脊，抵腰中，入循膂，络肾属膀胱。故头疼身热，腰脊强痛，浑身疼，或发热恶寒，或恶风，脉浮缓或浮紧。

足阳明脉，起鼻交额中，中下循鼻外，去挟口，还唇下，至颔颅，下循喉咙，下隔，属胃络脾。故身热目疼，鼻干不得卧，尺寸脉俱长。

足少阳脉，起目锐眦，上抵头角，下耳后，入耳中，又下胸中，循胁里，出气冲。故胸胁痛，耳聋，或口苦咽干，或往来寒热而呕，脉弦。

足太阴脉，起大指之端，上循膝，入腹，上膈，侠咽，连舌本，散舌下，又注心中。故腹满咽干，脉微细，手足自温，或自利不渴，或腹时痛，面黯唇青。

足少阴脉，起小趾之下，贯脊属肾，上贯肝膈，入肺，循喉咙，夹舌本，又络心，注胸中。故口燥咽干而渴，或口中和而恶寒，脉沉。

足厥阴脉，起大趾聚毛，循股入阴毛，环阴器，抵小腹，夹胃，上贯膈，布胁肋，循喉咙后，上入项颡，连目丝，出额，会于巅，又下还唇内。故唇青舌卷，卵缩烦满，脉微缓。

伤寒传经

伤寒前三日，太阳、阳明、少阳经受病；后三日，传入太阴、少阴、厥阴，三阴经受症。若从太阳经郁热，以次而传入三阴经者，谓之传经。伤寒，盖因邪入阴经，皆亦热耳，不可因传入三阴而用热药。三阴寒症自有中寒，并阴毒条内正治，勿因此而致疑惑也。

伤寒传变

伤寒传变，阳经先受病，故次第传入阴经。以阳主生，故太阳水传阳明土，土传少阳，木为微邪。阴主杀，故少阳木传太阴土，土传少阴水，水传厥阴木，至六七日当传厥阴肝木。故移气克于脾土，脾再受贼邪，则五脏六腑皆困而危殆，荣卫不通，耳聋囊缩，不知人而死矣。速用承气汤下之，可保五死一生。古人云：脾热病则五脏危。又云：土败木贼则死。至第六七日，传厥阴，脉得微缓微浮为有脾胃脉也，故知脾气全，不再受克，邪无所容，否极泰来，荣卫将复，水升火降，则寒热作而大汗解矣。

形证

伤寒一日，足太阳膀胱经受之，故头疼身热，恶寒，腰脊强；

二日阳明胃经受之，故身热目疼，鼻干，不得卧；

三日少阳胆经受之，故胸胁痛，耳聋，寒热往来，呕而口为之苦；

四日太阴脾经受之，故腹满咽干；

五日少阴肾经受之，故口燥，舌干而渴；

六日厥阴肝经受之，故烦满囊缩，舌卷耳聋。

《活人书》①云：六气之邪，乘虚之经，自背得之，则入太阳，或入少阴；自面感之，则入阳明之类，不必皆始于太阳，次第传诸经。或寒邪首尾只在一经间传，一二经不可执一。但据脉与外症验之。假令病人脉浮

---

① 《活人书》：成书于宋·元祐四年己巳（1089）至大观二年戊子（1108），20卷。

紧，头项强痛，发热恶寒，已至过经，每日如此，只是太阳受病，更不传诸经。余皆仿此。

伤寒正病，自霜降节后至春分已前①，天气肃杀，人之腠理不密，不加谨护，则伤于寒，谓之真伤寒也。乃寒气自表入中，自中入里，此因邪气阻碍，正气不得流行，郁而为热。仲景先师治法，表则汗，中则和，里则下，随邪气所在而驱散之，盖欲邪气退而正气复也。

春分节后至夏至以前，有人头疼壮热为病者，名曰温病。此由冬岁寒不即病，伏藏于肌肤，至春时，伏气而发之也。

夏至后，有人头疼壮热为病者，名曰热病。亦由冬时伏气触动而然。世人均谓之伤寒也，此二症与伤寒症同，但不恶寒为异。论云：发热不恶寒者，为温病。

四时感冒，亦有头疼恶寒，身痛发热等症，不可便认作伤寒症治。

时行瘟疫，症与伤寒不同，长幼其病，一般必先识岁气运，识四时寒温，伤在何经，以施方治。

伤风为病，表中风邪，多伤于肺，以致咳嗽声重鼻塞，为异治，在本门。

风温为病，自汗身重，喘息多眠，语言难出。

湿温为病，先伤于湿，因而中暑。湿与热相搏，其症胸满，壮热妄言，多汗胫冷。

温毒，此冬受寒毒，至春而发为瘾疹斑烂，咳逆心

---

① 已前：应为以前。

烦，其病为重。

温疟，即坏病也。何谓之坏病？伤寒少阳，邪在表里之间，妄施汗下，损耗津液，胃中干燥，木邪干土，必发谵[1]语，往来寒热，当知犯何经，以法治之。

寒症，腹中作疼，脉沉数者，先用凉水一盏与饮之，其痛稍止。属热痛绕脐者，有燥粪；痛而身目俱黄，大便黑者，是蓄血。

寒症，六七日间别无刑克，忽然昏昧，不省人事，六脉俱伏，或至无脉，此欲作汗，切勿攻之。如久旱将雨，六合阴晦，雨后庶物渐苏，换阳之吉兆也。

三阳病不解，发热烦渴，邪传入于里而入阴经，脉来沉实有力，外症不恶寒，反恶热，谵语大渴，潮热自汗，或扬手掷足，揭去衣被，或四肢厥冷，大便秘实，乃传经之热症，非直中阴经之寒症也。

三阴病，其症无头疼，无身热，初起怕寒，手足逆冷，倦卧不渴，腹痛吐利，冷汗出，身痛，脉来沉迟无力，乃是阴经自中之寒症也。

脉法

经曰：凡脉大浮数动滑，此名阳也；脉沉涩弱弦微，此名阴也。阴病见阳脉者生，阳病见阴脉者死。脉浮，病在表，为阳；脉沉，病在里，为阴。沉数而有力

---

① 谵 [zhān]：多说话，特指病中说胡话：～妄（短时间内突发的一种精神错乱，说胡话，不识熟人）。～语。

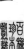

者，是阳病传入阴经，乃热症之阳脉也；沉滞而无力者，是寒邪直中于阴经，乃寒症之阴脉也。脉浮，轻按而紧者，太阳脉也；中按而长大者，阳明脉也；中按而弦数者，少阳脉也。脉沉，重按数而有力者，乃传里之阳脉也；脉沉，重按迟而无力者，乃真阴症之脉也。

太阳脉浮，阳明脉长，少阳脉弦，太阴脉沉细，少阴脉沉，厥阴脉微。脉浮紧无汗为伤寒；脉浮缓有汗为伤风；脉尺寸俱盛，重感于寒，变为温疟；阳脉浮滑，阴脉濡弱，更遇于风，变为风温；阳脉洪数，阴脉实大，更遇温热，变为温毒；阳脉濡弱，阴脉弦紧，更遇温气，变为瘟疫；谵言妄语，身当有热，脉当洪大，而反手足厥冷，脉沉细而微者，死也。

治法

阳症邪热在表

太阳经病，发热恶寒无汗，身疼脊强，宜用麻黄汤；

阳明经病，潮热，大便秘，小便赤，谵语鼻干，宜用大柴胡汤、大承气汤；

少阳经病，往来寒热而呕，口燥咽干，宜用小柴胡汤；

阳明病发狂，人难制伏，先于病人处生火一盆，用醋一碗，倾于火上，其烟冲鼻，入内即安，方可察其阳狂阴狂之症；

阳症，热极无解，用黄连煎汤一碗放井中，冷服，仍将青布水浸，搭在胸上，徐徐易之，其热自退。

传经阴症热邪在里

三阳传次入三阴之经，其症外虽厥逆，内有热邪，如腹满咽干属太阴；口燥舌干属少阴；舌卷囊缩属厥阴。盖热在下焦，销铄肾水，急当下之，宜用承气汤。若舌卷囊缩，手足战强者难治。

阴症　阴经之阴症

直中阴经，脉来沉迟无力，身重，外症厥冷，身痛唇青，腹满不渴，大便自利，宜用四逆汤；

少阴腹痛，自汗呕吐，宜用理中汤；

厥阴四肢逆冷，脉伏唇青，宜用姜附汤；

寒中阴经，吐泻脱阳，无脉，先将好酒、姜汁同服。脉见者可治，脉不见者难治。

伤寒表症

恶寒发热头疼，身体百节痛，无汗，小便清，属表，宜发汗。正表宜麻黄汤；解表宜十神汤、芎芷香苏散、羌活冲和汤。

发热头疼，身体痛，恶风自汗，小便赤，宜用实表。正表宜桂枝汤；解表宜和解散、芎苏散、解肌汤、人参败毒散。

服前药后身尚恶寒，表未解，不可使用利药，宜用败毒散、升麻葛根汤、小柴胡汤加石膏。

《医方集宜》卷二

发热，胸满胁痛，耳聋口苦，此少阳症，宜用小柴胡汤。

往来寒热，头痛，宜用柴胡石膏汤、小柴胡汤。

身热目疼，鼻干不眠，烦渴面赤，此阳明经之症，宜解肌，用柴胡葛根汤、解肌汤。

发热唇干，舌燥口渴，宜用四顺清凉饮、凉膈散。

发热胸满，舌干口燥，脉尚浮数，大便秘，宜用大柴胡汤。

身热痞闷，口苦干呕，宜用小柴胡汤加枳壳、竹茹。

发热作渴，口苦胁痛，宜用小柴胡汤加天花粉、麦门冬。

喘嗽而咳，干呕或渴，大便利，小便赤，腹胀，须要详审，恐病人饮水过多，胸中停水，可用小青龙汤。

伤寒里症

伤寒，不恶寒反恶热，掌心液下①濈濈②汗出，大便秘，小便赤，口燥舌干，腹满气急，宜用大柴胡汤、小承气汤。

烦燥发狂，逾垣上屋，谵语，不避亲疏，宜用黄连解毒散。

热邪入里，烦渴，大便秘结，宜用大承气汤、凉膈

---

① 液下：应为腋下。
② 濈［jí］：汗出的样子，如"濈濈汗出者愈"。

散、洗心散。

邪入阴经而无阳症，手足逆冷，身体疼痛，宜用四逆汤。

伤寒表里不解

脉浮大当汗，其人发热烦渴，却当下，乃是表里不解，宜用五苓散。

若感风发热，六七日不解，有表复有里，渴而饮水，水入即吐，名曰水逆，宜用五苓散。

伤寒表里两症俱见

若病五六日不解，头痛发热，胸满短气，宜用大青龙汤。

伤寒半表半里

若病人心下痛，不欲食，大便硬，脉沉细，是里症，当下。其人头痛，微恶寒，手足逆冷，却当汗，此是表里两症俱见，宜用小柴胡汤加枳壳、栀子。

伤寒表里不解

表症未除，医下之早，遂成协热下利，心下痞硬，宜用桂枝人参汤。

伤寒有表复有里

太阳病，医反下之，因而腹痛，是表复有里，宜用桂枝芍药汤，痛甚加大黄。

伤寒表热里寒

病人身大热，反欲得近衣，热在皮肤，寒在骨髓也。脉沉而迟，手足微厥，下利清谷，名表热里寒，先宜用阴旦汤。寒已除后，宜用小柴胡汤加桂枝，以温其表。

伤寒表寒里热

病人身大寒，反不欲近衣，寒在皮肤，热在骨髓也。脉必滑而厥，或口燥舌干，名表寒里热，宜用白虎汤加人参。热已除后，宜用桂枝麻黄各半汤，以解其表。

伤寒咳嗽，有冷热二症

表不解，心下有水气，水寒相搏，肺寒则气逆，故干呕发热而欬。经曰：形寒饮冷则伤肺，宜用小青龙汤，汗以发之。

少阳往来寒热，胸满而咳，心烦喜呕，口苦作渴，宜用小柴胡汤加五味子。

伤寒吃逆有阴阳二症　即噎也

阳症欬逆，身体发热，烦闷燥渴，大小便赤，此热症也，宜用小柴胡汤加橘仁、枳实、橘皮、桃仁，或橘皮竹茹汤。

阴症吃逆，身不大热，不渴心静，手足自温，大小便清利，宜用理中汤加橘皮、半夏、木香，或生姜半夏汤、丁香柿蒂汤。

若初得病是阳症，因服冷药过当，亦有归于阴症者，宜仔细推之。又如发表退热后，又不安，恐是服凉药大过，关闭寒邪在内，宜用五积散同败毒散煎服。若归阴经，心中烦燥，大便自利或呕，手足冷，宜用真武汤。

伤寒恶风

若太阳①恶风，其症淅淅②恶风，翕翕③发热，鼻鸣干呕者，宜用桂枝汤。

太阳病，项背强直，而反汗出，宜用桂枝加葛根汤。

若发汗过多，卫虚亡阳，漏风不止而恶风者，治当温之，宜用桂枝附子汤。

风湿恶风，其症不欲去衣，骨节烦疼掣痛，不能屈伸，近之则痛，汗出短气，身肿，小便不利，宜用甘草附子汤，身肿加防风。

伤寒恶寒

太阳病发热，啬啬背恶寒，有汗，宜用桂枝汤；

太阳头疼发热，身体痛，恶寒无汗，宜用麻黄汤；

---

① 太阳：原作"大阳"，据文义改为太阳。

② 淅淅 [xī xī]：畏风貌。

③ 翕翕 [xī xī]：形容发烧时的症状。汉·张仲景《伤寒论·太阳病上》："太阳中风，阳浮而阴弱，阳浮者热自发，阴弱者汗自出，啬啬恶寒，淅淅恶风，～～发热。"

太阳阳明并病，热多寒少，宜用桂枝二越婢一汤；

少阳病发热，恶寒，头汗出，宜用小柴胡汤加桂枝、芍药，名柴胡桂枝汤；

太阳发汗后不解，又反恶寒，此荣卫俱虚也，宜用芍药甘草附子汤。

伤寒身痛有阴阳二症

太阳表未解，风邪在于荣卫之间，身体疼痛，宜用人参羌活汤；

阳症发汗后，身痛不解，恶寒者，宜用桂枝芍药人参汤；

阴症身痛，脉细恶寒，为阴阳俱虚，宜用芍药附子甘草汤；

厥阴身痛如被杖，四肢冷，脉沉，宜用四逆汤。

伤寒咽痛有阴阳二症

阳症咽痛，发热而渴，面赤痰盛发癍①，下利赤黄，宜用人参败毒散、玄参升麻汤、洗心散、四顺清凉饮；

阴症咽痛，身重不热，不烦不渴，腹中痛，手足冷，或下利，宜用五积散、姜附汤合甘桔汤；

少阴病下利咽痛，胸满心烦，是阴虚客热，宜用猪肤汤；

少阴病二三日咽痛者，宜与甘草汤；如不瘥，可与

---

① 癍〔bān〕：斑点状皮肤病的通称。原作"瘢"，为癍的异体字。

桔梗汤。

伤寒筋惕肉瞤

太阳病发汗后不解，仍发热，心下悸，筋惕肉瞤，振振动摇者，宜用真武汤；

吐下后心中逆满，气上冲胸，头眩，脉沉紧，身动摇者，宜用茯苓桂枝白术甘草汤。

伤寒口燥咽干

阳明病汗下，热结于内，口燥咽干者，用白虎加人参汤；

少阴病，口燥咽干而渴，是邪热伤肾，水不胜火，宜用大承气汤。

伤寒寒热往来有二症

阳胁痛，寒热往来，肩背拘急，口苦舌干烦渴，用小柴胡汤；

阴症腹痛，寒热往来，肩背拘急，不烦渴，用五积散。

伤寒似疟有三症

太阳病汗后，发热恶寒，热多寒少，用桂枝麻黄各半汤；

温疟，即坏病，因汗下不解，复转为热，用白虎汤；

妇人经水适来适断，此名热入血室，寒热如疟，宜用小柴胡汤。

伤寒发狂

阳明病，热留胃中，错语狂乱烦渴者，宜用黄连解毒汤；

发狂咽痛者，宜用阳毒升麻汤；大便不通，宜用大承气汤。

伤寒作狂

经曰：重阳者狂。伤寒，热在胃中，并入于心，遂使神不宁而志不定也，故发狂。始则少卧不饥，妄语狂笑，甚则登高而歌，弃衣而走，逾垣上屋，皆独阳亢极，热甚所至，非大下之不能止也。亦有当汗不汗，瘀热在里，下焦蓄血如狂，小便不利，时如狂持，未至于狂耳。若夫狂言直视，便溺自遗，与夫汗后、大汗后大热者俱危。

伤寒作喘

太阳头痛，发热无汗而喘，宜用麻黄汤；有汗，宜用桂枝加厚朴杏子汤；

阳明病汗出，不恶寒潮热，腹满而喘，宜用小承气汤；

水气作喘，形肿而嗽，宜用小青龙汤；

阴症发厥，脉沉而喘，宜用五味子汤。

伤寒作渴

发热恶寒，小便如常，是表未解，宜用五苓散加天花粉；

不恶寒发热，烦燥作渴者，宜用小柴胡汤加天花粉、麦门冬；

阳明病，汗多而渴者，宜用竹叶石膏汤。

伤寒谵语

二阳并病，潮热谵语，大便难，宜用大承气汤；

三阳合病，头痛燥热，自汗谵语者，宜用白虎汤；

阳明病恶热，狂言而渴者，宜用黄连解毒散；

瘀血内结，谵语烦燥，大便硬，宜用桃仁承气散。

伤寒下利

太阳与阳明合病，下利而呕者，宜用葛根半夏汤；

阳明病协热而利，便脓血者，宜用黄连解毒汤加犀角、生地黄；

少阴病下利清谷，脉微而厥者，宜用通脉四逆汤，或白通汤；

少阴病下利脓血，协寒腹痛，脉沉微者，宜用桃花汤；

少阴协寒而利如鸭溏者，寒也，宜用理中汤，或理中丸。

伤寒发黄

阳明病，热结于内，小便不利，渴而发黄者，宜用茵陈汤、茵陈五苓散、栀子蘗皮汤；

阳明病，血蓄于内，发黄如狂，小便多，大便黑，宜用桃仁承气汤。

伤寒发癍

赤癍五死一生，黑癍十死一生。因下之太早，热留胃中，阳毒结热在里，停留不散，宜用黄连化癍汤、黄连橘皮汤、玄参升麻汤、化癍汤、紫雪化毒汤。

温毒发癍，乃是冬月受寒，至春发病，经汗下未解者，宜用黑膏方。发癍乃是表虚里实，不可用表药太过，恐愈增癍烂。

伤寒痞气

病人心下痞满而不痛者，宜用桔梗枳壳汤；

痞满而呕，发热，可用小柴胡汤；如不愈，可用半夏泻心汤。

伤寒结胸，有大小寒热五症

若下之太早，心胸高起，不按而痛，不近手者，名大结胸，宜用大陷胸汤；

发热胸满，按之而痛者，名小结胸，宜用小陷胸汤；

热实烦燥，多谵语，胸痛，名热结，宜用小柴胡汤加枳实、黄连；

寒实身冷无热，胸满而痛，名伤寒结胸，宜用理中汤加枳实、半夏；

饮水过多，停留不散，胸满结，头微汗出，名水结胸，宜用大陷胸丸；

妇人血结胸，宜用小柴胡汤加枳壳、生地黄、赤芍药。

伤寒呕吐有阴阳二症

阳症呕吐，身热烦渴，小便赤，大便涩，掌心热者，为胃热，宜用小柴胡汤加竹茹，竹叶石膏汤；

阴症呕吐，身冷不渴，大便自利，不发热，宜用理中汤加藿香，橘皮半夏茯苓汤；寒甚者，宜用姜附汤加丁香。

伤寒头汗

阳明病，发热，头汗出，此为热越欲发黄，宜用茵陈汤；

阳明病，谵语，头汗出，大便难，宜用承气汤；

少阳病五六日，头汗出，微恶寒，心下满，宜用小柴胡汤。

伤寒可与水

伤寒大渴可与水，非大渴不可强饮，须少与之，勿尽意也。若强与之，为害多矣，曰水结，曰喘悸，曰咳噎，曰呕哕，曰肿满，此皆水气病也。

伤寒漱水不欲咽

阳明漱水不欲咽，是热在经，知里无热也，必衄血也，宜用犀角地黄汤；

血症发狂，漱水不咽，为热积血蓄于下，宜用桃仁承气汤。

伤寒背恶寒有阴阳二症

阳明背恶寒，唇口干燥，宜用白虎汤；

少阴背恶寒，口中和，宜用附子汤。

伤寒吐血

邪热中三阳，热毒留五脏，当汗失汗，吐血者，宜用犀角地黄汤加炒栀子；

阳症身热吐血，大便硬者，宜用三黄泻心汤。

伤寒衄血

太阳病过经不得汗，脉紧盛者，不可复汗。复汗则衄血，宜用竹叶石膏汤，加白茅根，仍用栀子烧存性，同龙骨为末，吹鼻孔中。

鼻衄，不可用辛热药。盖血得热则行，先须凉血止血，然后调理，宜用蘖皮生地黄汤、麦门冬饮，或用茆①花一把，煎汤服亦可。

伤寒潮热，若潮水之潮不失时，发于未申二时者是也

阳明病，日晡②发潮热，谵语，大便实者，宜用大承气汤；

阳明病，便实腹满，宜用大承气汤、大柴胡汤，或小承气汤。

---

① 茆［mǎo］：莼菜。《诗经·鲁颂·泮水》："薄采其～。"孔颖达疏："～……江南人谓之莼菜。"

② 晡［bū］：指十二时之申时，即午后三点至五点。称晡时或日晡所。十二时是夜半、鸡鸣、平旦、日出、食时、隅（yú）中、日中、日昳（dié）、晡（bū）时、日入、黄昏、人定。以子、丑、寅、卯、辰、巳、午、未、申、酉、戌、亥名之。

伤寒发热

太阳发热，恶寒身痛者，宜汗；

阳明发热，口干目痛者，宜用葛根解肌汤；

大便实者，宜用大柴胡汤；

少阳发热，口苦干呕胁痛者，宜用小柴胡汤。

伤寒腹痛有阴阳二症

阳症腹痛，大便秘涩，脐下痛，往来寒热，烦燥作渴，此肠中有燥粪，宜用大柴胡汤，或小柴胡汤加芍药、枳壳；

阴症腹痛，身不热不渴，手足冷，大便自利，宜用五积散，或附子理中汤。

伤寒手足厥冷有阴阳二症

阳症厥逆，身热头疼，小便赤，大便秘，狂言烦燥，手足时温，宜用小柴胡汤加山栀；大便不通，宜用大柴胡汤；

阴症厥逆，身温，手足常冷，不烦不渴，心中宁静或吐利，宜用理中汤加附子，四逆汤，姜附汤。

四症类伤寒　痰症　食积　虚烦　脚气

痰症，憎寒发热，恶风自汗，胸痞满，头不疼，寸口脉浮是也，宜用参苏饮、桔梗半夏汤、温胆汤；

痰饮停积，呕吐恶心，背痛气急，宜用二陈汤、导痰汤；

食积头疼，发热恶寒，中脘痞闷，呕吐食臭，身不痛是也。寒多热少者，宜用五积散、治中汤，加消食药。热多腹胀，大便难，宜用大柴胡汤、桂枝加大黄汤；

虚烦，微恶寒发热，心烦不寐，气逆欲吐，头身不痛，此虚烦也，宜用竹叶石膏汤，温胆汤加知母、麦门冬；

脚气，憎寒发热，自汗恶风，腰腿沉重，大便硬，腿胫肿，足酸挛，头不痛，宜用香苏槟榔散、败毒散加木瓜。

伤寒舌胎　舌乃心之苗也，色宜红泽，不宜黄黑

伤寒四五日后，舌上有胎，色白而滑，恶寒作呕者，宜用小柴胡汤；

阳明病，腹满而渴，舌上胎黄者，可下，宜用大柴胡汤；

舌上胎白而滑者，邪在表，可攻下；

舌上有胎，干燥而涩者，可下；

《要略》曰：舌黄未下者，下之黄自退；舌上黑者，热之极也。热病，唇焦舌黑者死。

舌上生胎，不拘白黄黑，用水浸青布于舌上洗净，以生姜片浸，时时刮之，其胎自退。

伤寒后劳复

大病瘥后，遗热不退，宜用小柴胡汤，加减用；
病后热不退，脉实，大便硬，宜用大柴胡汤；
病后劳役，仍前发热者，宜用枳壳栀子汤；

瘥后食伤，复热胸满者，宜用枳实栀子大黄汤；

瘥后阴阳交接劳复者，宜用豭鼠粪^①汤、鼠矢豉汤。

治方

麻黄汤　治太阳病，头疼，发热恶寒，无汗身痛。

麻黄　桂枝　甘草　杏仁　生姜　葱白

水二钟，煎八分，不拘时服，热服取汗。

桂枝汤　治太阳病，发热汗出。

桂枝　赤芍药　甘草　生姜　大枣

煎服。

十神汤　治伤寒感冒，头疼发热恶寒，身疼无汗。

紫苏　芍药　甘草　陈皮　香附　白芷　麻黄　干葛　升麻　川芎

水二钟，姜三片，葱白二根，煎八分，不拘时热服。

芎芷香苏散　治感冒不正之气，头疼，恶心发热。

紫苏　香附　陈皮　川芎　白芷

上㕮咀，水二钟，姜三片，枣一枚，煎八分，不拘时服。

和解散　治感不正之气，头疼胸闷，恶心发热。

---

① 豭〔jiā〕：公猪。牡鼠粪（《别录》）：异名：鼠矢（《本草经集注》），两头尖（陶弘景），雄鼠粪（《日华子本草》），豭鼠粪（《类证活人书》）。来源：为鼠科动物雄性褐家鼠等的干燥粪便。性味：苦咸，寒。《别录》：微寒。

陈皮　厚朴　藁本　桔梗　苍术　甘草

姜三片，食远服。

芎苏散　治冒寒，头疼咳痰，发热恶寒。

川芎　紫苏　干葛　桔梗　柴胡　茯苓　甘草　半
夏　枳壳　陈皮

姜三片，枣一枚，不拘时服。

解肌汤　治表不解，发热头疼，不恶寒而渴。

柴胡　干葛　黄芩　甘草　升麻　芍药

水二钟，姜三片，枣一枚，煎八分，不拘时服。

升麻葛根汤　治阳明发热口干。

升麻　芍药　甘草　干葛

姜三片，枣二枚，煎服。

败毒散即人参败毒散　治四时感冒及疫病，头疼壮
热，身体疼。

羌活　独活　前胡　柴胡　芎䓖　枳壳　茯苓　人
参　甘草　桔梗

水二钟，姜三片，枣一枚，煎八分，不拘时服。

凉膈散　治发热烦渴，大便秘，狂言，小便赤。

连翘　山栀　大黄　薄荷　黄芩　甘草　朴硝

不用引。

小柴胡汤　治少阳病，往来寒热而呕，或耳聋
口苦。

柴胡　黄芩　半夏　甘草　人参

水二钟，姜三片，枣一枚，煎八分，不拘时服。

大柴胡汤　治阳明病胸满，大便秘，烦热作渴。

枳实　柴胡　大黄　赤芍药　半夏　黄芩

姜三片，枣一枚，煎八分，不拘时服。

柴胡石膏汤　治往来寒热头痛。

芍药　柴胡　前胡　石膏　干葛　升麻　黄芩　桑
皮　荆芥

水二钟，姜三片，不拘时服。

柴葛汤　治身热，目疼鼻干，不眠烦渴，面赤，阳
明症。

柴胡　黄芩　半夏　甘草　人参　升麻　芍药
干葛

姜三片，枣一枚，煎服。

四顺清凉饮　治发热唇干，舌燥口渴。

当归　大黄　赤芍药　甘草

水二钟，煎八分，不拘时服。

小青龙汤　治表症不解，心下有水气，干呕发热
咳嗽。

半夏　干姜　细辛　麻黄　肉桂　芍药　甘草　五
味子

姜一片，不拘时服。

大青龙汤　治头疼，发热恶寒，无汗烦燥。

麻黄　桂枝　甘草　杏仁　石膏

水二钟，姜三片，煎八分，不拘时服。

白虎汤　治阳明病汗后，邪热未除，谵语，烦渴
饮水。

知母　甘草　石膏　粳米

水二钟，煎八分，不拘时服。

白虎汤加人参亦名白虎汤，又名化癍汤。

小承气汤　治四五日后，潮热谵语，大便不通。

枳实　大黄　厚朴

不用引。

大承气汤　治阳明里热谵语，大便不通，潮热不恶寒，烦渴，不识人。

大黄　枳实　厚朴　芒硝

水二钟，姜三片，煎八分，不拘时服。

黄连解毒汤　治邪热传里，烦热作渴，狂言不得眠。

黄连　黄柏　黄芩　山栀

不用引。

五苓散　治伤寒脉浮，小便难，微热，消渴欲饮水，水入即吐，名曰水逆。

猪苓　泽泻　茯苓　白术　肉桂

水二钟，姜三片，枣一枚，不拘时服。

桂枝人参汤　治太阳病外症未除，协热而利，心下痞硬。

桂枝　甘草　白术　人参　干姜

水二钟，姜三片，枣一枚，煎八分，随时服。

桂枝芍药汤　治太阳病误下腹痛，表复有里。

桂枝　芍药　生姜　大枣

煎服。痛甚加大黄。

阴旦汤　治身大热，反欲近衣，手足微厥，下利清谷。

芍药　甘草　干姜　黄芩　桂心
不用引。

阳旦汤

桂枝　赤芍药　黄芩　甘草
姜三片，枣一枚，煎服。

桂枝麻黄各半汤　治身大寒，反不欲衣，口燥舌干。

桂枝　芍药　甘草　麻黄　杏仁
姜枣煎服。

橘皮竹茹汤　治欬逆发热，烦闷燥渴，大小便赤。
陈皮　竹茹　甘草　人参
水二钟，姜三片，枣一枚，煎服。

理中汤　治伤寒吐利协寒，脐下痛，下如鸭溏。
人参　白术　甘草　干姜　附子
煎服。

姜附汤　治厥阴四肢逆冷，脉伏唇青。
干姜　附子
水二钟，姜三片，煎服。

真武汤　治阳症服冷药归阴，心烦自利或呕，肢冷。

芍药　附子　茯苓　白术　干姜
不用引，煎。

85

四逆汤

甘草　干姜　附子

水煎服。治中阴。

丁香柿蒂汤　治阴症吃逆。

丁香　柿蒂　甘草　良姜

不用引，煎服。

生姜半夏汤　治同上。

生姜　半夏　柿蒂　橘仁　橘皮　香附

不用引，煎服。

通脉四逆汤　治少阴病下利清谷，脉微而厥。

甘草　干姜　附子

水二钟，煎八分，不拘时服。

五积散　治阳症服冷药归阴等症，同败毒散服。

川芎　苍术　桔梗　陈皮　枳壳　白芷　官桂　人
参　厚朴　芍药　茯苓　当归　干姜　麻黄　半夏
甘草

姜三片，枣一枚，煎服。

桂枝加葛根汤　治太阳病，项背强直而反汗出。

葛根　麻黄　桂枝　芍药　甘草

姜三片，枣一枚，煎八分，不拘时服。

甘草附子汤　治风湿恶风，骨节掣痛，汗出短
气等。

甘草　白术　附子　桂枝

不用引，随时煎服。

桂枝附子汤　治发汗过多，卫虚亡阳，漏风恶风。

桂枝　芍药　生姜　甘草　大枣　附子

不用引。

桂枝二越婢一汤　治太阳阳明并，脉弱，热多寒少。

桂枝　芍药　麻黄　甘草　石膏

水二钟，姜三片，枣一枚，不拘时服。

柴胡桂枝汤　治少阳病，发热恶寒，头汗出。

柴胡　桂枝　黄芩　人参　芍药　甘草　半夏

姜枣煎服。

芍药甘草附子汤　治太阳发汗后不解反恶寒。

芍药　甘草　附子

不用引，煎八分，不拘时服。

人参羌活汤　治太阳表未解，风邪在于荣卫之间，身痛发热。

人参　羌活　甘草　桂枝　川芎　柴胡　独活　芍药　枳壳　麻黄

水二钟，姜三片，枣一枚，煎八分，不拘时服。

桂枝芍药人参汤　治阳症发汗后，身痛不解，恶寒。

桂枝　芍药　人参　甘草

姜三片，煎服。

玄参升麻汤　治阳症咽痛，热渴面赤，痰盛发癍，利。

玄参　升麻　甘草

不用引，煎服。

猪肤汤　治少阴病，下利咽痛，胸满心烦。

猪肤三两

水二钟，煎一钟，入白蜜、白粉香服。

甘桔汤　治阴症咽痛，身重腹痛等，合姜附汤用。

甘草　桔梗

水二钟，煎六分，不拘时服。

苓桂术草汤　治吐下后心中逆满，头眩，脉沉紧。

茯苓　桂枝　白术　甘草

水二钟，姜三片，煎服。

阳毒升麻汤　治伤寒发狂，咽痛。

升麻　犀角　射干　黄芩　人参　甘草

不用引。

桂枝厚朴杏子汤　治太阳①头痛，发热喘汗。

甘草　桂枝　芍药　生姜　大枣　杏仁　厚朴

不用引。

五味子汤　治阴症发厥，脉沉而喘。

五味子　人参　麦门冬　杏仁　陈皮

不用引，煎服。

竹叶石膏汤　治汗下后表里俱虚，津液枯结，心烦发热。亦治阳明汗多而渴。

麦门冬　人参　甘草　石膏　半夏

姜三片，枣一枚，竹叶十片，煎八分，随时服。

①　太阳：原文为大阳，改为太阳。

桃仁承气汤　治瘀血内结，谵语烦燥，便硬。

桃仁　桂枝　芒硝　甘草　大黄

不用引，煎服。

葛根半夏汤　治太阳与阳明合病，下利而呕。

葛根　半夏　麻黄　甘草　桂枝　芍药

姜五片，煎服。

桃花汤　治少阴病下利脓血，协寒腹痛，脉沉微。

赤石脂　糯米　干姜

水二钟，煎八分，不拘时服。

茵陈五苓散　治阳明病热结，小便不利，渴而发黄。

白术　官桂　茵陈　猪苓　泽泻　茯苓

姜三片，枣一枚，煎服。

栀子蘗皮汤　治同上。

栀子　黄蘗甘草

不用引，煎服。

紫雪化癍汤　治发癍。

升麻　黄金　寒水石　石膏　犀角　羚羊角　玄参　沉香　木香　丁香　甘草

不用引，煎服。

黄连化癍汤　治发癍有验。

黄连　玄参　橘皮　黄芩　甘草　知母

不用引。

黑膏方　治温毒发癍。

生地黄　好豉

黄连橘皮汤　治发瘢作呕。

黄连　橘皮　葛根　枳壳　甘草　黄芩　玄参　知母　桔梗

不用引，煎服。

桔梗枳壳汤　治病人心下痞闷而不痛。

桔梗　枳壳

有热加黄芩；有痰加半夏、甘草。姜三片，煎服。

半夏泻心汤　治痞闷而呕，发热。

半夏　黄芩　甘草　人参　黄连　干姜

姜三片，大枣二枚，煎服。

小陷胸汤　治小结胸。

黄连　半夏　栝蒌①实　生姜

不用引，煎服。

大陷胸汤　治大结胸。

大黄　芒硝　甘遂

水二钟，煎八分，不拘时服。

黄连泻心汤

黄连　半夏　甘草　黄芩　生姜

不用引，煎服。

橘皮半夏茯苓汤　治阴症呕吐，身冷不渴，自利。

橘皮　半夏　茯苓　干姜　白术　甘草　丁香

姜三片，煎服。

---

①　栝蒌：原文为括蒌，改为栝蒌。下同。

茵陈汤　治阳明病，发热头汗出，名热越，欲发黄。

茵陈　栀子　大黄

水二钟，煎八分，不拘时服。

犀角地黄汤　治阳明漱水不欲咽，热在经者。

芍药　生地黄　牡丹皮　犀角　升麻

不用引，煎服。

三黄泻心汤　治阳症，身热吐血。

大黄　黄连　黄芩

不用引，煎服。

蘗皮生地黄汤　治鼻衄，先服此止血，然后调理。

生蘗皮　生地黄　当归　黄连

不用引，煎服。

麦门冬饮　治同上。

麦门冬　甘草　人参　紫苑　升麻　贝母

水二钟，煎六分服。

温胆汤　治痰症，类伤寒。

枳实　橘皮　半夏　茯苓　甘草　竹茹

姜三片，煎服。

桂枝加大黄汤　治食积，类伤寒。

桂枝　大黄　芍药　甘草

不用引，煎服。

桔梗半夏汤　治痰症，胸满发热。

枳壳　桔梗　半夏　陈皮　茯苓　黄芩　前胡

水二钟，姜三片，煎八分，食远服。

枳壳栀子汤　治伤寒后劳役，复发热。

枳壳　大栀子二十个　豆豉一钱

不用引，煎服。

枳壳栀子大黄汤　治瘥后食伤，复热胸满。

枳壳二钱　栀子十五个　大黄棋子大，三五枚

不用引，煎服。

羌活冲和汤　治表症，恶寒发热，头疼，节痛，便清。

羌活　防风　川芎　白芷　苍术　黄芩　生地黄
甘草　细辛

感寒无汗去生地，加藿香、紫苏。

洗心散　治阳症咽痛，热渴面赤，痰盛发癍，下赤黄。

白术　麻黄　当归　荆芥　芍药　甘草　大黄

水煎，不拘时服。又治热邪入里，烦渴便结。

甘草汤　治少阴病二三日，咽痛。

甘草　桔梗　杏仁去皮尖　贝母　瓜蒌仁

桔梗汤　治同上。

桔梗三钱　甘草六钱，用二钱为当　薄荷　炒山栀
黄芩　连翘各二钱

白通汤　治少阴病下利清谷，脉微而厥。

葱白　干姜　附子　人尿　猪胆汁

附子汤　治少阴背恶寒，口中和。

附子　人参　茯苓　白芍　白术

参苏饮　治痰症，憎寒发热，恶风自汗，痞满，寸脉浮。

紫苏　干葛　半夏　前胡　人参　茯苓　枳壳　桔梗　甘草　陈皮

姜三片，枣一枚，煎服。

二陈汤　治痰饮停积，呕吐恶心，背痛气急。

陈皮　半夏　茯苓　甘草

导痰汤　治同上。

半夏　南星　枳实　赤茯苓　陈皮　甘草

治中汤　治食积，寒多热少。

人参　干姜　白术　甘草　青皮　陈皮

香苏槟榔散　治脚气，憎寒发热，自汗恶风，胫肿。

苏叶　香附　陈皮　甘草　槟榔

猳鼠粪汤　治男女交接劳复。

韭根　猳鼠粪

水二钟，煎八分，随时服。

鼠矢豉汤　治阴阳易，病新瘥交接。

栀子　雄鼠粪　枳壳

水二钟，葱白二寸，香豉十五粒，煎八分，不拘时服。

伤风门　附感冒

病源

伤风属肺，盖肺主皮毛，司开阖，因腠理不密，风邪伤之，新生咳嗽鼻塞，恶风自汗，拘急声重者是也，宜用辛温及辛凉之剂以散之。

治法

春伤风邪，头疼鼻塞，咳嗽声重发热者，宜用参苏饮、羌活散；

夏月伤风咳嗽，自汗头疼，宜用消风散、人参荆芥散、人参败毒散；

秋月伤风咳嗽，痰涎壅盛，涕唾稠粘者，宜用金沸草散、消风百解散；

冬月伤风咳嗽，恶风拘倦，宜用桂枝汤、神术散；

解表后热不退者，宜随症加以清凉之剂[①]。

感冒　四时发表药

春时感冒，头疼发热，恶寒拘倦，与内伤疑似者，宜用十神汤、芎芷香苏散；

夏月感冒，头疼发热者，宜用人参败毒散、九味羌活汤；

秋月感冒，头疼恶心胸闷者，宜用藿香正气散、二香散；

冬月感冒，头疼发热者，宜用五积散、正气散；

内伤生冷，外感风寒，头疼恶心，胸满发热者，宜用人参养胃汤；

发表后不退，有热症者，前方内加以清凉之剂以除

---

① 剂：原为济，据文义改为剂。

之，有里症便秘者下之。

治方

参苏饮　治风邪伤肺，发热头疼，咳嗽鼻塞声重，涕痰胸满。

紫苏　干葛　半夏　前胡　人参　茯苓　枳壳　桔梗　甘草　陈皮

上咬咀，用水二钟，姜三片，枣一枚，煎八分，不拘时服。

羌活散　治春伤风寒，肺气壅塞，头疼身痛，恶寒发热。

前胡　羌活　麻黄　茯苓　川芎　黄芩　甘草　蔓荆子　枳壳　细辛

姜五片，煎服。

消风散　治风邪感冒头痛，拘倦痠疼，呕吐痰涎。

荆芥　甘草　人参　茯苓　陈皮　白僵蚕　防风　芎藭　蝉退　厚朴　羌活　藿香叶

水二钟，姜三片，葱白二根，煎八分，不拘时热服。

人参败毒散　治感冒风邪，发热头疼，身痛咳嗽。

柴胡　前胡　羌活　独活　甘草　桔梗　人参　川芎　茯苓　枳壳

姜三片，枣一枚，煎服。

金沸草散　治伤风，肺气不清，咳嗽声重，痰涎壅盛。

旋覆花　荆芥　麻黄　前胡　甘草　赤芍药　半夏

姜三片，枣一枚，煎八分服。

消风百解散　治同上。

荆芥　白芷　麻黄　陈皮　苍术　甘草

姜三片，葱白一根，煎服。

桂枝汤　治冬月伤风咳嗽，恶风拘倦。

桂枝　芍药　甘草

水二钟，姜三片，枣二枚，煎服。

神术散　治同上。

苍术　藁本　白芷　细辛　羌活　川芎　甘草

姜三片，葱白二寸，煎服。

人参荆芥散　治夏月伤风，咳嗽头疼，鼻塞恶风。

人参　紫苏　川芎　白芷　前胡　枳壳　桔梗　杏

仁　甘草　陈皮　荆芥

姜三片，煎服。

风温

仲景云：太阳病发热而渴，不恶寒者，为温病。若发汗已，身灼热者，名风温。风温为病，自汗出，身重，多眠睡，鼻息鼾鼾，语言难出，宜用葳蕤[①]汤，或人参败毒散加葳蕤仁。

葳蕤汤　治风温多眠，自喘自汗，身热谵语。

葛根　白薇　麻黄　羌活　杏仁　川芎　甘草　石

---

① 葳蕤：原文为萎㽔，改为葳蕤。下同。

膏　葳蕤　青木香

不用引，煎服。

人参败毒散　治风温自汗，关节疼痛。

方见寒门。加葳蕤。

知母葛根汤

知母　干葛　石膏　黄芩　木香　甘草　升麻　天南星　人参　防风　川芎　杏仁　羌活　葳蕤

不用引，煎服。

栝蒌根汤　治风温渴甚者，此药主之。

栝蒌根　葛根　石膏　人参　防风　甘草

不用引，煎服。

湿温

湿温为病，其人素伤于湿，因而中暑。湿与热搏，是名湿温，其症胸满头疼，壮热妄言，身上多汗，是①胫逆冷，宜用白虎加苍术汤。

湿温病，脏腑虚滑，无热症，宜用理中汤加苍术、茯苓。

白虎加苍术汤　方见寒门。止加苍术。

理中汤　方见中寒门。

---

① 是：应为足。

风湿

风湿为病，是先伤湿而后伤风。病名风湿，其症肢体肿痛，不利而热，日晡则剧，治宜微微解表，不宜发汗。若汗则风气去、湿气在焉。经曰：阳受风气，阴受湿气。伤于风者，上先受之；伤于湿者，下先受之。风湿相搏，则风在外而湿在内。汗大出者，其气暴暴，则外邪出而内邪不能出，故风气去而湿气在也。汗若微微而出，其气必缓缓，则内外之邪皆出，故风湿俱去矣。

麻黄杏子薏苡仁甘草汤　治风湿，身体肿痛，及发汗后风气去而湿气存者，此药主之。

麻黄　杏子　薏苡仁　甘草

不用引，煎服。

防风黄芪汤

防风　黄芪　甘草　白术

姜三片，枣一枚，煎服。

温毒

温毒为病，是冬感寒毒之气，至春而发。其症发癍，心下烦闷，或呕而咳，此热毒郁久，发则必重也。治宜玄参升麻汤，或黄连橘皮汤。

玄参升麻汤　方见寒门。

黄连橘皮汤　治温毒成癍，发热而呕。

黄连　橘皮　杏仁　枳壳　麻黄　干葛　厚朴
甘草

不用引，煎服。

温疟

温疟为病，即伤寒坏病也，是少阳之邪，在表里之间，妄汗吐下，仍不解，因损耗津液，胃中干燥，木邪干土，必发谵言，往来寒热，若柴胡症在者不为逆，若柴胡症罢者名为坏病，当知犯何逆，以症治之。

小柴胡汤　治妇人中风六七日，续得寒热，发作有时，经水适断者，为寒入血室，其血必结，故使如疟状，发作有时，此药主之。方见前中寒门。

桂枝麻黄各半汤　方见前中寒门。

白虎汤　方见前中寒门。治温疟，热多寒少。

柴胡姜桂汤　治温疟，寒多热少。

柴胡　桂枝　半夏　良姜　甘草

水二钟，姜三片，煎八分，食远服。

温热　夏至前发为温，夏至后发为热

温热①

病源

经曰：冬伤于寒，春必病温，此言感时气不即发，

---

① 温热：原为湿热，应为温热。

藏于肌肤腠理之间，至春夏遇触动而发也。且如伤寒伤风，乃是邪气自外而入，先表病而里和，故身热拘急，鼻塞而口不渴也。温热之病，乃邪气自内发，故身热头痛，鼻不塞而口渴也。伤寒之邪，循经而入，以渐而深，治分三阳三阴，表里寒热，审无一毫之差，方可施治。若温热之病，自内而出，不过发攻表中里三者之热而已，其用药必以清凉解毒之剂，或有时行温疫之邪，参而治之可也。

脉法

《脉诀》云：阴阳俱盛，重感于寒，变为温热之病。又云：浮之而滑，沉之散涩，温病之脉。散在诸经，各随其经而取之。

治法

春三月内，有人头疼，发热恶寒，身痛拘急口渴者，乃是冬受之邪，至春发为温病，宜先发表药，十神汤。解表宜用十味芎苏散。

发表后热不退，头疼口渴者，宜用清热解肌汤、升麻葛根汤。

时行瘟疫，壮热恶风，头疼身痛，鼻塞咽痛，咳唾稠粘，宜用柴胡升麻汤。

温病四五日不解，发热恶寒，口苦干呕胁痛者，宜用小柴胡汤。

表未解，里症未全，烦燥怫①热，内结不得眠而口渴者，宜用凉膈散。

夏三月内，有人壮热头疼，身痛口渴者，名曰热病。先宜发表，用人参败毒散、九味羌活汤。

发表后，身热不恶寒，头疼者，宜用柴胡石膏汤。

烦热作渴，头痛自汗饮水者，宜用竹叶石膏汤、人参白虎汤。

发热口渴，大便泻者，宜用柴苓汤。

发热头汗出，口燥咽干，大便闭者，宜用大柴胡汤、三乙承气汤。

热病烦渴，发热昏沉，谵语下利者，宜用黄连解毒汤、近效方。

温热病汗后，烦渴饮水，宜天水散润之；小便不通，宜五苓散泄之；大便秘结，宜大承气汤下之。更有外症，宜凉膈散、通圣散，随症用之。此皆近效方也。

治方②

十神汤　方见寒门。治同下。

十味芎苏饮　治春温，发热头痛。

川芎　紫苏　枳壳　干葛　桔梗　柴胡　茯苓　半夏　甘草　陈皮

---

① 怫［fú］：忿怒的样子：～郁（a. 愤懑；b. 心情不舒畅）。～然作色。

② 治方：原没有，按照全书体例补充。

姜三片，枣一枚，煎服。

清热解肌汤　治温病，头痛壮热。

葛根　黄芩　芍药　甘草

枣一枚，煎服。

升麻葛根汤　方见前。治同上。

柴胡升麻汤　治时行瘟疫。

升麻　干葛　芍药　甘草　柴胡　黄芩　玄参　桔梗　川芎　白芷

姜三片，煎服。

小柴胡汤　方见前门。治瘟病四五日不解。

凉膈散　方见寒门。治烦燥怫热，内结口渴。

人参败毒散　方见寒门。治同下。

九味羌活汤　治夏月壮热，头疼身痛口渴，名热病。

羌活　防风　苍术　甘草　川芎　白芷　生地黄黄芩　细辛

姜三片，葱白二寸，煎八分，食后服．

竹叶石膏汤　方见寒门。治烦热作渴，头痛自汗。

人参白虎汤　方见寒门。治同上。

柴胡石膏汤　方见寒门。治发表后身热头疼。

柴苓汤　治发热口渴，大便泻。

柴胡　黄芩　半夏　人参　甘草　白术　茯苓　官桂　猪苓　泽泻

姜三片，枣一枚，煎服。

大柴胡汤　方见寒门。治发热头汗出，咽干便闭。

三乙承气汤 治同上。

大黄 芒硝 厚朴 枳实 甘草

姜三片，煎服。

黄连解毒汤 方见寒门。治烦渴发热，谵语下利。

通圣散 治温热病汗后，外症随用。

防风 川芎 当归 芍药 大黄 薄荷 麻黄 连翘 朴硝 石膏 黄芩 桔梗 活石 甘草 荆芥 栀子 白术

瘟疫门　附大头病

病源

瘟疫之病，乃天行疫疠之气，发于四时之中，大小长幼其病一般者是也。庞安常云：疫气之发，大则流行天下，次则一方，次则一乡，次则偏着一家。长幼病皆相似，悉由运气使然。盖人资禀有壮怯，所感有轻重，不可作伤寒症治，而用大汗大下之药也。

治法

丹溪云：疫病，众人一般者是。治有三法，宜补宜散宜降。陶尚文治疫病在少阳经者，宜用小柴胡汤加防风、羌活以发之。

病在太阳经，头疼身痛发热，宜用人参败毒散。

病在阳明经，发热目疼口干者，宜用柴葛汤、清热解肌汤。

疫病发热，作渴泄泻者，宜用茵陈五苓散加柴胡、栀子。

疫病，烦热胸满，大便秘者，宜用大柴胡汤。

疫病，头疼壮热烦渴者，宜用知母石膏汤、竹叶石膏汤。

疫病，狂言烦燥发热者，宜用黄连解毒汤。

疫病发狂，宜用黄连橘皮汤、化癍汤。

大头病　附虾蟆①瘟

东垣云：阳明邪热太盛，资实少阳相火而为之也。湿热为肿，太盛为痛，此邪见于头，多在两耳前后肿，此其病也。治不宜速，速则过其病所，谓上热未除，中寒复生，必伤人命，宜用缓药缓服，徐徐少与，当视肿在何部，随经治之。

丹溪云：大头病乃湿热高巅之上，宜用羌活、酒芩、蒸大黄之类。

邪在阳明经，肿必先从头额起，宜用芎芷葛根汤合三黄汤、消毒散。

邪在少阳经，肿必先从两耳前后发，宜用小柴胡汤加减用酒芩、牛蒡子。

邪在二经肿盛者，宜用普济消毒饮子。

---

① 蟆：原作"蟇"，为蟆的异体字。

邪在三阳经，头面俱肿发热者，宜用荆防败毒散加酒芩、大黄。

邪从颐颔下肿痛发热者，名颅颏瘟，宜用葳蕤散。

瘟病，咽肿鼻塞，其病至重，宜用一字散吹鼻通气，通天散；如气不通、无涎泪者，不治，仍用。漏芦汤，雄黄解毒丸。

冬温为病，非其时有其气，冬气严寒，时反大温，人气发泄于外，宜用补中益气之类加减用。

虾蟆瘟　邪从两耳根及腮下肿者名虾蟆瘟

丹溪云：虾蟆瘟属风热，宜用防风通圣散加减用，或荆防败毒散。

虾蟆瘟肿用鲇鱼淡煮，食汤则愈。

治方

葳蕤散　治瘟毒头面肿大，及颅颏瘟。

葳蕤　石膏　麻黄　白薇　羌活　杏仁　甘草　木香　川芎　甘菊花

白水煎。

普济消毒散　治疫疠，憎寒壮热，头面肿大，咽喉不利。

黄芩　黄连　人参　陈皮　甘草　连翘　玄参　白僵蚕①　升麻　柴胡　桔梗　马勃　板蓝根　鼠粘子

白水煎。

---

① 白僵蚕：原作白姜蚕，改为白僵蚕。下同。

漏芦汤　治瘟病咽肿，鼻塞气不通，无涎泪。

漏芦　升麻　大黄　黄芩　蓝叶　玄参

白水煎。

加味二黄汤　治大头天行疫病。

黄芩炒　黄连酒炒　生甘草　鼠粘子　瓜蒌根

白水煎。

治虾蟆瘟敷药　侧柏叶捣汁，调蚯蚓粪，敷之立消。

人中黄　大治疫病。治疫病肿大①咽喉阻塞，奇效方。

白僵蚕②一两　大黄二两

上为细末，姜汁为丸如弹子大，井花水调蜜化下。

防风通圣散　方见前。治虾蟆瘟。

荆防败毒散　方见前。治同上。

人参败毒散　方见寒门。加防风、荆芥③。

第二卷终

---

① 治疫病肿大：原缺"治疫病肿"四字，据清抄本补录。

② 白僵蚕：原白僵后缺"蚕"字，现补充为白僵蚕。

③ 荆芥：原文为荆芩，改为荆芥。

《医方集宜》卷之三

内 伤 门

病源

饮伤，食伤，劳倦伤，内伤挟外感。

形证

经曰：水谷之寒热，感则害人六腑。又云：饮食自倍，肠胃乃伤。夫饮者，水也。因而大饮则气逆，形寒饮冷，则肠肺为病，喘而肿泻也。治当开鬼门，洁静府，使上下分消焉。食者，物也。因而饱食筋脉横解，肠僻乃痔。若食停滞而不化为病，恶心噫①气，作酸呕吐，胸中痞闷，作痛不食，此食伤也，宜消导焉。有所劳倦，喜怒不节，起居不时，皆损其气。气衰则火旺，火旺则乘其脾土。脾主四肢，故四肢困热无力，懒于言语，动作喘乏，身热自汗，心烦不安，此劳倦乃伤其气

---

① 噫［ài］：饱食或积食后，胃里的气体从嘴里出来并发出声音。如：噫气（气壅塞而得通；吐气）。

也。当病之时，宜清心静坐，以养其气，药用甘寒泻火，甘温补气。经曰：劳者温之，损者补之，正此谓也。或有内伤挟外感者，先因喜怒、饥饱、劳役以伤其中，复因外感风寒则身体^①拘倦，口苦头眩鼻塞，此名内伤外感之病，当以补中益气汤，随症加减以治之。盖人赖饮食滋味，设或不调，脾胃虚矣，当补不当泻也。多以饮食劳役、中虚不足之症，认作外感风寒、有余之疾，而用仲景之法，重泻重表，使荣卫皆虚，死在旦夕，所以差之毫厘，谬以千里，临病之际，宜分辨焉。

脉法

东垣云：气口脉大于人迎为内伤。诀曰：气口紧盛伤于食，右脉大而无力为气虚，此元气不足之脉也。

治法

丹溪云：东垣内外伤辨甚详。世人内伤者多，但有挟痰者、挟外感者，当用补中益气汤，随症加减以治之。戴云：内伤重而外感轻，先宜补益而后发散；外感重而内伤轻，先宜发散而后补益。

饮食失节，形神劳役，损伤元气，身热自汗，头疼虚烦，恶寒无力，气高而喘，宜用补中益气汤。

饮食不调，劳役所伤，腹满短气，过春则口淡，过夏虽热犹恶寒，饥则常如饱，不喜饮食，宜用升阳顺

----

① 身体：原文身后面缺一个字，现补充为"身体"。

气汤。

　　劳发病，其症发热恶寒，身倦疼困，懒言恶食，此因内伤劳碌而作也，宜用发劳散，即补中益气汤合人参败毒散，或五积散。

　　因饥困劳役，饥体发热，烦渴引饮，目赤面红，脉大而虚，按之全无。经曰：脉虚血虚，乃血虚发热，症象白虎，惟脉不长实为异，勿服白虎，宜用当归补血汤。

　　脾胃气虚，怠惰嗜卧，四肢不收，秋燥湿热，体重节痛，口苦舌干，饮食无味，二便不调，洒淅恶寒，乃阳气不伸，宜用升阳益胃汤。

　　素饮酒成积，腹中作痛，下利黄沫，腰腿痠麻，胸膈膨闷，宜用神妙列仙散、四制黄连丸，治酒积腹痛，下痢黄沫，并积热腹痛。

　　饮酒大醉后，小便不利，心烦作呕，宜用五苓散加干葛、砂仁。以上下分消其湿。

　　酒客伤饮，呕恶吞酸，头疼拘倦，宜用葛花解醒汤。

　　伤食恶食，胸中饱闷，恶心酸臭，宜用丁香烂饭丸、曲蘗枳术丸①、消食化气散、宽中进食丸②。

　　饮食伤损脾胃，阴阳不和，呕逆腹痛吞酸，宜用豆

　　① 　曲蘗枳术丸：原文为曲蘗枳术丸，对照下文，此处应为曲蘗枳术丸。

　　② 　丸：按后文补此"丸"字。

蔻橘皮。

生冷硬物伤损脾胃，不能克化，心腹闷痛，宜用木香见睨丸、消食丸、化滞丸。

附内伤挟外感

世人之疾，外感内伤，病之关键。外感，仲景之法；内伤，东垣之论；详且备矣。至如内伤挟外感，未有言之者也。况人病此者，多有挟外邪者，有挟痰者，有挟热郁而发者，皆以[①]补元气为主，看所挟而兼用药以调之。

内伤挟外感者，则于补中益气汤内，春加川芎、防风、荆芥、芍药、麻黄之类；夏加葛根、石膏、薄荷、黄芩之类；秋加苍术、羌活、防风之类；冬加桂枝、附子、麻黄之类。

内伤挟火，郁而发者，宜用补中益气汤加半夏、竹沥、姜汁之类。

治方

补中益气汤　治饮食劳倦，伤损元气，身热自汗，头疼恶心，四肢无力，气高而喘。

黄芪　人参　白术　当归身　甘草　柴胡　升麻陈皮

水二钟，煎八分，不拘时服。如作渴加干葛；嗽加

---

① 皆以：原缺"皆以"两字，据清抄本补录。

麦门冬去心、五味子。

升阳顺气汤 治饮食劳役所伤，腹满短气，口淡恶寒，饥不欲食。

升麻　柴胡　黄芪　半夏　甘草　陈皮　人参　神曲　当归　黄柏　草豆蔻

水二钟，姜三片，煎八分，不拘时服。

发劳散 即补中益气汤合人参败毒散，或五积散。方见寒门。

神妙列仙散 治饮酒成积，下痢黄沫，腹中作痛。

木香　沉香各一钱　茴香炒　槟榔各一钱　萹蓄①三钱　大黄一两，微焙，炒　麦芽一两五钱　瞿麦五钱

四制黄连丸 治酒积腹痛，下痢黄沫，并积热腹痛。

用川黄连一斤，四两用酒煮，四两用砂仁煮，四两用吴茱萸煮，四两用姜汁煮

上四分煮后炒干，去砂仁、茱萸不用，只将黄连为细末，姜汁糊丸如桐子大。每服六十丸，空心滚白汤送下。

葛花解醒②汤 治酒客伤饮，呕恶吞酸，头疼拘倦。

白豆蔻　砂仁　葛花　木香　青皮　陈皮　白茯苓　猪苓　泽泻　人参　白术　神曲

---

① 萹蓄：原文为篇蓄。

② 葛花解醒汤：依前文应为葛花解醒汤。醒〔chéng〕：喝醉了神志不清：忧心如～。

水二钟，姜三片，煎八分，不拘时服。微出汗。

丁香烂饭丸　治食伤脾胃，胸膈闷疼，呕吐不食。

丁香皮　甘草炙，各三钱　砂仁三钱　益智仁三钱
香附子五钱　甘松二钱　丁香　三棱火炮　木香　广术
各一钱五分

上为细末，汤浸，蒸饼和丸如桐子大。每服三十
丸，滚白汤送下。

曲蘖枳术丸　健脾胃，宽胸，消宿食。

白术　枳实　神曲　麦蘖曲

上为细末，用荷叶包饭，火煨烂，捣膏，和丸如桐
子大。每服五十丸，温水送下。

消食化气散　治饮食后气不调顺，胸膈饱闷作酸。

青皮　陈皮　萝卜子　蓬术　三棱　神曲　麦芽
枳壳　半夏　枳实　香附　槟榔山楂　草果　甘草

水二钟，姜三片，煎八分，不拘时服。

宽中进食丸　治食伤脾胃，饱闷恶心，不思饮食。

神曲四钱　甘草一钱　木香五分　草豆蔻五钱　枳
实四钱　半夏七钱　人参一钱　干生姜一钱　青皮一钱
陈皮　白术　白茯苓　泽泻各三钱　猪苓①一钱　砂仁
一钱五分　麦芽一两

为细末，汤浸，蒸饼，和丸如桐子大。每服三四十
丸，米汤送下。

---

① 猪苓：原文为猪苓，改为猪苓。下同。

木香见睍^①丸　治伤生冷硬物，不能克化，心腹闷疼。

巴豆霜五钱　京三棱火炮，一钱　神曲炒，一两　木香二钱　香附子五钱　石三棱火炮，五钱　升麻三钱　柴胡二钱　草豆蔻用面裹，炮，五钱

为细末，汤浸，蒸饼，和丸如绿豆大。每服二十丸，滚白汤送下。

疟　门

病源

有风，有暑，有食，有痰，有虚，有邪，有疟母。

疟病，何为而致也？经曰：夏暑已甚，腠理空虚，风暑之邪，乘虚而入，秋阳复收，两热相攻，此疟之所由生也。有因脾胃气弱，内伤生冷油面之物，郁而不散则土亏，土亏不能行湿，湿热留久则生痰也。当分内外各从所因，以施方治。从外而入及新发者，宜发散而解之；因内伤及久发者，宜消导理脾为主。大抵此疾多因暑月腠理不密，邪留经络，与荣卫偕行，并于阳则热，并于阴则寒，邪正相交则病作，邪正相离则病安。浅则日作，深则间日而作，然类各不同也。有风疟、瘅疟、

---

① 睍［xiàn］：〔～睆（huǎn）〕鸟色美好或鸣声清圆。美好，如"～～黄鸟，载好其音。"

老疟、虚疟、食疟、邪疟，临病当稽其类，求其本，审其感，以权其方，斯可矣。

形证

东垣云：太阳经病，发为寒疟；阳明经病，发为热疟；少阳经病，发为风疟；三阴经病，总为温疟。此言虽是，但三阴经分说未明。凡作于子午卯酉日者，少阴疟也；寅申巳亥日者，厥阴疟也；辰戌①丑未日者，太阴疟也。发于阳分者易治，发于阴分者难治。

一日一发者受病一月；间日一发者受病半年；三日一发者受病一年；二日连发住一日者气血俱病。

脉法

《脉诀》云：疟脉多弦，弦迟多寒，弦数多热。

心法曰：疟脉多弦，热则弦而数，寒则弦而迟，亦有病久而脉虚微无力，似乎不弦，但虚数之中略有弦而不搏手耳。

治法

疟病，子时至午发者，邪在气分，属阳；午至亥时发者，邪在血分，属阴。

邪在阴分，夜间发者，宜用夜疟散。

夏秋病疟，初因外感内伤，阴阳未分，寒热交作，

---

① 辰戌：原文为辰戊，应为辰戌。

恶心头疼，先宜发散，用藿香正气散、二香散、人参养胃汤。

夏暑汗不出者，发为风疟，宜发散以解之，用二香散。

太阳经病疟，寒多不热者，名寒疟，宜用桂枝芍药汤、养胃汤加桂枝。

阳明经病，单热不寒者，名瘅疟。作渴，宜用白虎汤加柴胡；不渴，用黄芩葛根汤。

少阳经病，寒热交作者，宜用小柴胡汤、柴苓汤。

三阳合病，寒热甚者，宜用桂枝黄芩汤。

三阴经病，寒多热少者，名温疟，宜用柴胡桂枝汤。

感时气，先热后寒，亦名温疟，宜用小柴胡汤，加减用。

疟病，寒热交作，通宜清脾汤，加减用。

疟病，日久不愈者，名为老疟，宜用老疟饮、四兽饮、四圣散、阿魏丸。

疟发作日久不止，元气虚弱，脾胃亏损，食少自汗，先服祛疟饮，后用补中益气汤。

疟病，热多烦渴者，宜用柴胡瓜蒌根汤。

元气盛，发五七次不止者，宜用截法，常山饮、七宝饮、露星散。

疟病，烦热头疼者，宜用柴胡石膏汤。

元气虚，发不止者，宜用四圣散；截住后，用补中益气汤。

疟病，发热作泻者，宜用柴苓汤。

有元气素虚，为邪祟所侵，寒热如疟状，谓之邪疟，邪退则止。

治疟病，胁下有痰块，名曰疟母，宜用鳖甲饮。

疟病，烦热作渴，大便不通者，宜用大柴胡汤。

痰疟为病，胸满恶心，有痰寒热者，宜用鬼哭丹。

食疟，恶食胸闷，或有积块者，宜用阿魏丸、红丸子。

乡野无药处，有发疟者，用生姜四两，连皮捣汁，露过夜，和童便，温服，随效。

治方

藿香正气散　方见冒寒门。治疟初，因外感内伤。

人参养胃汤　方见伤寒门。治同上。

二香散　方见暑门。治同上。一治风疟暑不汗。

桂枝芍药汤　方见伤寒门。治寒疟，寒多不热。

清脾汤　治疟，寒热交作。加减用。

青皮　厚朴　白术　半夏　黄芩　柴胡　草果　甘草

姜煎，食远服。

白虎汤　方见伤寒门。治瘅疟，热不寒，渴加柴胡。

黄芩葛根汤　治瘅疟不渴。

黄芩　柴胡　麦门冬　甘草　干葛　茯苓　白术　天花粉　知母　黄柏

水二钟，姜三片，煎服。

小柴胡汤　方见伤寒门。治少阳经病，寒热交作。一治温疟，感时气，先热后寒。加减用。

柴苓汤即小柴胡汤合五苓散。治寒热交作。一治疟，发热作泻。

桂枝黄芩汤　治三阳合病，寒热盛。

人参　甘草　黄芩　柴胡　半夏　石膏　知母　桂枝

不用引，煎服。

老疟饮　治疟，日久不愈。

苍术　草果　桔梗　青皮　陈皮　良姜　白芷　茯苓　半夏　枳壳　甘草　桂心　干姜　紫苏　川芎

水二钟，煎八分，食前服。

四兽饮　治同上。

人参　白术　茯苓①　陈皮　半夏　草果　乌梅甘草

水二钟，姜三片，红枣一枚，煎八分，不拘时服。

四圣散　治同上。

常山　槟榔　知母　贝母

水一钟，酒一钟，煎一钟，露一宿，清晨空心温服。

补中益气汤　方见内伤门。治疟久，元气虚弱，先服祛疟饮，后用此。

柴胡瓜蒌根汤　治疟，热多烦渴。

---

① 茯苓：原文为茯苓，改为茯苓。下同。

柴胡　黄芩　天花粉　人参　甘草

姜三片，枣一枚，煎服。

柴胡石膏汤　治疟，烦热头疼。

柴胡　石膏　知母　黄芩　甘草

不用引，煎服。

常山饮　截药，治元气盛，发五七次不止者。

常山　知母　草果　甘草　良姜　乌梅

姜三片，枣一枚，煎服。

七宝饮　治同上。

常山　厚朴　青皮　陈皮　甘草　槟榔　草果

水一钟，酒一钟，煎一钟①，露一宿，隔日清晨温服。

鳖甲饮　治久疟有块，名曰疟母。

草果　鳖甲　黄芪　白术　芍药　厚朴　槟榔　陈皮　川芎　甘草

水二钟，姜三片，枣一枚，煎八分，不拘时服。

鬼哭丹　治痰疟。

常山用醋浸，春五夏三秋七冬十　槟榔各四两　半夏　贝母各一两

上为细末，用鸡子清，熬糊为丸如桐子大。每服三十丸，临睡冷酒一口吞下。

红丸子　治食疟，恶食胸闷，或有积块。

青皮炒，三两　阿魏醋化，二钱五分　蓬术醋煮

---

① 一钟：原缺"一"字，据清抄本补录。

三棱醋煮，各二两　胡椒一两

上为细末，用陈仓米、阿魏糊和丸如桐子大。每服五十丸，姜汤送下。

胜金圆　治一切寒热疟疾，胸膈停痰，发散不愈。

槟榔　常山

上为末，用面糊为丸如桐子大。每服三十丸，当发前一日临睡时，用冷酒一口吞下。

露星散　截药。治元气盛，发五七次不止者。

甘草五分　槟榔　茯苓　常山各一钱

上作一服用。水一钟，浸露一宿，临发日五更空心温热去渣服。

五苓散　治见前。合小柴胡汤用。

白术　茯苓　猪苓　泽泻　官桂

阿魏丸　治疟疾，日久不止，有疟母。

阿魏

栗瓣者不拘多少，研为细末，用面糊和丸如绿豆大，朱砂为衣。每服十五丸，临作日空心用人参煎汤送下。量人大小加减丸数用。

祛疟饮　治疟疾发久，元气虚弱不得止者。用此截即住，随服补中益气汤。

白术　青皮　厚朴　常山　草果　槟榔　人参　黄柏　知母　黄芩　甘草　陈皮

水二钟，姜三片，乌梅一个，去仁煎至八分，临发日空心温服。

痢 门

病源

食积，湿热，风毒下陷，暑热，白属气，赤属血，疫痢。

痢者，滞下也。本自脾胃所受，饮食内伤，留滞不行。至于秋时，调养失宜，感受风寒暑湿之气，湿热内蒸而成痢矣。其症腹痛，急迫后重，如厕不能纵行者是也。盖肺主气，与大肠通为表里。因肺气留陷于大肠不得升提，是故里急而后重也。然四时感受之不同，必求所因而治。因风而致者，纯下清血；因湿而得者，下如黑豆汁；因寒积于内而成者，寒久而变热，怫热内蒸而成赤白矣。又有脾胃虚弱，为寒所凝，以致身冷自汗，利如鱼脑者，治当温之。此水火阴阳偏胜之不同，岂可执一而以热论哉？治法当先疏通积滞，分利阴阳，补养脾胃，不可便用止涩之药。况郁毒未散，止涩太早而成噤口者多矣。可不慎哉！可不慎哉！

形证

丹溪云：湿热伤气则成白痢，湿热伤血则成赤痢，气血俱伤则成赤白痢。其症脐腹疗痛，或下赤白黄黑五色者，或下如黑豆汁、如鱼脑、如渥①漏水，或下清血，或大孔痛，频欲登厕，日夜无度，皆是候也。

戴云：痢虽有赤白二色，亦无冷热之分，皆是湿热，但新久更量虚实，与赤白带同。又云：赤自小肠来，白自大肠来。

《内经》曰：身热则死，身寒则生，此大概之言。必兼形胜察之可也，岂无身热而生、身寒而死者哉。又曰先水泻后脓血②，此脾病传肾，为贼邪，难愈；先浓血后水泻，此肾传脾，为微邪，易愈。

不治症

如鱼脑者凶，如尘腐者死；纯血者凶，如渥漏水者死；肛门空陷者死，身热烦渴者死。

脉法

《脉诀》云：下痢微小却为生，脉大浮洪无瘥日。

治法

河间云③：行血则便脓自愈，和气则后重自除，宜芍药汤。

痢病后重者宜下，腹痛者当和，身重者除湿。

---

① 渥［wò］：沾湿，沾润。
② 脓血：原文为浓血，改为脓血。下同。
③ 河间：原文为河涧，改为河间。下同。

痢本湿热，首先除湿清热，开郁化积，行气和血为主。

痢病一二日间，元气未虚，先用推逐之药，宜用调胃承气汤加减。

三五日后，脾胃渐虚，当用消导化滞之药，宜用导气汤、化滞汤加减。

病久挟虚，当用滋补收涩之药，宜用真人养脏汤加减。

痢初起，不问阴阳赤白者，宜用胃苓汤加减。

伤暑下痢，脉微细者，宜用黄连香薷散加减。

因风而痢者，下痢清血，宜用防风当归汤。

因湿而痢者，下如黑豆汁，或如浊酒，宜用胃风汤加木香、黑豆、陈米。

因寒下痢如鱼脑，肚腹疼痛，四肢逆冷，口中如霜雪，此为冷痢，宜用理中汤加减。

未经止涩，噤口不食者，是乃毒气克塞心胃之经，宜用仓廪汤、香连丸，同莲肉人参服。

大孔痛，是毒气流陷于大肠也，宜温之清之。久病身冷脉小者，宜温之，用当归、肉豆蔻、升麻之类；暴病身热脉大者，宜清之，用黄连、黄芩、木香、槟榔之类。

噤口痢，用封脐法引火下行，用田螺捣烂，入麝香少许，封脐。

有时疫作痢一方，一家大小传染相似，必须明运气之胜复以治之。

后重者，初起宜下，日久宜升提调气。经曰：调气则后重除。

痢病，小便不通，宜用木香、滑石、车前子、泽泻之类。

赤痢，宜香连丸、归连汤。

白痢，宜苍术芍药汤。

治方

调胃承气汤[①]　方见寒门。治痢一二日，元气未虚。

导气汤　治赤痢初起。

芍药　当归　黄芩　黄连　木香　槟榔　甘草　陈皮　大黄

水二钟，煎八分，不拘时服。

化滞汤　治白痢初起。

芍药　当归　黄芩　黄连　肉桂　槟榔　甘草　木香　大黄

不用引，煎服。

芍药调中汤

当归　芍药　陈皮　茯苓　苍术　白术　猪苓　泽泻　厚朴　甘草

不用引，煎服。

苍术芍药汤　治白痢。

---

① 调胃承气汤：原文是调胃表气汤，依前文改为调胃承气汤。

苍术　芍药　官桂　陈皮　甘草　厚朴　当归　茯苓

　　不用引。

　　芍药汤　主药。

　　芍药　当归　黄连　槟榔　木香　官桂　大黄　黄芩　甘草

　　真人养脏汤　治病久挟虚，滋补收涩之药，加减用。

　　罂粟[①]壳　人参　当归　肉桂　诃子皮　木香　肉豆蔻　白术　白芍　生甘草

　　胃苓汤　治痢初起，不问阴阳赤白。加减用。

　　陈皮　苍术　厚朴　甘草　猪苓　泽泻　白术　茯苓　官桂

　　黄连香薷散　治伤暑下痢，脉微细者。加减用。

　　香薷　厚朴　黄连　扁豆　甘草

　　防风当归汤　治因风下痢清血。

　　防风　当归　羌活　川芎　芍药　白术　茯苓　黄连　黍米

　　胃风汤　治因湿痢，如黑豆汁或如浊酒。加味用。

　　当归　川芎　炒白芍　人参　白术　茯苓　肉桂

　　理中汤　治因寒痢如鱼脑，腹痛，四肢逆冷。加减用。

　　人参　干姜　白术　甘草

---

　① 　罂粟：原文为英粟，改为罂粟。下同。

仓廪汤 治未经止涩，噤口不食者。

柴胡　前胡　羌活　独活　甘草　桔梗　人参　川芎　茯苓　枳壳　仓米　黄连

姜三片，煎服。

归莲汤 治赤痢。

当归　芍药　黄连　木香　槟榔　黄芩　甘草

当归导气汤

当归　芍药　甘草　青皮　槐花　生地黄

不用引，煎服。

遇仙立效散

粟壳　当归　芍药　榴皮　甘草　地榆

不用引，煎服。

木香丸

木香三钱，不见火　豆豉一两　巴豆四十九粒，一半用生的，一半用针穿向灯头烧过

为细末，水丸如绿豆大。每服三丸，赤痢者甘草汤下，白痢者生姜汤送下。

升阳除湿防风汤 治白痢后重。

苍术　防风　白术　芍药　茯苓

不用引。

解毒金花散 治血痢发热。

白术　茯苓　黄连　黄芩　黄柏　芍药

不用引。

治肠风血痢方

用鲫鱼一尾，破开去肠，入白矾三钱，用纸封，烧封性。为末，米饮下。

槐花汤　治下痢纯血。

槐花　黄连　粟壳　当归　川芎　芍药　生地黄

不用引。

阿胶黄连汤　治赤痢腹痛。

阿胶　黄连　芍药　白术　当归　生地黄　甘草

陈皮　升麻

水二钟，煎八分，不拘时服。

调气固肠汤　治白痢。

白术　茯苓　陈皮　甘草　芍药　山药　诃子　肉

豆蔻　人参　升麻　莲肉

不用引，煎服。

四制香连丸

木香四两　黄连二十两

先用乌梅汤拌浸，晒干；即用姜汁拌润，晒干；次用芍药同浸，再晒干；去芍药不用，再用吴茱萸十两同拌，用汤湿润，同炒，仍去茱萸不用。共为细末，用鸡子清少入醋，糊为丸如桐子大。每服二三十丸，空心米汤送下。一方加肉豆蔻一钱，名香连豆蔻丸。

乌梅丸　治痢疾，口淡无味。

乌梅肉　莲肉　人参　茯苓

为细末，蜜丸。

豆蔻丸　治痢久不止。

肉豆蔻面炮，一钱　木香五分　人参一钱　砂仁五分　白龙骨一钱　赤石脂　诃子肉　枯白矾

上为末，糊丸如绿豆大。每服三五十丸，空心用清米汤送下。

泄 泻 门

病源

泄泻有湿，有火，气虚，痰积，食积。

经曰：湿胜则濡泄①。太阴者，脾也。脾恶湿，因寒湿之气客于脾土，不能与胃腐熟水谷，致使清浊不分，水入肠间，则洞泄如水，随气而下，故小便不利，为濡泄也。又曰：清气在下，则生飧泄。夫脾胃土也，其气冲和，传化水谷。今清气下降而不升，因春伤风，邪久而干胃，是木贼土也。使冲和之气不能运化，致令完谷而出。所谓春伤于风，夏必飧泄者是也。至如飧泄、洞泄、肾泄、濡泄、鹜溏②之类，名虽不同，未有不因脾胃虚弱、饮食不节及外来四气所伤而致也。治当分其所受，因脾湿自胜则燥湿利水，因风下陷则升提其

---

①　濡［rú］泄：病名。指湿盛伤脾的泄泻。

②　鹜溏：证名。鹜［wù］：鸭子：趋之若～（喻很多人争着去，含贬义）。

气，因食伤脾胃则消导理脾，不可便用参术之药以补之，切恐邪气得补愈增其势，而欲取效者戞戞①乎其难矣。

形证

戴云：凡水泻腹不痛者，是湿食入于胃即泻；完谷不化者，是气虚泻水。腹痛肠鸣，痛一阵泻一阵者是火，或泻或不泻或多或少者是痰积，腹痛甚而泻、泻后痛减者是食积。经曰：泄凡有五，有胃泄，有脾泄，有大肠泄，有小肠泄，有大瘕泄。胃泄者，饮食不化，色黄；脾泄者，腹胀肿满泄注，食即呕逆；大肠泄者，食已窘迫，大便色白，肠鸣切痛；小肠泄者，溲而便脓血，小腹痛；大瘕泄者，里急后重，数至圊②而不能便，茎中痛；此五泄也。

治法

濡泄者是湿，身重，泄下如水，宜用五苓散加苍术；

飧泄者，水谷不化，湿兼风也，宜用防风苍术汤；

火泄者，肠鸣切痛，阵痛阵泻急迫者，宜用四苓散加黄芩、黄连；

---

① 戞戞 [jiá jiá]：艰难貌。唐·韩愈《答李翊书》："惟陈言之务去，戞戞乎其难哉！"

② 圊 [qīng]：厕所：~肥。~粪。~土。

128

食积泄者，腹痛甚则泄，泄后则痛减，宜利，利后用胃苓汤加神曲、麦芽[①]、青皮，或调中散；

虚寒泄者，久下不止，气虚脉沉，宜用四柱散、理中汤；

痰积泄者，宜用二陈汤加海粉、神曲、苍术、白术之类；

酒积泄者，晨起即泄，色黄腹痛，宜用黄连丸、姜黄散；

脾虚久泄者，宜用参术养脾汤、启脾丸、参苓白术散；

脾肾泄者，每至五更便泄，宜用五味子散，或四苓散、二神丸；

久泄，肠滑不固者，宜用固肠丸、豆蔻散；

泄泻之症，虽分湿火寒虚痰食六者之殊，必以渗湿燥脾为主，而随症以治之。湿则燥之，火则清之，寒则温之，虚则补之，痰则豁之，食则消之，是其治也。六症既明，三虚不可不察，有脾虚，有肾虚，有肝虚。脾虚者，饮食之所伤也；肾虚者，色欲之所伤也；肝虚者，忿怒之所伤也。饮食伤脾，不能运化；色欲伤肾，不能闭藏；忿怒伤肝，木邪克土；皆令泄泻。然肾泄、肝泄间或有之，而脾泄恒多，盖人终日饮食，一或有伤，泄泻必矣。

---

① 麦芽：原文为麦牙，改为麦芽。下同。

治方

五苓散　治受湿濡泄。

茯苓　白术　猪苓　泽泻　官桂

姜三片，枣一枚，煎服。

防风苍术汤　治风湿所伤，飧泄不化。

防风　苍术　升麻　木香　陈皮　神曲　麻黄　芍

药　甘草

不用引，煎服。

四苓散　治火泄，一治脾肾泄。

猪苓　泽泻　白术　茯苓

姜三片，煎服。

胃苓汤　五苓散合平胃散，治食积泄。加味用。

调中散　治同上。

砂仁　蓬术　陈皮　官桂　苍术　神曲　甘草　麦

芽　干姜　藿香　草果

水二钟，姜三片，枣一枚，煎八分，不拘时服。

理中汤　方见中寒门。治虚寒泄。

四柱散　治同上。

人参　诃子　木香　茯苓

姜三片，煎服。

二陈汤　方见痰门。治痰积泄。加味用。

四制黄连丸　治酒积。

川黄连一斤

四两酒煮，四两砂仁煮，四两吴茱萸煮，四两姜汁煮。煮后炒干，去砂仁、茱萸，姜汁糊为丸。

姜黄散　治同上。

片姜黄　蓬术　红花　桂心　川芎　玄胡索　牡丹皮　芍药　当归　甘草

姜三片，枣一枚，不拘时服。

参术养脾汤　治脾虚久泻。

人参　白术　茯苓　甘草　山药　薏苡仁　肉豆蔻神曲

不用引，煎服。

启脾丸　治同上。

人参　白术　茯苓　山药　莲肉各一两　陈皮　泽泻　甘草　山楂①各五钱

上为细末，炼蜜和丸。

参苓白术散　方见脾胃门。治同上。

五味子散　治脾肾泄。

五味子二两　吴茱萸五钱

二味炒香，为细末。每服二钱，陈米饮调下。

二神丸　治同上。

破故纸四两，炒　肉豆蔻二两，生

上为细末，用大枣四十个，同生姜四两，煮烂去核，与姜不用，将枣肉和丸如桐子大。每服五十丸，盐汤送下。

固肠丸　治泄久，肠滑不固。

---

①　山楂：原文为山查，改为山楂。下同。

诃子　人参　赤石脂　白术　龙骨　枯矾　木香

豆蔻散　治同前。

豆蔻　附子　陈皮　干姜　白术　麦芽　茯苓　甘草　诃子

水二钟，姜三片，枣一枚，煎八分，不拘时服。

升阳除湿汤　治脾胃虚弱，风湿下陷，饮食不思，肠鸣腹痛，四肢困软。

升麻　柴胡　防风　神曲　泽泻　猪苓　苍术　陈皮　甘草

姜三片，枣一枚，煎服。

白术芍药汤　治痛泄。

白术土炒　芍药酒炒　陈皮　防风　甘草

不用引，煎服。久泄者加升麻。

肉豆蔻丸　治肾泄久不愈，脉沉细无力。

破故纸炒香　肉豆蔻用面裹煨，去油，为末，各等分

上为细末，用大枣去核，研膏，和丸如桐子大。每服二三十丸，空心米饮送下。

呕 吐 门

病源

有寒，有热，有食，有火，有痰，有气。

《内经》曰：诸呕吐酸，暴注下迫，皆属于火。东

垣云：夫呕吐哕皆属于胃。胃者，总司也，以其气血多少为异耳。呕者，阳明也。阳明多血多气，故有声有物，气血俱病也。吐者，太阳也。太阳多血少气，故有物无声，血病也。哕者，少阳也。少阳多气少血，故有声无物，气病也。

形证①

丹溪云：有声有物谓之呕，有物无声谓之吐，有声无物谓之哕。

河间曰：胃膈热甚则为呕，火气炎上之象也。吐症有三，气积寒也，皆从三焦论之。上焦在胃口，上通于天气，主纳而不出；中焦在中脘，上通天气，下通地气，主腐肉水谷；下焦在脐下，下通地气，主出而不纳。是故上焦吐者，皆属于气，气者天之阳也，其脉浮而洪，其症食已即吐，渴欲饮水，大便燥结，气上冲胸②而发痛，其治当降气和中。中焦吐者，皆从于积，有阴有阳，食与气相假为积而痛，其脉浮而长，其症或先痛而后吐，或先吐而后痛，治法当以峻药去其积，槟榔、木香行其气。下焦吐者，皆从于寒，地气也，其脉沉而迟，其症朝食暮吐，暮食朝吐，小便清利，大便秘而不通，治法当以峻药通其秘塞，温其寒气，大便渐通，复以中焦药和之，不令大便秘结而自愈也。外有伤

---

① 形证：原文为形症，依前后文范例，改为形证。
② 气上冲胸：原文为气上衡胸。

寒，阳明实热太甚而吐逆者；有内伤饮食，填塞太阴，以致胃气不得宣通而吐者；有胃热而吐者，有胃寒而吐者；有久病气虚，胃气衰甚，闻谷气则呕哕者；有脾湿太甚，不能运化精微，致使清痰留饮壅滞上中二焦，时时恶心呕吐清水者；宜各以类推而治之，不可执一见也。

脉法

《脉诀》云：滑脉居寸多呕逆。阳脉浮紧，浮者胃气虚，紧者寒在上，二气相争，其人即吐。《脉诀》云：上部有脉，下部无脉，其人当吐，不吐者死。又曰：呕而脉弱，小便弗利，身有微热，厥者难治。

胃中有热，脉数而滑；胃中有寒，脉迟而滑。

治法

胃中有痰作呕者，宜二陈汤加减用；

胃中有寒作呕者，宜治中汤加丁香，或养胃汤；

痰逆呕吐眩运者，宜旋复花汤、茯苓半夏汤；

发热而呕者，宜柴胡竹茹汤；

食积作呕，中脘痛者，宜香砂养胃汤；

胃寒作呕吐者，宜藿香散；

肝火逆上呕吐者，宜抑青丸；

病久胃虚呕吐者，宜丁香治中汤；

内伤饮食，填塞胃气，呕吐不已者，宜用藿香平胃散；

痰逆胸满呕吐者，宜用温胆汤。

治方

二陈汤　方见痰门。治胃中有痰作呕。

治中汤　方见中寒门。治胃寒脉沉而呕。

旋复花汤　治胃中痰逆，呕吐眩运。

旋复花　半夏　陈皮　干姜　人参　甘草　白术
槟榔

水二钟，姜三片，煎八分，不拘时服。

茯苓半夏汤　治脾胃虚弱，身重有痰，恶心欲吐。
此风邪羁绊于脾胃之中。

白术　茯苓　半夏　神曲　陈皮　天麻　麦芽

姜三片，煎服。

柴胡竹茹汤　治发热呕吐。

柴胡　黄芩　半夏　人参　甘草　竹茹　陈皮

姜三片，煎服。

香砂养胃汤　治食积作呕，中脘痛。

香附　砂仁　陈皮　半夏　甘草　草果　山楂　厚
朴　神曲　官桂　苍术　藿香

姜枣煎服。

藿香散　治胃寒作呕吐。

藿香　半夏　陈皮　甘草　苍术　厚朴　桔梗
茯苓

姜枣煎服。

抑青丸　方见火门。治肝火逆上呕吐。

温胆汤　方见伤寒门。治痰逆胸满呕吐。

丁香治中汤　治病久胃寒呕吐。

即治中汤加丁香。

生姜半夏汤　治痰逆呕吐。

半夏　生姜

水二钟，煎服。

霍乱门　附绞肠痧①

病源

内有所积，外有所感，有饮食，有寒暑。

呕吐而利者，名曰霍乱。夫阴阳不顺，清浊相干，气射中焦，而为霍乱矣。要皆饮食之际，暑月风冷伤于脾胃，食结不化，阴阳之气壅塞而不行，阳气欲降，阴气欲升，阴阳相搏，挥霍变乱，故上吐而下利也。今暴吐下，顿亡津液，致使荣卫俱虚，冷气搏筋，筋转而痛也。此乃阴阳交错之时，病在中焦，不可便与粥饮。谷气入胃，多致不救，必待吐尽多时，直至饥甚，微与粥饮，渐渐养之可也。

形证

戴云：霍乱者，吐泻也，有声有物。若有声无物而

---

①　绞肠痧：原文为绞肠沙，改为绞肠痧。下同。

躁乱者，谓之干霍乱也。丹溪云：转筋属乎血热，言寒者误也。寒主于收引，筋动也属热。

脉法

《脉诀》云：滑数为呕，代者霍乱。微滑者吉，涩沉者凶。又云：霍乱之脉，微迟者凶，浮洪者吉。

治法

霍乱当分冷热。

烦渴饮水，身热脉大者，乃阳气多也，宜五苓散主之；

肢冷脉微，不欲饮水者，乃阴气多也，宜理中汤主之；

麦门冬　陈皮　半夏　茯苓　白术　人参　甘草
小麦

水二钟，姜三片，乌梅二个，煎八分，不拘时服。

人参散

茯苓　人参　干葛　木香　藿香　甘草
不用引，煎服。

止渴汤

甘草　人参　麦门冬　茯苓　桔梗　天花粉　干葛
泽泻
不用引。

胃苓汤　五苓散合平胃散。

附绞肠痧症，即干霍乱

干霍乱一症，乃是寒湿太甚，脾气郁而不行，所以心腹卒痛，而手足厥冷，恶心呕逆也，俗名绞肠沙者，盖言痛之甚也。除用药不言外，北方刺青脉以出气血，南方括胸背手足以行气血，俱为散之义也。北方治以手蘸温水，于病者膝腕及手腕内，拍打有紫黑点处，用针刺其恶血即愈。南方治用麻弦小弓蘸香油或熟水，括手足胸背额项即愈。

脾胃门

病源

夫脾胃者，属土也，万物皆土之所载，位乎中州，司化水谷，荣养百骸。经曰：谷入于胃，脉道乃行；饮入于经，其血乃成。又曰：安谷则昌，绝谷乃亡。盖脾不可不养，胃不可不温，温养之法，适其寒温，节其饮食，自然平和，病不生矣。其或摄养不谨，将理失宜，饮食伤其胃，劳倦损其脾，由此病出百端，脾胃虚矣。脾胃既虚，而五脏六腑何所养耶？治法当审其虚实，寻其缘由。若伤于饮者，乃无形之物，或微汗以散之，或渗泄以利之。伤于食者消导以磨之。果固停滞，久而作闷则吐下以夺之，寒者温之，热者清之，不可概用香燥之药，动其火邪，反为大害。若夫劳倦伤脾，元气下陷，中气不足之症，此谓自伤气之削也，当从东垣内伤法，必用升补气血之药，温之养之，使生化之气益增，脾胃壮而病自瘥矣。

治法

饮食失节，寒温失宜，损伤脾胃，身体沉重，肢节烦疼，四肢懒倦，口无滋味，飧泄见血，或见白脓，宜用调中益气汤；

脾胃虚寒，呕逆恶心，胸膈饱闷，肠鸣腹痛泄泻，宜用养胃汤；

脾胃不和，不思饮食，心腹胀闷，恶心嗳气①，宜用平胃散；

脾胃虚寒，饮食不化，呕吐腹痛，宜用理中汤；

脾胃虚弱，饮食减少，四肢无力，精神少短，宜用四君子汤；

饮伤于胃，头痛恶心，宜以微汗，用香砂燥胃汤；

饮伤，小便涩少，宜用五苓散；

食伤脾胃，胸闷不食，恶心，宜用宽中进食丸、消食丸、保和丸、曲糵枳术丸；

脾胃虚弱，饮食不进，吐泻，宜用参苓白术散；

脾气虚寒，泄泻腹痛，气逆，宜用补脾汤、治

---

① 嗳〔ǎi〕：〔~气〕打嗝儿，胃里的气从嘴里出来，并发出声音。

《医方集宜》 卷之三

中汤；

调理脾胃，宽利胸膈，消散痞气，宜用枳术丸加减。

治方

调中益气汤　治损伤脾胃，体重口淡，飧泄见脓血。

升麻　黄芪　甘草　苍术　木香　人参　柴胡
陈皮

水二钟，煎八分，食远服。

养胃汤　治脾胃虚寒，呕逆恶心饱闷，腹痛泄泻。

藿香　厚朴　半夏　茯苓　草果　附子　甘草　陈皮　人参　白术

水二钟，姜三片，枣一枚，煎八分，不拘时服。

平胃散　治脾胃不和，不思饮食。

厚朴　苍术　陈皮　甘草　人参　茯苓

姜三片，枣一枚，煎服。

理中汤　方见中寒门。治脾胃虚寒，饮食不化。

四君子汤　方见中风门。治脾胃虚弱，饮食减少。

香砂燥胃汤　治饮伤于胃，头痛恶心。

砂仁　藿香　陈皮　半夏　茯苓　甘草　苍术　干葛　升麻

水二钟，姜三片，枣一枚，煎八分，不拘时服。

五苓散　方见内伤门。治饮伤，小便涩少。

宽中进食丸　方见内伤门。治食伤脾胃。

消食丸　治同上。

陈皮　苍术　厚朴　甘草　麦芽　山楂　神曲　枳
实　香附　砂仁　枳壳

麦蘗枳术丸　方见内伤门。治同上。

参苓白术散　治脾胃虚弱，饮食不进，吐泻。

人参　白术　茯苓　干山药　白扁豆　甘草　桔梗
莲肉　砂仁　薏苡仁

水二钟，煎八分，不拘时服。

补脾汤　治脾气虚寒泄泻，腹痛气逆。

人参　茯苓　草果　干姜　白术　麦芽　甘草　厚
朴　陈皮

不用引，食前服。

治中汤　治同上。

白术　甘草　干姜　人参　青皮　陈皮

姜三片，枣一枚，煎服。

枳术丸方论

人之一身，脾胃为主。胃阳主气，脾阴主血；胃司纳受，脾司运化；一纳一运，化生精气，津液上升，糟粕下降，斯无病矣。人或饮食不节，起居不时，损伤脾胃。胃损则不能纳，脾损则不能化，脾胃俱损，纳化皆难。元气斯弱，百邪易侵，而饱闷、吞酸呕吐、痞积泻痢等症，无不作矣。况人饮食起居，岂能一一调节。一或有伤，脾胃虚矣。故洁古制枳术之丸，东垣发脾胃之论，常以调养脾胃为主，后人称为医中王道，诚有旨

《医方集宜》　卷之三

哉。近世论治脾胃者，不分阴阳气血，而率皆理脾胃之药，又皆辛温燥热、助火消阴之剂[①]，遂致胃火益旺，脾阴愈伤，清纯中和之气变为燥热，胃脘干枯，大肠燥结，脾脏渐绝，而死期近矣。殊不知脾胃属土属湿，位居长夏，故湿热之病十居八九。况土居四季，寒热温凉各候其时，岂可偏用辛热之剂哉？今举枳术丸加减于后。

枳术丸

白术二两　枳实一两，麸炒

上为细末，用荷叶包饭，火烧热，杵烂和丸如绿豆大。每服五六十丸，清米饮送下。东垣将枳术丸内加陈皮一两，名橘皮枳术丸。治老幼元气衰弱，饮食少进，久服令人多食而不伤。若元气素弱，饮食难化，食多则腹中疼痛，不和泄泻，此虚寒也，加神曲、麦芽、砂仁、木香各五钱，人参五钱，白芍药五钱。若素有痰火，胸膈郁塞，咽酸噫气，及素有吐酸吞酸之症，或有酒积泻，结痛，此皆湿热也，加黄连、芍药、陈皮、石膏、生甘草、砂仁、木香、川芎。若伤食饱闷，痞塞不消，加神曲、麦芽、山楂各一两；有食积痞块在腹者，再加黄连、厚朴、瓜蒌。若伤冷，食不消，腹痛泄泻者，加半夏、砂仁、干姜、神曲、麦芽。若人性多气恼，夹气伤食，气滞不通，加川芎、香附、木香、黄连。若胸膈不利，及过服辛香燥热之药，以致上焦受

---

① 消阴之剂：原缺"剂"字，据清抄本补录。

伤，胃脘干燥，呕吐膈噎反胃，加黄连、山栀子、芍药、当归、桔梗、甘草、石膏。胸膈顽痰胶结，及大便秘，再加朴硝；若有痰，加半夏、橘红、白茯苓、黄芩、黄连。若人能食，食后反饱难化，此胃火旺、脾阴虚也，加芍药、石膏、甘草、黄连、香附、木香、人参。若年高人脾虚血燥，易饥易饱，大便燥难，加芍药、当归、人参、升麻、甘草、山楂、麦芽、桃仁，此老人常服药也。

肿 满 门

病源

有外因，有内郁，气虚，血虚。

夫肿满之病，乃由脾胃虚弱、七情内伤、六淫外侵、饮食失节、房劳致虚，脾土之阴受伤，转输之官失职。胃虽受谷，不能运化，清浊相干，隧道壅塞，郁而生热，热久成湿，湿热相生，遂成肿满。外虽坚满，中空似鼓，经云鼓胀是也。治宜补脾，又须养肺金以制木，使脾无贼邪之虑，滋肾水以制火，使肺气得清化之令。却盐味以防助病邪，断妄想以保母气，如此方安。世人多以利药取一时之快，其胀复作，使真气伤而去死不远。悲夫！如病浅脾气尚壮，若与疏通似乎得理，然亦不可与利药也。临病之际，宜谛视焉。

形证

丹溪云：朝宽暮急者血虚，朝急暮宽者气虚，终日急者气血皆虚也。肥白人腹胀者是气虚有痰，瘦黑人腹胀者是血虚有热。

脉法

脉法云：腹胀浮大是出厄，虚小命殂①须努力。

诀要曰：肿满脉弦，脾制于肝。洪数热胀，迟弱阴寒；浮为虚满，紧则中实。浮则可治，虚则危急。

治法

鼓胀名单，腹胀乃是脾虚之甚，必须远音乐，断厚味，宜大补中气。用四君子汤，加苍术、陈皮、神曲、厚朴，大剂服。

血虚腹胀，宜四物汤加减用。

肥胖人腹胀者，宜平胃散合五苓散，加减用。

瘦黑人腹胀者，是血虚有热，宜用四物汤，加黄连、厚朴之类。

脉实，人形壮盛者，可攻之，宜用十枣汤、三花丸，二方俱见下水肿类。

因怒气伤肝，脾胃不和，宜用平肝饮子、调中顺气汤。

---

① 殂［cú］：死亡：~落。~谢。~陨。

因食积腹胀者，宜用平胃散，加神曲、砂仁、槟榔、香附。

因肉积作胀者，宜用平胃散，加草果、砂仁、槟榔，或阿魏丸。

因血蓄①作胀者，宜用抵当汤，或参芎汤，加红花、桃仁。

因七情所伤，浊气在上生胀者，宜用木香顺气汤。

治方

四君子汤　方见虚门。脾虚主药加味用。

五苓散　方见湿门。治肥胖人腹胀，合平胃散加减。

苏子降气汤　方见气门。

四物汤　方见虚门。治血虚腹胀，加减用。

平脾散　方见脾胃门。治见前。一治食积、肉积。

平肝饮子　治怒气伤肝，邪中脾胃，心腹胀满，呕逆脉弦。

防风　桂心　枳壳　赤芍药　甘草　木香　人参　槟榔　当归　川芎　陈皮　青皮

水二钟，姜三片，煎八分，不拘时服。

木香顺气汤　治浊气在上，则生胀满，乃七情所伤。

陈皮　厚朴　当归　苍术　草豆蔻　木香　青皮

---

① 血蓄：原文为血畜，改为血蓄。下同。

《医方集宜》　卷之三

益智　茯苓　吴茱萸　泽泻　半夏　升麻　柴胡

姜三片，煎八分，不拘时服。

大半夏汤　治肝木气盛，克于脾土，不能运化，胃冷中虚，遂成肿满。

半夏　厚朴　桂心　枳实　茯苓　当归　人参　大附子　川椒　甘草

姜五片，煎服。

中满分消汤　治中满寒胀，大小便不利，四肢冷，腹中寒，恶心痞闷。

益智　半夏　木香　茯苓　升麻　川乌　人参　青皮　当归　干姜　柴胡　黄连　黄芪　厚朴　荜拨叶　吴茱萸　草豆蔻

姜三片，煎服。

黄连厚朴汤　治瘦人腹胀有热。

黄连　厚朴　槟榔　茯苓　当归　芍药　木通　陈皮　半夏　香附

姜三片，灯心十根，煎服。

沉香交泰丸　治湿热伤脾，浊气在上，清气怫郁为胀。

沉香　白术　陈皮　枳实　白茯苓　泽泻　当归　木香　青皮　大黄　厚朴

为细末，汤浸，蒸饼和丸如桐子大。每服五七十丸，白汤送下。

广茂溃坚汤　治中满腹胀，内有积块，坐卧不安，大小便涩滞，气喘身肿。

厚朴　黄芩　益智　草豆蔻　当归　黄连　半夏
广茂　升麻　吴茱萸　红花　甘草　柴胡　泽泻　青皮
陈皮

姜三片，煎服。

木香槟榔丸　治湿热肿胀，大小便不利。

木香　槟榔　当归　黄连　枳壳　青皮　黄柏　黄
芩　三棱　陈皮　香附　牵牛末　莪术　大黄

为细末，面糊和丸，如桐子大。每服六十丸，临卧
姜汤送下。

抵当汤　治血蓄作胀。

水蛭　虻虫各十个　大黄□①两　桃仁十二个

参芎汤　治血胀烦躁，妇人亦服。

当归　半夏　川芎　蓬术　木香　砂仁　白芍药
甘草　人参　桂心　五灵脂

姜三片，紫苏叶十个，煎服。

大橘皮汤　治湿热内攻，心腹胀满及水肿，小便不
利，大便溏滑。

陈皮　木香　滑石　槟榔　白术　茯苓　猪苓　泽
泻　肉桂　甘草

水二钟，姜五片，煎八分，不拘时服。

参香散　治一切气虚作肿。

人参　肉桂　甘草　桑皮　桔梗　陈皮　枳实　麦
门冬　青皮　大覆皮　半夏　苏子　茯苓　香附　木香

---

① □：底本、校本均缺一个字。

姜三片，煎服。

木香分气汤　治气留滞，四肢浮肿，心腹胀满。

木香　猪苓　泽泻　赤茯苓　半夏　枳壳　槟榔
苏子

水二钟，灯心十根，煎服。

分气紫苏饮　治气胀肿满。

紫苏　桑皮　大覆皮　陈皮　桔梗　杏仁　草果
甘草　茯苓

姜三片，煎服。

木香调气饮　治喘胀肿满。

紫苏　大覆皮　槟榔　陈皮　茯苓　木通　木香
桑皮

水二钟，姜一片，灯心二十根，煎八分，不拘
时服。

五皮散

陈皮　桑白皮　生姜皮　大腹皮　茯苓皮

三和散治腹胀气秘。方见秘结门。

治验

治法用玄明粉四两，桃仁一两，研如泥。将麦面水
和作条子，围脐外，若碗口大。将前二味末置其中，以
布隔，仍用盐一斤一包，炒热，于圈上熨，久则去之，
其肿自消。

水 肿 门

病源

湿热，脾虚，有阴水，有阳水。

夫水肿者，由土虚不能制水，以致水溢妄行，流于经络，凝而不散，遂成浮肿。其症初见目下先有若卧蚕才起之状，肢皮裹水，肌肤光亮，以手按之，随手而起。盖肺本属金，金能生水，水不下降，浸乘于肺，故胸满喘嗽，而小便不通也。

形证

戴云：水肿者，通身皮肤光薄，按之成窟，举手即满者是也。有阴阳、上下之分。

丹溪云：阴水为病者，其脉沉迟，而色多青白，不烦不渴，小便涩而清，大便多泄。阳水为病者，脉沉数，而色多黄赤，烦渴，小便涩而赤，大便秘结。

水肿足胫温暖者可治，寒冷者难治。

脉法

《脉诀》云：水气浮大得延生，沉细应当是死别。

东垣云：阳水脉沉数，阴水脉沉迟。阳水易治，阴水难治。

治法

仲景曰：腰以下肿者宜利小便，腰以上肿者宜发汗。

发汗宜用麻黄甘草汤。

利小便宜用五苓散。

治水肿，宜先补中燥湿，次当开其渗道，以决水邪。

阳水，浮肿作胀，大小便不通，宜用三花神佑丸、十枣丸、神助散、茯苓琥珀丸、海金沙散、五皮散、秦艽茯苓汤。

阴水，浮肿喘胀者，宜用葶苈木香散、实脾散、续随子丸、白术木香散、疏凿饮子。

实脾先宜人参白术为君，燥湿宜苍术、茯苓、陈皮为臣，分利以木通、车前、猪苓为佐，行气以木香、槟榔为使，此治肿之大略也。

水气乘肺，遍身浮肿，咳嗽喘促，小便不利，宜用琥珀丸、清金降气汤。

治方

麻黄甘草汤　治浮肿发汗。

麻黄　甘草

水二钟，煎八分，暖服出汗，慎忌冒风。

五苓散　方见湿门。治浮肿，利小便。

五皮散　治心腹膨胀，上气喘促，四肢浮肿。

五加皮　地骨皮　大覆皮　茯苓皮　生姜皮

水二钟，煎八分，不拘时服。一方去地骨皮，加陈皮、桑白皮。

葶苈木香散　治阴水，浮肿喘胀。

葶苈　木香　茯苓　肉桂　猪苓　泽泻　木通　滑石　白术　甘草

不用引，煎服。

疏凿饮子　治同上。

泽泻　赤小豆　商陆　羌活　大覆皮　椒目　木通　秦艽

姜三片，煎服。

神助散　治阳水，浮肿作胀，大小便不通。

黑牵牛　泽泻　猪苓　椒目　葶苈

十枣丸　治同上。

甘遂　大戟　芫花

上为末，用红枣煮去皮核，捣膏和丸，如桐子大。每服四十丸，空心滚白汤送。

三花神祐丸　治同上。

甘遂　大戟　芫花　大黄　牵牛　轻粉

上为末，水丸如小豆大。每服十丸。

茯苓琥珀丸　治同上。

赤茯苓　防己　葶苈　紫苏子　琥珀　郁李仁　杏仁　陈皮

上为末，蜜丸桐子大。每服六十丸，人参煎汤送下。

海金沙散　治同上。

海金沙　甘遂　黑牵牛

上为末，每服二钱，倒流水①煎汤，空心调服。

白术木香散　治阴水，浮肿喘胀。

白术　木香　猪苓　泽泻　甘草　木通　官桂　赤茯苓　陈皮　槟榔　滑石

不用引，煎服。

续随子丸　治同上。

人参　防风　赤茯苓　续随子　木香　槟榔　海金沙　葶苈

上为末，枣肉和丸桐子大。每服五十丸，桑白皮煎汤送下。

实脾散　治阴水，先实脾土。

厚朴　白术　木香　干姜　木瓜　草果　大覆子　白茯苓　甘草

姜三片，枣一枚，煎服。

清金降气汤　治水气乘肺，浮肿喘胀。

麦门冬　紫苏子　桑白皮　茯苓　杏仁　苦葶苈　大覆皮　陈皮　木通

灯心十根，煎服。

秦艽茯苓汤　治阳水，浮肿作胀，小便赤涩。

秦艽　茯苓　木通　泽泻　郁李仁　防己　槟榔　陈皮　青皮　车前子

---

① 　倒流水：原文为到流水。

琥珀丸 治水肿。

大黄三钱　牵牛头末，炒，五钱

上为末，水和丸绿豆大。每服五十丸，空心灯心汤送下。

三因当归散 治肾水不能摄心火，心火不能养脾土，土不能制水，水溢妄行，发为肿满。

木香　赤茯苓　当归　桂心　木通　槟榔　赤芍药白术　陈皮　牡丹皮

紫苏叶五片，木瓜一片，煎服。

导气通经汤 《拔萃方》[①] 治脾不能宣通，面目、手足浮肿。

陈皮　白术　木香　茯苓　桑白皮

不用引，煎服。一方加泽泻。

牵牛汤 治湿热伤气，中满气急，足胫肿，咳嗽痰喘，小便不利。

牵牛头末，一两　厚朴五钱

水二钟，煎八分，不拘时服。

槟榔散 治水肿。

槟榔　牵牛头末

二味各等分，为细末。每服二钱，空心酒调下。忌盐酱、生冷等物。

---

① 《拔萃方》：即《济生拔萃方》。医学丛书。元代杜思敬辑集，是医书中最早的汇刻丛书。刊刻于元延祐年间（1314－1320），传世极罕。

治验

治水肿胀满，用黑雄猪肚一个，先以茶清、香油洗净，用大活虾蟆一个，口内放铜钱一枚，入胡黄连末少许，将虾蟆[①]装入肚内，两头扎住，以文武火煮一日。取出虾蟆不用，将猪肚食尽，以好酒咽下。忌盐酱、鱼鹅，微食猪肉、鸭肉。

翻胃膈噎门

病源

血虚，气虚，有食，有痰。

丹溪云：翻胃即膈噎，膈噎乃翻胃之渐也。夫膈噎之症，病源不一，有因思虑而动脾火者，有因忿怒过极而动肝火者，有因久食炽煿而动胃火者，有因色欲而动肾火者。盖火气炎上，薰蒸津液而成痰。初则痰火未结，咽喉干燥，饮食不得流利，为膈为噎；久则痰结，胃脘不开，饮食虽进，须臾便出，亦有停滞胃中，良久方出，而为呕吐，此膈噎渐成翻胃也。大抵翻胃之疾，未有不因膈噎而起，其病皆由忧愁、愤怒、郁结、痰饮，壅滞胸臆之间，使气道嗌塞，大便自结，结则气上而不下，食不得入，入则反出，此肠胃枯涸，遂成不救之病也。

---

① 虾蟆：原文为虾麻。

形证

丹溪云：膈者膈，在心脾之间，上下不通，若拒格之状也。由气郁痰搏而然，久则渐妨饮食而为膈也。噎者，饮食之际，气卒阻滞，饮食不下，而为噎也。翻胃者，或朝食而暮吐，暮食而朝吐，或食已即吐是也。

戴云：翻胃，年高者不治，粪如羊屎者不治，是大肠无血故也。

脉法

寸关脉数而无力为血虚，缓而无力为气虚，数而有力为热，数而滑者有痰。《脉诀》云：翻胃之脉，浮缓者生，沉涩者死。

治法

丹溪云：此症切不可用香燥之药，若服之必死，宜薄滋味可也。盖此病属热，香能散气，燥能耗血，滋味助火而生痰也。又云年高者不治，盖少年血气未虚，用药劫去痰火，病不生也。老年气血已虚，虽得渐愈，其病复作，所以然者，气虚不能运化而生痰，血虚则不能滋润而生火，虽云病去而脾胃尚弱，随啖①肥甘之味故难克化，而病复作也。

气虚，宜用四君子汤加姜汁服；

---

① 啖：原作"噉"，是啖的异体字。

血虚，宜用四物汤加羊乳韭服；

有火热，宜用清凉解毒之药，或抑青丸；

因痰而作逆者，宜用二陈汤加竹沥，或透膈汤；

阴虚火上炎而反胃者，作阴虚治；

痰嗽喘满，脾胃壅滞，宜用人参利膈丸；

气不通有痰，宜用木香通气饮；

脾胃虚弱，翻胃不食，宜用太仓丸。

治方

四君子汤　方见中风门。治气虚。

四物汤　方见中风门。治血虚。

抑青丸　方见火门。治有火热。

二陈汤　方见痰门。治因痰作逆。

透膈汤　治脾胃不和，中脘气滞，胸膈满闷，噎塞不通，噫气吞酸，胁肋刺痛，呕逆酸涩，饮食不下。

木香　白豆蔻　砂仁　槟榔　枳壳　厚朴　半夏青皮　陈皮　大黄　朴硝　甘草

姜三片，红枣一枚，食远服。

人参利膈丸[①]　治胸膈不利，痰嗽喘满，脾胃壅滞。

人参去芦　当归[②]酒洗　藿香洗净　枳实炒　甘草

---

①　人参利膈丸：原文只有膈丸两字，参照前文补"人参利"三字。

②　人参去芦当归：原缺"人参去芦当归"六个字，据清抄本补录。

炙，各一两①　木香不见火　槟榔各一钱五分　厚朴姜
制　大黄酒煨，各二两

上为细末，蒸饼和丸，如桐子大。每服五十丸，空心米汤送下。

木香通气散　治气不通，有痰。

木香　青皮　蓬术　槟榔　陈皮　萝卜子　藿香
甘草　枳壳　人参　白芷

水二钟，煎八分，不拘时服。

太仓丸　治脾胃虚弱，呕吐，不思饮食。

白豆蔻　砂仁各二两　陈仓米一升，用黄土炒熟，去土不用

上为末，用生姜自然汁和丸，如桐子大。每服一百丸，姜汤送下。

宽中散　治因忧恚郁结，或作寒热，遂成膈噎，不思饮食。

白豆蔻去皮，一两　青皮　砂仁　丁香各一两　木香
不见火，一两五钱　甘草炙，三钱五分　陈皮四两　香附
炒　厚朴姜制，各八两　沉香不见火，一两　槟榔二两

上为末，每服二钱，不拘时生姜盐汤调服。

治翻胃汤

韭菜汁二两　牛乳一盏

用生姜汁五钱，和匀温服。

---

①　一两：原缺"一"字，据清抄本补录。

保和丸

山楂六两　茯苓三两　半夏一两，汤炮　炒神曲三两　陈皮二两　连翘一两　萝卜子炒，一两

宽中进食丸　方见脾胃门。又方　碓①嘴上细糠，用蜜丸弹子大。每服一丸，噙②化津液咽下。

梅师方

甘蔗汁　生姜汁

二味相和，不拘时服。

香砂益胃汤　治翻胃③吐食。

香附　砂仁　木香　白术　人参　神曲　茯苓　甘草　陈皮　半夏

姜三片，煎服。

快膈养荣丸　治血虚，胃燥吐逆。

白术　槟榔　陈皮　当归　桃仁　人参　甘草

水二钟，姜三片，煎八分，加韭汁一盏，蜜二匙服。

治验

用斑蝥④九个，去足，黑枣九个，去核，入斑蝥，仍捏合口。用新瓦二片，将黑枣入其中，以线缚之。仍用泥包

---

①　碓［duì］：木石做成的捣米器具：～房（舂米的作坊）。

②　噙［qín］：含在里面：～一口水。眼里～着泪。

③　翻胃：原文为翻味，按前文病名应为翻胃。

④　斑蝥：原文为斑猫，改为斑蝥。下同。

固，一头留小孔，上下用火煅，令孔中烟尽。取出研细，再用麝香一分，雄黄五分，朱砂五分，研细和匀。仍用黑枣九个，去皮核，和丸，分作十八丸。每日早用一丸，午用一丸，晚用一丸，用小蒜煎汤下，以六日服尽。

欬逆门

病源

有痰，气虚，阴火。

戴云：吃逆者，因痰与热动胃火者多，亦有因寒凝气碍者，间而有之。

《内经》云：诸逆冲上，皆属于火。

欬逆者，或因水渍于肺而气逆，其声连绵不已，或喜多而气噎，或咽饮错喉而气抢，或急食干物而气塞皆能作。欬逆之声连续不绝，俗谓之吃忒①是也。大抵皆由不顺之义，使气逆上至咽而止也。

脉法

《千金》云：欬逆，脉散者不治，脉浮而缓者易治，弦急者难治。又云：欬逆，脉急代者死。

治法

视其有余不足、寒热以治之。不足者宜补，有余者

---

① 忒［tè］：差错：差～。

《医方集宜》 卷之三

宜吐。

气虚作噎，宜用人参白术汤；

胃气虚寒作噎者，宜用丁香柿蒂汤；

胃热作欬逆者，宜用橘皮竹茹汤、柴胡半夏汤；

痰逆而噎者，宜用生姜半夏汤、二陈汤加竹茹；

病久气虚而作欬者，宜用六君子汤。

治方

人参白术汤　治气虚作欬。

人参　白术　甘草　干姜　半夏　橘皮　黄芩
柴胡

水二钟，姜三片，食远服。

丁香柿蒂汤　治胸满气逆。

丁香二钱　柿蒂一个

姜五片，煎服。

橘皮干姜汤　治胃寒作逆。

橘皮　干姜　通草　桂心　人参　甘草

橘皮竹茹汤　治胃热作逆。

赤茯苓　陈皮　枇杷叶　麦门冬　竹茹　半夏　甘
草　人参

水二钟，姜七片，煎八分，不拘时服。

生姜半夏汤　治痰逆。

大半夏一两　生姜一两

水二钟，煎八分服。

橘皮木香汤　治气逆。

橘皮　半夏　木香　香附　青皮

姜五片，食远服。

香橘散　治胃热，气逆有痰。

栀子仁姜汁炒紫色，五钱　香附五钱　陈皮去白，五钱　木香不见火，一钱

上为细末，清茶调服。

六君子汤　治气虚久病。

陈皮　半夏　茯苓　甘草　白术　人参

水二钟，姜三片，煎八分，不拘时服。

嘈 杂 门

病源并治法

丹溪云：嘈杂，是痰因火动，治痰为先。戴云：此则俗谓之心嘈也。医按蒋氏云：心嘈素食，宜用白术、黄连、陈皮之类作丸服。又云：眩晕嘈杂，是火动其痰，宜用二陈汤，加炒栀子、芩连之类。肥人嘈杂宜二陈汤加抚芎、苍术、白术、炒栀子之类。嘈杂乃是湿郁有热，宜炒栀子、姜炒黄连。

治方

二陈汤　方见痰门。

白术橘皮汤　治胃火生痰，嘈杂烦闷。

白术　陈皮　甘草　炒栀子　软石膏　炒黄连

半夏

姜三片，煎服。

当归橘半汤　此药调气养血，清火消痰。

橘皮　枳实调气　当归　川芎　芍药养血　黄芩酒炒　黄柏炒，清火　白术　半夏　白茯苓　薏苡仁　木瓜　甘草

姜三片，煎服。

关 格 门

形证并治法

关格者，关则不得小便，格则吐逆。

戴云：关格者，谓膈觉有所碍，欲升不升，欲降不降，欲食不食，此为气之横格也。

丹溪云：关格必用吐法，以提其气之横格也。有中气虚不运者，补气药中升降。寒在上，热在下，脉两手寸口俱盛四倍①以上。有痰，宜二陈汤加以升提之药。

三卷终

---

①　四倍：原文为四陪，改为四倍。

《医方集宜》卷之四

中 气 门

病源

七情，四气，六淫。

人之一身皆赖乎气，气之名曰卫。卫者，卫护周身
之谓也。故女子宜耗其气以调经，男子宜养其气以全
神，大哉气乎！不可以不谨也。或使七情以动乎内，四
气以感乎外，调摄非宜，为病甚速。论云：百病皆生于
气是也。夫怒则气上，喜则气缓，忧则气散。一曰劳则
气耗，悲则气消，恐则气下，寒则气收，炅则气泄，惊
则气结，此九气之不同也。其或仓卒之间，气不调顺，
令人牙关紧急，不省人事，手足搐溺，四肢不举，渐渐
闷乱，此中气之候也。但口中无涎声，不可误用风药，
临病之际慎之。

形证

张子和云：诸病皆因于气，诸病皆生于气是也。常
则安，变则病，然为七情六淫所干，故诸病生焉。为肿

胀，为喘嗽，为膈噎，为癥疝，为呕逆，为痞塞，为疼痛，此皆气之为病也。

王太仆云：怒则阳气逆上，而肝木乘脾，故甚则呕血及吐泄也。喜则气和志达，荣卫通利而气缓矣。悲则心丝急，肺叶举，上焦不通，荣卫不散而气消矣。恐则精却，却则上焦闭，闭则气还，而下焦胀，而气不行矣。寒则腠理闭，气不行而气收矣。炅则腠理开，荣卫疏，汗大出，而气泄矣。惊则心无所依，神无所归，虑无所定，而气乱矣。劳一作则喘息汗出，内外皆越而气耗矣。思则心无所存，神无所归，正气留而不行，故气急矣。此《素问》之辨九气，言之详且明矣。

脉法

《脉诀》要曰：下手脉沉，便知是气。沉极而伏涩弱者，难治。沉而兼滑，痰饮脉也。

治法

七情伤气，郁结不舒，痞闷壅塞，发为诸病。当详所起之因，滞于何经，上下部分宜随经用药。

《局方》多用辛香燥热之药以治气，果因冷气滞不散，香燥可也。若脉受火邪，必加苦寒之药以佐之。

利肺气，须用枳壳，多服则损胸中至高之气。

泻肝气，须用青皮，多服亦损真气。

云气无补过法，世俗之论也。若病痞满壅塞，似难于补，不思正气虚而不能运行邪气，不用补法，气何由行？所谓正气盛而邪气退也。

忧思过度，五脏不和，三焦气滞，胸膈气满，疼痛喘息，宜用流气饮、分气紫苏饮、分心气饮。

气不升降，肺气喘促，胸膈胀满，宜用苏子降气汤。

气不调顺，胸膈膨胀，喘嗽面浮，宜用木香流气饮。

七情郁结，心腹绞痛，宜用七气汤、指迷七气汤。

治方

流气散　治五脏不和，三焦气壅，肿满喘嗽，面浮便秘。

紫苏　青皮　当归　芍药　乌药　茯苓　桔梗　半夏　川芎　黄芪　枳壳　防风　陈皮　甘草　木香　槟榔　枳实　大覆皮

水二钟，姜三片，红枣一枚，煎八分，食远服。

分气紫苏饮

五味子　桑白皮　茯苓　炙甘草　草果　大覆皮　陈皮　桔梗各等分　紫苏减半

苏子降气汤　方见喘门。

分心气饮　治一切气滞，胸膈疼痛，痞塞不消。

木香　丁香　人参　麦门冬　大覆皮　大腹子　桑皮　草果　桔梗　厚朴　白术　香附　藿香　紫苏　陈皮　甘草

水二钟，姜三片，枣一枚，煎服。

木香流气饮　治诸气痞塞，胸膈膨胀，面目浮大，便秘。

陈皮　半夏　厚朴　青皮　紫苏　香附　肉蓬术
丁香皮　槟榔　藿香　草果　木通　白术　人参　木瓜
大覆皮　麦门冬　赤苓①　沉香　石菖蒲

姜三片，枣一枚，煎服。

七气汤　治七情气结于内，心腹绞痛。

人参　甘草　官桂　半夏

姜煎服。

指迷七气汤　治七情气不升降，攻冲作痛。

香附　青皮　陈皮　桔梗　蓬术　官桂　藿香　益
智仁　三棱　甘草

水二钟，姜三片，红枣一枚，煎服。

四七汤　治思虑气结，痰涎如絮，咯不出，咽
不下。

半夏　茯苓　紫苏　厚朴

姜三片，枣一枚，煎服。

木香顺气散　治浊气在上，则生𪜪胀。

木香　苍术　桔梗　陈皮　厚朴　砂仁　甘草　青
皮　茯苓　半夏　官桂　草豆蔻

姜三片，煎服。

木香调气饮　治气虚痞闷，恶心腹痛。

白豆蔻　丁香　檀香　木香　藿香　甘草　砂仁

姜三片，煎服。

---

① 赤苓：原缺"赤"字，据清抄本补录。

木香导气丸　治积热伤脾，食不消化。

神曲　麦芽　萝卜子　牵牛　木香　陈皮　青皮

上为末，糊丸如桐子大。每服三五十丸，盐汤送下。

匀气散　治气滞不匀，腹痛呕吐。

木香　檀香　丁香　藿香　白豆蔻　甘草　砂仁

白水煎服。

沉香下气丸　治一切气痰。

茯苓　人参　木香　丁香　沉香　青皮　白术　砂仁　三棱　蓬术　槟榔　陈皮　官桂　香附　牵牛　石菖蒲　白豆蔻　萝卜子

上为末，面糊为丸如小豆大。每服三五十丸，姜汤送下。

撞气阿魏丸　治五噎，冷气积块，刺痛疝气。

茴香　青皮　陈皮　蓬术　川芎　甘草炙，各一两　肉桂　砂仁　丁皮　白芷各五钱　胡椒二钱五分　生姜四两，盐淹炒黑　阿魏醋浸一宿，二钱五分，同面为糊

上为末，用阿魏和面糊为丸，如桐子大，朱砂为衣。每服二三十丸，男用姜盐汤送下，女用醋汤送下。

木香槟榔丸　治一切气胀，大小便不利，呕酸，食不消化。

木香　槟榔　青皮　枳壳　陈皮　蓬术　黄连各一两　黄柏　香附　大黄各三两　牵牛末四两

上为末，水丸如桐子大。每服三十丸，食远姜汤送下。

木香分气丸　治气逆痞闷，腹痛虚胀。

木香　甘草　砂仁　香附　蓬术　丁皮　藿香　姜黄　甘松　檀香

上晒干，不见火，为末，稀糊丸如桐子大。每服三十丸，姜汤或橘皮汤任下。

宽中枳术汤　治胸膈饱闷，饮食作胀，或成虚满痞硬。

白术　枳实　陈皮　半夏　茯苓　厚朴　青皮　山楂　神曲　甘草

胃中寒加砂仁、官桂；胃中热炒山栀。生姜煎服。

舒郁理气汤　治胸中气郁不舒畅，或作酸呕胀，痞闷不食。

苍术　香附　山楂　甘草　青皮　木香　厚朴　蓬术　槟榔　半夏　茯苓　神曲

水二钟，姜三片，煎服。

调中汤①　治脾胃气虚，饮食不化，胸中作闷。

人参　白术　茯苓　甘草　神曲　山楂　陈皮

恶心加砂仁、藿香；唇燥加白芍药；大便不利加泽泻。水二钟，姜三片，枣一枚，煎八分，不拘时服。

和中汤　治胸中寒气作疼作胀，或呕吐不食。

厚朴　干姜　官桂　砂仁　苍术　陈皮　山楂　香附　茯苓　半夏　甘草

水二钟，姜三片，煎八分，不拘时服。

化郁宽中饮　治胸中原有痰气，嘈热作胀，乃是热

---

① 调中汤：原缺"调"字，据清抄本补录。

火生痰。

陈皮　半夏　茯苓　甘草　川芎　山楂　栀子　香附　苍术　青皮　神曲

水二钟，姜三片，煎八分，不拘时服。

化郁调衷汤　治肠腹结痛。

陈皮　青皮　蓬术　三棱　木香二三分　丁香一二分　草豆蔻　香附　甘草三分　白术

痛极加吴茱萸；有食作吐加藿香、山楂。姜三片，自病要方①

<h1 style="text-align:center">诸 疝 门</h1>

湿热，寒郁，痰饮，死血。

病源

夫疝者，痛也。起自寒湿之气，足之三阴所受。三阴者，太阴脾，少阴肾，厥阴肝，乃足之阴经也。何也？足常履地，寒湿之气皆从下起。经曰：任脉为病，其内苦结。男子为七疝，曰厥，曰癥，曰寒，曰盘，曰气，曰附，曰狐，其症发则可验。七名虽殊，大同小异。世俗呼为膀胱气、小肠气、奔豚气、蟠肠偏坠、木肾，皆由任脉之所起。其名别也，大抵肾虚之人，寒湿之气，侵于任脉，内外之气，交攻于肾者，则为肾气

---

①　自病要方：原缺“病”字，据清抄本补录。

肿。大而不痛者，则为木肾；一边偏大者，则为偏坠。气流于膀胱者，为膀胱气；入于小肠者，为小肠气。肾与膀胱，其气相通，二经相并，二气相攻，则为疼痛矣。又有湿浊之气，流入外肾，久而不散，变为湿热，污浊成脓，遂为囊痈。临病之际，不可不察也。

形证

《内经》曰：任脉为病，男子为七疝，曰寒，曰水，曰筋，曰血，曰气，曰狐，曰癫。

张子和云：寒疝者，囊冷结硬如石，茎不举，或睾丸而痛。得之于坐卧湿地，或寒月涉水，或值雨雪，或坐卧砖石，或风冷处，内过房久而无子。

水疝者，其状肾囊肿痛，阴汗而出，或囊肿如水晶，或囊痒而搔出黄水，或水腹按之作水声。得之于饮水醉酒，使内过劳，汗出而遇风寒之气，聚于囊中，故水冷令人卒疝。

筋疝者，其状阴茎肿胀，或溃而为脓，里急筋缩，或茎中作痛，痛极则痒，或挺纵不收，或出白物如精髓。得之于房室劳伤，及邪术所使。

血疝者，其状如黄瓜，在小腹两旁、横骨内端约纹中，俗名便痈。得之于重感春夏大燠，劳于使内，气血流溢，渗入浮囊，留而不去，结成痈肿，脓少血多。

气疝者，其状上连肾腧，下及阴囊。得之于号哭忿怒，号哭则气郁而胀，忿怒则气散者是也。小儿亦有此候，俗名偏坠。得之父阴痿精怯，强力入房，因而子禀胎病也。

狐疝者，其状如仰瓦，卧则入小腹，行立则出腹入囊中，如狐昼出穴而溺，夜入穴而不溺，此疝出入往来上下，与狐相类也，与气疝大同小异。

　　癞疝者，其状阴囊大如升斗，不痒不痛者是也。得之于地气卑湿，故江淮间人多有之。此七疝之形证。

　　《灵枢经》论七疝，一曰厥疝，谓逆心痛，足寒，饮食吐逆不下。二曰癥疝，谓腹中作满，心下疼痛，气积如劈。三曰寒疝，谓因饮冷，食积胁下，腹中作痛。四曰盘疝，谓腹中气痛，盘结脐旁。五曰气疝，谓腹中乍满乍减而痛。六曰附疝，谓腹中脐下有积。七曰狐疝，谓小腹与阴相连而痛，大便难。此七疝之形证也。

　　又云：女子为瘕聚，谓阴户凸出，小腹硬而痛，虽亦此类，乃是热则不能禁固矣。不可认作虚寒下脱，而用温补之药。

脉法

　　《脉诀》曰：疝多弦而紧，弦则为寒，紧则为痛，弦紧相搏，则为疝矣。

　　《内经》曰：肝脉大紧沉皆为疝，心脉滑搏为心疝，肺脉沉搏为肺疝。

治法

　　丹溪云：疝病专出肝经，与肾经绝无相干，切不可攻下。

　　治疝之法，寒疝宜温，宜用蟠葱散、姜桂汤、吴茱萸汤、茱萸内消丸。

水疝宜逐水，宜用加味五苓散、牵牛汤。

筋疝宜降心火，补肾水，用茴香薁皮汤、芡实丸。

血疝宜和血，用乳香川楝[1]散、橘核散、桃仁汤。

气疝宜散气，用聚香饮子、槟榔散。

狐疝宜逐气流经，用益智汤、椒苓丸。

癫疝宜用蓬术玄胡散。

膀胱气，外肾肿大不消，宜海藻木香汤。

心疝，宜用木香散。

通肠疝气，以物抵则上，鸣若哇声，宜用益智仁汤。

治方

蟠葱散　治寒疝，疼痛作寒热。

官桂　干姜　蓬术　甘草　苍术　丁香　槟榔　三棱　茯苓　青皮　玄胡索

水二钟，葱姜煎服。

桂姜汤　治寒疝。

辣桂　川白姜　吴茱萸　良姜　茴香　毕澄茄　砂仁　木香　茯苓　益智仁　甘草

白水煎服。

吴茱萸汤　治寒疝。

麻黄　羌活各五分　吴茱萸四分　藁本　升麻　黄芪各三分　黄芩　当归　黄柏各二钱，蔓荆子　细辛

---

① 川楝：原文为川练，改为川楝。下同。

柴胡　黄连　半夏　红花各六钱　苍术一钱

茱萸内消丸　治寒疝。

山茱萸　陈皮　吴茱萸　马蔺花　木香　肉桂　山药　川楝子　青皮　茴香各等分

酒糊为丸，温酒送下。

加味五苓散　治水疝。

木香　小茴　川楝子　槟榔　黑牵牛　故纸　木通青皮　三棱　莪术　泽泻　猪苓　白术　茯苓　肉桂

茴香蘗皮汤　治筋疝。

大茴香　黄柏　知母　当归　破故纸　益智仁　甘草　泽泻　青皮

一方有牡丹皮，无破故纸。灯心十根，生姜三片，煎服。

芡实丸　治筋疝。

川椒　芡实　菟丝子　小茴香　茯苓　木香　胡巴戟　桃仁　生地

上为末，酒糊丸桐子大。每服五六十丸，空心盐汤送下。

蓬术玄胡散　治癞疝。

蓬术　玄胡索　当归　川芎　芍药　香附　青皮陈皮　三棱　肉桂　桃仁　甘草

海藻木香汤　治膀胱气。

川楝子　木香　昆布　荔枝核　海藻　青皮　小茴香　泽泻　木通　槟榔

水二钟，姜三片，煎八分，不拘时服。

木香散　治心疝。

木香　陈皮　良姜　干姜　诃子①　枳实　草豆蔻
黑牵牛

白水煎服。

茱萸昆布丸

吴茱萸　茯苓　昆布　槟榔　马蔺花　官桂　木香
橘核　川楝子　海藻　小茴香

上为末，酒糊丸桐子大。每服六十丸，空心酒下。

牵牛汤　治水疝。

黑牵牛　青皮　茴香　泽泻　木香　槟榔

白水煎服。

升麻桃仁汤　治囊痈。

升麻　穿山甲②　白芷　桃仁　红花　青皮　赤芍
药甘草　乳香　当归须

水二钟，姜三片，煎八分，食前服。

茴香楝实丸　治阴疝，疼痛甚急，小肠气疼。

川楝子炒　小茴香炒　山茱萸　食茱萸　马兰花
青皮　陈皮　芫花

上为末，醋糊为丸如桐子大。每服三十丸，空心温
酒送下。

苍术汤　治癞疝燥湿。

---

① 诃子：原文为柯子，改为诃子。下同。
② 穿山甲：原文为川山甲，改为穿山甲。下同。

苍术二钱　白术一钱　陈皮一钱　木通八分　赤茯苓一钱　木香二钱　槟榔一钱　官桂三钱　甘草二钱

水二钟，姜三片，煎服。

桃仁汤　治血疝疼痛。

香附　乌药　桃仁　红花　玄胡索　甘草　山楂官桂　川芎　赤芍药　小茴香

白水煎服。

复元通气散　治癫疝，外肾肿大疼重。

小茴香　穿山甲　甘草　陈皮　木香　玄胡索　白牵牛

水二钟，姜三片，煎八分，不拘时服。

槟榔散　治气疝，肝经寒湿，外肾肿大，筋连小腹，身热恶寒。

柴胡　川楝子　青皮　苍术　茯苓　槟榔　玄胡索官桂　甘草　小茴香　蓬术

水二钟，姜三片，煎八分，食前服。

茴香五苓散

白术　茯苓　小茴香　猪苓　泽泻　官桂　黑牵牛莪术　玄胡索

莪术玄胡散　治妇人小肠气。

玄胡索　当归　芍药　川芎　官桂　蓬术　三棱香附　青皮　甘草　桃仁　陈皮

水二钟，姜三片，煎八分，食远服。

益智仁汤　治通肠疝气，以物抵之，则上鸣若蛙声。

益智仁　木香　陈皮　川楝子　木通　槟榔　青皮
茯苓　升麻　小茴香　甘草

水二钟，姜三片，煎八分，不拘时服。

橘核散　治血疝，卵核红肿，将成痈烂。

桃仁　槟榔　红花　甘草　茯苓　橘核　青皮　木
通　苍术　穿山甲

一方内有海藻、苍术，无川楝子。水二钟，姜三
片，煎服。

乳香川楝散　治血疝。

乳香末三钱　川楝子五钱，火煅存性，为末　姜蚕
炒为末，五钱

上三味各为末，和匀。每服二钱，用温酒调服。

聚香饮子　治气疝。

檀香　木香　乳香　川乌　延玄胡索　沉香　丁香
藿香　桔梗　甘草　姜黄

水二钟，姜三片，煎八分，不拘时服。

劫疝散

乌头　山栀子各等分

为末，用长流水同姜汁调服。

一方治阴囊肿痛，大小便不通。

白牵牛二两　桑皮　白术　木通　陈皮各五钱

上为末，每服二钱，空心姜汁调服。

定痛速效散

橘核　栀子炒　山楂　吴茱萸　荔枝核炒　川楝

子肉

上为末，空心长流水调服。

五叶汤

枇杷叶　野紫苏叶　椒叶　苍耳子叶　水晶蒲桃叶

上五味，不拘多少量，水煎汤浴洗。

椒苓丸　治狐疝。

真川椒一斤，去梗除闭口者炒，令人出汗　白茯苓十斤，去皮

共为末，蜜①和千杵，丸如桐子大。每服五六十丸，空心盐汤酒任下。

五苓散　方见中湿门。

痰　门

病源

夫痰者，湿土所生，津液所化。痰之在身，如水之流，贵乎顺，则流通而肢节活利，随气往来。或为风寒湿热所感，或因七情饮食所伤，以致气逆，津化成痰。或留结于胸，或凝滞于经络，随气升降，无处不到，为害百端。丹溪云：诸病生痰火，痰火生异症。若留于脏腑，为饮，为嗽，为胀，为呕，为眩晕，为癫痫②，为

---

① 蜜：原文为密。

② 癫痫：原文为颠痫，改为癫痫。下同。

吞酸，为嘈杂，为怔忡；滞于经络，为疼痛，为麻木，为结核，为肿块，为寒热，皆是物也。嗟夫！痰本生于脾胃，治当以调脾胃，燥湿为先，以治之大略言。热痰则清之，湿痰则燥之，风痰则散之，郁痰则开之，顽痰则软之，食痰则消之。又有五饮，一曰悬饮，饮水流于胁下，咳唾则痛。二曰溢饮，饮水流于四肢，当汗不汗，身体肿痛。三曰支饮，䭇①逆倚息，短气难卧，其形如肿。四曰痰饮，其人素虚，肠间沥沥有声。五曰留饮，背恶寒，或短气而渴，四肢历节痛，胁下痛引缺盆，咳嗽转甚。此五饮为病之不同也。或有中痰若风症者，手足瘫痪②，口眼歪斜，不能言语，一边身不遂，或手足身中一点钓痛，多睡，口中流涎，亦痰候也。不可误用风药，临此者尚宜斟酌行之。

形证

丹溪云：有热痰，有寒痰，有食积痰，有风痰，有酒痰，有老痰。

热痰者，其状烦渴，涕稠粘色黄。

寒痰者，其状心头冷痛，如停冰雪，遇寒则嗽。

食积痰者，其状食后则喉中有物如絮，或清晨唾痰，如核而滑。

风痰者，其状咽中有声，吐出如凡沫。

---

① 䭇：读音［è］。

② 痪［duǒ］：下垂："~袖垂髫，风流秀曼"。

酒痰者，其状呕吐酸涎绿水，醋心眩晕。

老痰者，其状咽嗌不利，咯之不出，咽之不下，形如桃胶蚬肉。

王隐君云：痰症为患，非止一端[1]，或梦奇怪鬼魅之物，或足腕酸软[2]，肢节烦痛，手麻背疼，口眼蠕动，状若闷挫，或脊中每有一掌如冰冻之寒痛者，或身习习如虫行者，或项有结核，喉闭怔忡，如人将捕之[3]，或癫狂失志，皆痰之所致也。

痰饮者有五，一曰悬饮，二曰溢饮，三曰支饮，四曰痰饮，五曰留饮。

悬饮者，谓饮水流于胁下，咳唾则痛；

溢饮者，谓饮水流于四肢，当汗不汗，身重疼痛；

支饮者，谓饫逆倚息，短气不得卧，其形如肿；

痰饮者，谓其人素虚，肠间沥沥有声；

留饮者，谓背恶寒，或短气而渴，四肢历节疼痛，胁下痛引缺盆，咳嗽转甚。

脉法

《脉诀》云：痰脉多弦滑，热则多浮，寒则多沉。

陈无择云：痰饮之脉，弦微沉滑。

丹溪云：久得涩脉，痰饮胶固，脉道阻塞也。

---

① 非止一端：原为非上一端。
② 足腕酸软：原为足腕酸软。
③ 如人将捕之：原缺"之"字，据清抄本补录。

治法

二陈汤，总治一身之痰，随症加减用。

热痰，宜用黄芩利膈丸、滚痰丸；

寒痰，宜用半夏汤、丁香半夏丸、星香散；

食积痰，宜曲术茯苓汤、化痰丸；

风痰，宜用千缗①汤、导痰汤；

酒痰，宜用葛根解醒汤、逐水枳实汤；

老痰，宜用化痰汤、活痰汤；

痰饮有五，宜用海藏五饮汤。

治方

二陈汤 治一切痰饮。

陈皮　半夏　茯苓　甘草

水二钟，姜三片，煎八分，食远服。

此方半夏豁痰燥湿，橘红消痰利气，茯苓渗湿，甘草补脾。盖补脾则不生湿，燥湿则不生痰，利气则痰消，可谓体用不失，标本两尽之药也。

寒痰加附子、姜桂；湿痰加苍术、白术；热痰加黄连、栀子；食积痰加神曲、山楂；风痰加南星、皂角；燥痰加蒌实、青黛；郁痰加香附、枳实；老痰加海石、朴硝。

---

① 缗［mín］：古代计量单位：钱十～（即十串铜钱，一般每串一千文）。

王隐君礞石滚痰丸　括曰

甑^①里翻身甲挂金，于今头在草堂深，

相逢二八求斤正，硝煅青礞倍若沉。

十七两中零半两，水丸桐子意常斟，

千般怪病如神效，水泻只身却不任。

大黄酒蒸　黄芩酒洗，各八两　沉香五钱　礞石煅过，一两

上为末，清水和丸绿豆大。每服五六十丸，用滚白汤下。此药用黄芩、大黄大泻阴阳之湿热，礞石以坠痰，沉香则引诸气上而至天，下而至泉，为使也。

煅青礞石法：用青礞石四两，焰硝四两，入砂罐内，用瓦片盖之，将铁线缚定，盐泥固济，晒干，火煅红过夜，候冷取出如金色。

半夏汤　治湿痰壅盛。

半夏二钱，汤炮七次　细辛五分　陈皮一钱二分
茯苓一钱　甘草四分

水二钟，姜三片，煎八分，不拘时服。

导痰汤　治一切痰，并风痰。

半夏二钱，汤泡　南星一钱，汤泡　枳实炒，一钱
赤茯苓一钱　橘红二钱　甘草五分

水二钟，姜三片，煎八分，不拘时服。

橘皮汤　治胸膈停痰。

---

① 甑〔zèng〕：古代蒸饭的一种瓦器。底部有许多透蒸气的孔格，置于鬲上蒸煮，如同现代的蒸锅：～尘釜鱼。

橘皮　茯苓　甘草　半夏　旋覆花　青皮　桔梗
枳壳　细辛　人参

水二钟，姜三片，煎八分，不拘时服。

茯苓半夏汤　治胃虚，身肿有痰，恶心欲吐，是风邪羁绊于脾胃之间。

白茯苓　半夏　白术　天麻　陈皮　神曲　麦芽

水二钟，姜五片，煎八分，食远服。

曲术茯苓汤　治食积痰。

神曲　苍术　半夏　厚朴　陈皮　甘草　枳实

姜三片，煎服。

人参半夏丸　治清嗽化痰。

茯苓　人参　半夏　南星　薄荷　生姜　白矾　寒
水石　蛤粉

上为末，面糊丸绿豆大。每服三五十丸，姜汤送
下。一方加黄芩、黄柏，治酒痰甚效。

海藏五饮汤　治五饮。

旋覆花　人参　陈皮　枳实　茯苓　甘草　白术
厚朴　猪苓　泽泻　前胡　桂心　芍药

水二钟，姜三片，煎服。

驱痰饮

南星　半夏　青皮　陈皮　赤茯苓　草果　甘草

姜三片，煎服。

丁香茯苓汤　治寒痰。

丁香　茯苓　木香　干姜　半夏　附子　肉桂　陈

皮　砂仁

水二钟，姜三片，枣一枚，煎八分，不拘时服。

辰砂化痰丸

辰砂另研为衣　白矾五钱，火煅枯　天南星一两，汤泡　半夏曲三两

上为末，姜糊和丸如桐子大。每服三十丸，姜汤送下。

清气化痰丸

南星　半夏　黄连　黄芩　栝蒌仁　茯苓　杏仁　陈皮　枳实　甘草

上为末，姜糊为丸如桐子大。每服七十丸，姜汤送下。

温胃化痰丸　治寒痰。

半夏三两　陈皮　干姜炮　白术各二两

上为末，姜糊丸如桐子大。每服五十丸，姜汤送下。

利膈化痰丸

南星汤泡　半夏姜制　蛤粉　香附童便煮　蒌实　贝母去心，各一两五钱

上为末，姜糊丸如桐子大。每服五十丸，姜汤送下。

葛根解酲汤　方见伤饮门，治酒痰。

逐水枳实丸　消痰导滞逐饮。

枳实　半夏　陈皮各二两　黑牵牛头末，三两

上为末，面糊丸桐子大。每服五十丸，姜汤送下。

丁香半夏丸　治脾胃宿冷，停痰呕吐。

肉豆蔻　木香　丁香　人参　陈皮各二钱五分　藿香五钱　半夏汤泡，三钱

上为末，姜汁糊丸如桐子大。每服三四十丸，姜汤送下。

清气化痰丸　清头目，凉膈化痰。

陈皮　半夏　茯苓　甘草

上为末，姜汁糊丸如桐子大。每服五六十丸，姜汤送下。

黄芩利膈丸　除胸中之热，利膈上之痰。

煮黄芩二两　半夏　泽泻　黄连各五钱　南星煨枳壳　陈皮各三钱　白术二钱　白矾一钱

上为末，姜汁浸，蒸饼和丸如桐子大。每服五六十丸，姜汤送下。

星香饮子　方见中风门。治寒痰。

活痰汤　治喉中壅碍，咯不出，咽不下，结塞不利。

桔梗　寒水石　香附　蒌仁　杏仁　陈皮　茯苓半夏　青皮

水二钟，姜三片，煎八分，食远服。

三子养亲汤　治痰气。

紫苏子　白芥子　萝白子

上三味，每用一两，碾碎，用绢袋盛，煎汤，不拘

时服。

南星苍术汤　治胯臂重疼，脉沉呕吐。

南星　橘皮　半夏　甘草　茯苓　白芥子　苍术
竹茹　黄芩酒炒

水二钟，姜三片，煎八分，不拘时服。

千缗汤　治风痰。

半夏汤泡七次　皂角一寸　甘草炙

水二钟，姜三片，煎服。

咳　嗽　门

病源

有风寒，有痰饮，有火郁，有劳嗽，有肺胀。

夫咳者，伤于肺气，有声而无痰；嗽者，动于脾
湿，无声而有痰。咳嗽谓有声有痰，因伤肺气而动于脾
湿，以致之也。夫肺为五脏之华盖，声音之所出，合于
皮毛而司乎腠理，故风寒先能伤之。若腠理不密，外为
四气所感，则令人咳嗽。伤于风者，则脉浮鼻塞，声重
清涕，恶寒发热，自汗。伤于寒者，则脉紧，无汗恶
寒，烦燥不渴。伤于热者，则脉数，烦渴引饮，咽干唾
涕。伤于湿者，则脉细，四肢沉重，骨节烦痛。此四气
之所伤也，或有七情干于五脏六腑，传于肺经，亦能令
人咳嗽，弗独肺经也。治疗之法，审其寒热，辨其虚
实。寒者温之，热者清之，虚者补之，实者泻之。至如

停饮咳嗽，则当清而逐之，其或不谨，日久多成劳瘵虚损之病。凡此诸症，在于临时消息，则了然无不瘳矣。

脉法

《脉诀》云：浮而缓者为伤风，浮而紧者为伤寒。咳脉浮濡者生，紧涩者死。肺脉沉数者咳血，沉滑者多痰。

治法

伤风咳嗽，声重恶寒，宜用华盖散、参苏饮；

感冒，咳嗽头疼，宜用金沸草散、人参荆芥散；

痰饮咳嗽，宜用二陈汤，随症加减以治之；

火郁生痰，面赤作嗽，宜用降火化痰丸；

劳瘵咳嗽，宜用滋阴降火之药，治在本门；

肺胀，动则喘满，气急息重，宜用收敛之药，诃子、五味子、杏仁、青黛之类；

肺胀，抑遏不得眠者，难治。

上半日嗽多，是胃中有火，宜用知母、石膏之药降之；

下半日嗽多者，是阴虚，宜滋阴降火，宜用四物汤加知母、黄柏之类。

黄昏时咳嗽多者，是火气浮于肺，不宜用凉药，以五味子敛之；

咳嗽胁痛者，宜用二陈汤加青皮、青黛，以疏肝气，或加白芥子。

肺受虚寒，久嗽不止，宜用人参清肺散。

冷嗽，吐痰沫，宜用温肺汤。

肺萎咳嗽，有痰，胸傍肿痛，午后热，声飒者，宜用人参养肺汤。

咳嗽声哑，便不可用凉药，宜用半夏、细辛、生姜之类以散之。

咳嗽咽干，不可用半夏、南星之药，宜用贝母、蒌仁以润之。

治方

华盖散　治肺伤风寒。

麻黄　紫苏　杏仁　桑皮　赤茯苓　橘红　甘草

水二钟，姜三片，煎八分，不拘时服。

金沸草散　治肺感风邪。

荆芥　麻黄　前胡　甘草　赤芍药　半夏　金沸草

水二钟，姜三片，枣一枚，煎服。

参苏饮　治肺受风邪，咳嗽声重有痰，头疼。

人参　紫苏　枳壳　茯苓　陈皮　前胡　桔梗　干葛　甘草　半夏

水二钟，姜三片，枣一枚，煎服。

人参荆芥散　治肺受风邪伏热，头痛咳嗽，鼻塞声重。

人参　荆芥　麻黄　细辛　桔梗　陈皮　半夏　杏仁　甘草

水二钟，姜三片，枣一枚，煎服。

人参清肺汤　治肺受虚热，久嗽不止。

人参　阿胶　杏仁　桑皮　地骨皮　知母　乌梅
粟壳　甘草

水二钟，姜三片，枣一枚，煎服。

温肺汤　治冷嗽，吐痰沫。

半夏　陈皮　五味子　干姜　薄桂　杏仁　细辛
阿胶　甘草

水二钟，姜三片，枣一枚，煎服。

降火化痰丸　治火郁生痰，面赤作嗽。

黄芩　海石　蒌实　青黛　桔梗　甘草　半夏　青
皮　炒栀子

上为末，炼蜜丸如桐子大。每服六十丸，姜汤
送下。

人参养肺汤　治肺痰咳嗽。

人参　甘草　阿胶　茯苓　柴胡　五味子　贝母
杏仁　桔梗　枳实　桑皮

水二钟，姜三片，煎服。

人参款花膏　治久嗽润肺。

款冬花　人参　五味子　紫苑　桑皮

上为末，蜜丸如鸡头子大。每服一丸，细嚼，姜汤
送下。

贝母散　治无痰，嗽久不愈者。

贝母　桑皮　五味子　甘草　知母　杏仁　款花
姜三片，煎服。

款花散　治久嗽不止。

人参　款冬花　五味子　知母　贝母　粟壳　乌梅

姜三片，煎服。

清化丸　治郁痰，喘嗽不止。

贝母　杏仁　青黛

上为末，蜜丸如弹子大。每一丸噙化。

附肺痿　肺痈

病源

咳嗽，有浊痰腥气，或咳唾中有红丝脓血者，名曰肺痿，此因热在上焦也。如口中燥欬，胸中隐隐而痛，名曰肺痈，此因咳伤肺叶而成也。

脉法

脉法曰：肺痈之脉，寸数而实；肺痿之脉，寸数虚涩。浮大者生，短涩者死。

治方①

桔梗汤　治肺痈咳嗽脓血，咽喉多渴，大小便赤涩。

桔梗　贝母　当归　瓜蒌子　枳壳　薏苡仁　桑白皮　防己　黄芪　杏仁　百合　甘草节

――――――――

① 治方：原文为治法。

《医方集宜》 卷之四

水二钟，姜三片，煎八分，食远服。

贝母汤 治肺痈。

贝母 知母 白芷 阿胶 白芨 甘草 射干 生地黄 桔梗 薄荷 杏仁 乌梅 桑皮 天门冬

姜三片，食远服。

平肺散 治肺痿。

人参去芦 青皮 天门冬去心 茯苓 陈皮去白 地骨皮 甘草炙，各一钱 五味子三十粒 知母一钱五分 桑白皮二钱

水二钟，姜三片，食远服。

知母茯苓汤 治肺痿。

知母 白术 茯苓 五味子 人参 半夏 柴胡 甘草 薄荷 川芎 阿胶 款冬花 桔梗 黄芩 麦门冬

姜三片，食远服。

喘　门

病源

有寒，有火，有痰，阴虚，气虚。

人之五脏，肺最居上，专主乎气，喜清而恶浊。经曰：清阳出上窍，或为四气外感所干，或因七情内郁，郁而生痰则为喘，喘则气急促而不能定息焉。然喘有不同，有因痰而致者，有因火而致者，有因气而致者。有

因痰而喘者，发则有声；因火而喘者，肺属金而恶火，邪火来乘肺而为之也；因气而喘者，七情之气干于肺，气逆上冲而为之也。大抵喘皆属肺，治法宜降火清金，豁痰抑气。或曰喘有利下而愈之者，亦有因下而殂之者。盖视其虚实，察其寒温，若汗出发润而喘者为肺绝，汗出如油而喘者为命绝，直视谵语喘满者皆不治，其或风邪浸肺，久而不散，盐酸伤肺，因而不解，而为齁①喘者亦有之。呜呼！可不慎哉！

形证

戴云：喘症不一，有痰喘，有气喘，有胃喘，有火炎上喘。痰喘者，凡喘便有痰声；气喘者，呼吸急促而无痰；胃气虚喘者，抬肩撷项，喘而不休；火炎上喘者，乍进乍退，得食则减，食已则喘。大概胃中有实火，膈上有稠痰，得食入咽，坠下稠痰，喘即止；稍久食已入胃，及助其火，痰再升上，喘反大作。勿以胃虚治用燥热之药，是以火济火也。

脉法

凡喘病，脉滑而手足温者生，脉涩而手足冷者死。

治法

感冒风寒，鼻塞声重，咳而喘急者，宜用三拗汤、

---

① 齁［hōu］：原文为"嚽"。鼻息声：~声。下同。

华盖散、小青龙汤。

痰喘，咽中半有痰声，宜用千缗汤、半夏汤、抑痰汤。

气喘，因肺气不清，呼吸急促而有声，宜用苏子降气汤、定喘汤。

胃气虚喘，宜用人参保肺汤。

火炎上而喘者，宜用泻白散。

老人素有痰喘病，遇寒暄则发，连绵不已，宜用苏沉九宝饮、杏苏散。

形实有痰，喘热者，宜用七神定喘汤。

治方

半夏汤　治痰有声，脉沉者。

大半夏三钱　茯苓一钱五分　甘草三分　陈皮二钱
细辛三分　桑白皮一钱

水二钟，姜三片，煎服。

千缗汤　治痰喘不得卧。

半夏二钱　皂角一寸　甘草四分

水二钟，姜三片，煎服。

苏子降气汤　治痰喘。

紫苏子　半夏　桑皮　陈皮　甘草　大覆皮　杏仁
青皮　前胡　木香

水二钟，姜三片，枣一枚，煎八分，食远服。

苏子汤　治忧思伤脾，肺作喘胀。

紫苏子　半夏　木香　木通　陈皮　大覆皮　人参

草果　甘草　厚朴　枳实　白术

水二钟，姜三片，煎服。

七神定喘汤　治形实有痰，喘热。

杏仁　麻黄　石膏　桑皮　陈皮　青皮　甘草

细茶一撮，煎服。

杏苏散　治痰嗽喘急。

杏仁　紫苏　陈皮　青皮　枳壳　甘草　麻黄　知
母　桔梗　前胡　黄芩　半夏　桑皮

姜三片，细茶一撮，煎服。

泻白散　治火气作喘。

桑皮　知母　青皮　杏仁　地骨皮　甘草

姜三片，煎服。

人参保肺汤　治胃气虚喘。

人参　茯苓　阿胶　白术　甘草　杏仁　陈皮　桑
皮　五味子　薄桂

水二钟，姜三片，枣一枚，煎服。

华盖散　方见嗽门。治感冒鼻塞，声重咳喘。

小青龙汤　方见寒门。治同上。

三拗汤　治同上。

麻黄　杏仁　甘草

水二钟，姜三片，葱白煎，温服出汗。

抑痰汤　治同千缗汤。

瓜蒌仁　半夏　贝母

定喘汤　治同苏子降气汤。

麻黄　杏仁　半夏　片芩　桑白皮　款冬花①　甘草　白果

苏沉九宝饮　治同杏苏散。

紫苏　桑白皮　麻黄　半夏　杏仁　五味子　甘草　乌梅　大腹皮　干姜　薄荷　陈皮

附　齁　喘

宜薄滋味治痰为主，不用寒凉，须带发散，此寒包热也。

治方

寒包热作喘

麻黄　杏仁　甘草　半夏　桔梗　紫苏　枳壳　桑皮　薄桂

水二钟，姜三片，煎服。

劫去

用猪胆七个　硫黄一两

取胆汁同黄熬干后，用慢火煮，待硫黄中清汁出，倾于磁器内，冷定为末。每用一分或半分，茶清调下。

---

① 款冬花：原文为炊冬花。

劳瘵门

病源

夫劳瘵之病，治疗最难。盖起自于心，传变五脏，非一朝一夕之所成也。古有传尸一症，种类甚多，因虫啮脏腑，患者身发寒热，盗汗遗精，发干肤燥，肠中有块，脑后结核，咳嗽痰涎，咯血肺萎，羸瘦困乏，或吐或泻，此皆阴虚火动而作也。如此多致不救，更相传染发作，皆因前人相似，至于灭门者多有之。或有不染者何？盖邪之伤人，壮者气盛，不能为害，怯者则着而成病也。由乎人之不谨，色欲过度，损伤精血，必生阴虚火动之病，为害匪轻。然欲求生，须爱命坚心，绝房室，息妄想，戒恼怒，节饮食，自培其根，尚宜早治，或有生焉者。否则肌肉消烁，困乏着床，虽良医不能治也。

或问童男室女有患劳病，多不救者，何也？答曰：夫人以气血为本，人之病未有不先伤其气血者。多因积想在心，思虑过当，以致损伤心气。盖忧愁思虑则伤心，心伤则血逆竭，血逆竭则神色先散，月水先闭也。火既病而不能营养其土，故不嗜食；脾既病则金气亏而生嗽，嗽久则水气绝而肢体干；肾水既枯，木无所荣养，肝气不充，故多怒、发焦、筋痿。是病大抵起自于心，传遍五脏，故药力不能及，以致不救，留连岁月，虽不遽死，亦终必亡而已矣。

形证

丹溪云：诸病莫若劳症最为难治。盖因壮年不能保养性命，耽于酒色，日夜无有休息，卒致损伤真元，虚耗精液，则呕血吐痰，骨蒸体热，面白颧红，口干咽燥，盗汗遗精，咳嗽怠惰，谓之火盛金衰。重则半年而毙，轻则一载而亡。善养生者，如前症初见一二之时，即当服药，病必求痊。若姑息日久，形体瘦甚，真元已脱，然后从而医治，虽卢扁复起，不能救其万一。良可叹哉！

葛先师云：其传尸一症，多有虫者，其害人甚恶，虽一人①受此，已为足怜，况有侍奉亲密之地，或有气连肢属薰陶，日久受其恶气，多遭染传，名曰传尸，又曰丧尸，曰飞尸，曰遁尸，曰殧蝀②尸，曰尸疰，曰鬼疰。盖表其传注酟症，而神妙莫测之名也，虽然未有不因气体虚弱，损伤心肾而得者。初起于一人，不谨而后传注于数十人，至于阖门尽灭者，诚有之矣。此病最为可恶，盖郁积之久则生异物，食人脏腑精华，变生诸般奇怪之物，诚可惊骇。是以劳伤肝胆者，则生毛虫，刺

---

① 一人：原缺"一"字，据清抄本补录。

② 殧〔kē〕：《玉篇》死也。蝀〔dì〕：〔~蝀（dōng）〕虹。借指桥。

猬瓦蛆①之属，食人肠膜；劳伤于心与小肠者，则生羽虫，如灯蛾蚊虫禽鸟之形，食人血脉；劳伤于脾胃者，则为倮虫，如婴孩蚯蚓之类，食人肌肉；劳伤于肺与大肠者，则为介虫，龟鳖虾蟹之状，食人肤膏；伤于肾与膀胱者，则为鳞虫，如鱼龙鲮鲤②之形，食人骨髓。形状不一，不可胜纪。凡人觉有此症，便宜早治，缓则不能济矣。

戴云：此阴虚之极。痰与血病，多有虫者，其传尸一症，不可云无。若寒热交攻，久咳咯血，日益赢瘦，胁下作痛，荏苒偏枯，皆难治矣。

王节斋云：男子二十前色欲过度，损伤精血，必生阴虚火动之病。睡中盗汗，午后发热，咳嗽倦怠，无力饮食，少思，甚则痰涎带血，咯嗽出血，或咳血、吐血、衄血，身热，脉沉数，肌肉消瘦，此名劳瘵。最难治疗，轻者用药数十服，重者期岁。然必须病人重命坚心，绝房室，息妄想，戒恼怒，节饮食，以自培其根，否则虽服良药亦无用矣。治之于早则易，若待肌肉销铄着床，尺脉沉数则为难治。盖此病属火，内消阴血，大便多燥，然虽节饮食，勿令之泄泻。若胃气复坏，泄泻稀溏，寒冷之药，似难用矣。

---

① 蛆［nà］：《唐韵》奴曷切，音捺。螫也。《博雅》痛也。又《集韵》陟列切。與蜇同。《春秋疏》蠆長尾謂之蠍，毒傷人曰～。

② 鲮鲤：原文此两字为虫字旁。

脉法

经曰：数而无力，为阴虚火动之脉。

又曰：失血之脉，芤而且涩。

平人脉大为劳，极虚亦为劳。

《脉诀》云：骨蒸劳热，脉数而虚，热而涩小，必损其躯，加汗加嗽，非药可医。

治法

治瘵病，先当补养气血，降心火，滋肾水，清其骨热，保肺化痰，追虫凉血，此其大法也。更灸①膏肓、四花诸穴，多有可效者。

劳瘵初起，发热咳嗽呕血，宜用滋阴保肺汤，加减用。

劳瘵初起，潮热盗汗，咳嗽倦怠，宜用柴胡饮子，或补阴丸。

因忧思损伤心气，咳嗽潮热，痰中有血，恍惚倦怠，宜用劫痨散、门冬地黄汤、加减扶羸汤。

瘵极，骨蒸盗汗，肌瘦食减，宜用黄芪鳖甲散。

虚瘵日久，咳嗽发热，精神短少，夜梦遗精盗汗，宜用保和汤、保真汤、蛤蚧散、和肺饮、太平丸、白凤膏。

虫瘵，面唇红，时或腹痛，宜早服神授丹。

---

① 灸：原文为炙。

198

治方

滋阴保肺汤 主方。

知母　黄柏　当归　麦门冬　陈皮　甘草　白芍药

水二钟，姜三片，煎八分，食远服。若咳嗽盛，加桔梗、桑白皮；若痰盛，加半夏、蒌实、马兜苓；若痰不清，去半夏，加贝母、款冬花；若潮热，加沙参、地骨皮、柴胡；若盗汗多出，加牡蛎、黄芪、浮麦；若梦遗精滑，加牡蛎、茯苓；若衄血咳血，出于肺也，加桑皮、炒栀子、阿胶珠、天门冬；若咳血痰血，出于脾也，加贝母、黄连、蒌实；若呕血吐血，出于胃也，加蒲黄、桃仁、炒栀子、韭汁；若咯血唾血，出于肾也，加侧柏叶、五味子；若大便泄泻，去当归、黄柏，加山药、薏苡仁；若胁痛，加青黛、柴胡梢[①]；若咽不利，加玄参、诃子；若咳久痰稠见血，加紫苑、百合；若久嗽，不宜用燥药，盖肺喜润而恶燥。

柴胡饮子 治劳瘵初起，潮热盗汗，咳嗽倦怠。

柴胡　当归　白芍药　知母　黄柏　地骨皮　茯苓
生地黄　甘草　黄芪　熟地黄　麦门冬

水二钟，姜三片，煎八分，食远服。

劫痨散 治伤心气，咳嗽潮热，痰有血。

白茯苓　生地黄　当归　贝母　阿胶　天门冬　五味子　甘草　紫苑

---

① 柴胡梢：原文为柴胡稍，改为柴胡梢。下同。

水二钟，姜三片，煎八分，不拘时服。

加减扶羸汤　治同上。

秦艽　鳖甲　人参　当归　紫苑　甘草　地骨皮
柴胡

不用引。

神授丹　治虫痨，面唇红，腹痛。

川椒四两，闭口者，微炒　苦楝①根向东南者，去
黑皮，二两

为末，用酒糊丸如绿豆大。每服二十丸，空心滚白
汤送下。

保和汤　治痨瘵，肺成痿者，服之神效。

知母　贝母　天门冬　款冬花　麦门冬　天花粉
薏苡仁　杏仁　甘草　五味子　马兜苓　紫苑　百合
桔梗　阿胶　当归　生苄　紫苏　薄荷

水二钟，姜三片，煎服。

保真汤　治痨症，体虚骨蒸。

当归　生苄　白术　黄芪　人参　莲心　赤茯苓
白茯苓　天门冬　麦门冬　陈皮　芍药　知母　黄柏
五味子　银柴胡　地骨皮　赤芍药　熟苄　甘草

水二钟，姜三片，枣一枚，煎服。

太平丸　治痨症久嗽，肺痿肺痈。

天门冬　麦门冬　知母　贝母　款冬花　杏仁去皮
尖，炒，各二两　当归　生地黄　熟地黄　黄连　阿胶

---

① 苦楝：原文为苦练。

各两半　蛤粉炒　蒲黄　京墨　桔梗　薄荷　白蜜四两
麝香少许

为末，和匀，用银器、石器，先下白蜜，炼熟后下诸药末，搅匀，再上火，少入麝香，略熬一二沸，丸如弹子大。每日三服，食后细嚼，用薄荷汤送下，临睡噙化下一丸。如痰盛用饧①糖拌化一丸，吞下。服此药仰卧，使药入肺窍内则肺润，其嗽退，七日病痊。凡一切咳嗽，服此药即愈。

白凤膏　治一切久嗽，怯痨极虚惫，咳嗽吐痰，咳血发热。

黑嘴白鸭一只　大京枣二升　参苓平胃散一升　陈煮酒一瓶

上将鸭缚定脚，量人饮酒多少，随量以酒荡温，将鸭项割开，滴血入酒，搅匀饮之，直入肺经，润补其肺。次将鸭干，挦②去毛，于胁边开一孔，取其肠，拭干。次将枣子去核，每个纳入参苓平胃散，装满，盛入肚内，用麻扎定，以沙锅煮。

黄芪鳖甲散　治痨极，骨蒸盗汗，肌瘦食减。

黄芪　鳖甲　桑皮　半夏　秦艽　地骨皮　茯苓
人参　桔梗　天门冬　赤芍药　生地　紫苑　知母　肉桂　柴胡　甘草

水二钟，姜三片，煎服。

---

① 饧〔xíng〕：糖稀。

② 挦〔xián〕：扯，拔（毛发）：～扯。～鸡毛。

蛤蚧散　治同保和汤。

蛤蚧　人参　百部　款冬花　紫苑　贝母　柴胡　阿胶　鳖甲　肉桂　黄芪　甘草　杏仁　半夏

水二钟，姜三片，煎服。

和肺饮子　治同上。

阿胶　人参　麦门冬　山药　贝母　茯苓　百合　杏仁　甘草

水煎，入黄蜡如皂角子大一块，食后服。

补阴①丸　治同柴胡饮。

黄柏　知母　熟地黄各三两　龟板　白芍药　陈皮　牛膝各二两　虎胫骨一两，酥炙　锁阳　当归

为末，用酒煮羖羊肉，和丸如桐子大。每服五七十丸，空心盐汤下。

天门冬丸　治同劫痨散。

天门冬　杏仁　贝母　茯苓　阿胶

为末，蜜丸如弹子大。每服一丸，空心盐汤化下。

门冬地黄丸　治同上。

麦门冬去心，二两　生地黄二两，酒浸　当归二两　五味子五钱

为末，蜜丸如桐子大。每服六十丸，滚白汤下。

---

① 补阴丸：原书缺"阴"字，按前文补。

诸 虚 门

病源

饥饱劳役伤脾，色欲夺精伤肾，持重努力伤肝，恐惧忧思伤心，形寒饮冷伤肺。

夫虚损之病，非止一端。或自于忧思伤心，饮食伤脾，恚怒伤肝，寒湿伤肺，色欲伤肾，此五脏之所伤也。《难经》云：所谓五损者，一损损于皮毛，皮聚而毛落；二损损于血脉，血脉虚少，不能荣于五脏六腑；三损损于肌肉，肌肉消瘦，不能为肌肤；四损损于筋，筋缓不能自收持；五损损于骨，骨痿不能起于床，骨痿不能起于床者死。然治损之法奈何？凡损其肺者益其气，损其心者调其荣卫，损其脾者调其饮食，适其寒温，损其肝者缓其中，损其肾者益其精，此治损之法。大抵虚损劳极之症，未有不因气体虚弱，心肾有亏，水火不济而致也。临病之际，又当斟酌轻重以调治，斯得之矣。

形证

戴云：发热肌瘦，腰膝无力，小便频数，大便滑泄，目眩耳聋，虚火上攻，面赤发喘，此皆诸虚之症。

丹溪云：阴虚发热，症最难治。饮酒人发热者难治，不饮酒人因饮酒发热者亦难治。

又曰：发热，昼重夜轻，口中无味，此阳虚之症也。午后发热，夜半则止，口中有味，此阴虚之症也。阳虚责胃，阴虚责肾。饥饱伤胃，阳气虚矣；房劳伤肾，阴血亏矣。古人以饮食男女为切要，厥有旨哉。

脉法

《脉经》云：脉来软者为虚，缓者为虚，微者为虚，弱者为虚。

丹溪云：脉大而无力为气虚。

《要诀》[①] 曰：脉芤者为气虚，脉迟小[②]者为气脱。又曰：血虚，脉大如葱管。

治法

气虚，宜用四君子汤；

血虚，宜用四物汤；

气血俱虚，宜用八物汤、十全大补汤；

---

① 《要诀》：全名《证治要诀》综合性医书。又名《秘传证治要诀》。十二卷。明·戴元礼撰。作者以朱丹溪学说为本，集《内经》《难经》直至宋元的医学文献并诸家学术经验，参以个人的心得见解，论述多种内科杂病兼及疮疡、妇科、五官科等常见病症的证治。全书共分为诸中、诸伤、诸气、诸血、诸痛、诸嗽、诸热、寒热、大小腑、虚损、拾遗、疮毒，妇人共十二门。每门列述若干病症，先论病因、病源，然后分析病症，介绍治法。全书叙述扼要，条理比较清楚。亦有论其在论述病因和治疗方药方面，或失于笼统者。1955年商务印书馆将此书与戴氏《证治要诀类方》合刊出版，题名《秘传证治要诀及类方》。现存多种明、清刻本。

② 脉迟小：原文为脉迟卜，改为脉迟小。

阴虚，宜用补阴丸、虎潜丸、坎离丸；

内伤气虚发热，宜用补中益气汤、人参固本丸、益胃升阳汤；

大伤气血，男女诸虚，盗汗无力，四肢倦怠，肢肉消瘦，宜用鹿茸大补汤、大建中汤、人参膏；

损伤心血，惊怖心跳，宜用人参养胃汤、天王补心丹；

色欲过度伤肾，腰胯无力，精神短少，夜梦遗精，宜用滋阴补肾丸、加味虎潜丸、无比山药丸、还少丹。

治方

四君子汤　治气虚。

人参　白术　茯苓　甘草

水二钟，姜三片，煎八分，不拘时服。

四物汤　治血虚。

当归　川芎　芍药　熟地黄

白水煎服。

八物汤　即八珍。治气血俱虚。

人参　白术　茯苓　甘草　当归　川芎　芍药　熟地黄

白水煎服。

十全大补汤　治同上。

人参　黄芪　甘草　当归　白术　芍药　肉桂　熟地黄　川芎

水二钟，姜三片，枣一枚，煎服。

益胃升阳汤　治内伤，气虚发热。

柴胡　升麻　甘草　当归　陈皮　人参　神曲　黄芪　白术　黄芩

白水煎服。

补阴丸　方见痨瘵门。治阴虚。

人参固本丸　治同益胃升阳汤。

天门冬去心　麦门冬去心　生地黄各二两　人参一两　熟地黄二两

上四味除参俱不见铁器，捣成膏，炼蜜丸如桐子大。每服六十丸，盐汤下。

人参膏　治大伤气，男女诸虚。

上用人参，不拘多少，细咀，量水以银器内，慢火熬稠，用瓷器盛贮。每服一二匙，空心滚白汤下。

加味虎潜丸　治房劳伤肾，精神短少，梦遗。

人参　黄芪　芍药煨　黄柏盐酒炒　当归酒洗　山药各一两　锁阳酥炒　枸杞子各二两　虎胫骨酥炙　龟板酥炙　破故纸炒　杜仲姜汁拌，炒，丝断　五味子各七钱半　菟丝子盐酒浸三宿，细研焙干，入诸药再研　牛膝去芦，酒洗　熟地黄四两

上为细末，炼蜜和猪脊髓为丸，如桐子大。每服五六十丸，温酒或姜盐汤下。

还少丹　治同上。

牛膝一两五钱　茯苓五钱　山药一两五钱　山茱萸

肉苁蓉①酒洗，捣　远志去心　大茴香炒　杜仲炒，去丝　楮实子　五味子　石菖蒲　枸杞子　熟地黄酒洗，捣，各五钱

无比山药丸　治同上。

赤石脂　茯苓　山茱萸　熟地黄酒浸　巴戟天去心　牛膝各一两　杜仲炒，去丝，三两　泽泻一两　菟丝子酒煮，炒，为末　山药各三两　五味子六钱　肉苁蓉酒浸，捣，四两

为末，蜜丸如桐子大。每服五六十丸，空心盐滚汤下。

滋阴补肾丸　治同加味虎潜丸。

黄柏酒炒　菟丝子酒煮，炒　熟地黄酒浸　牛膝　龟板酥炙　虎骨酥炙　知母盐水炒　芍药　白术　山药　当归　枸杞子各三两　人参　黄芪　锁阳酥炙　破故纸炒　杜仲炒，去丝　陈皮各二两

为末，蜜或酒丸如桐子大。每服六十丸，空心淡盐汤下。

鹿茸大补汤　治同人参膏。

鹿茸　黄芪　肉苁蓉　杜仲　白茯苓　当归　芍药　陈皮　附子　肉桂　五味子　石斛　白术　半夏　人参　甘草　熟地黄

水二钟，姜三片，枣一枚，煎服。

大建中汤　治同上。

---

①　　肉苁蓉：原文为肉苁容。

黄芪　附子　地骨皮　鹿茸　石斛　人参　当归
芍药　续断　川芎　甘草　小草

水二钟，姜三片，枣一枚，煎服。

人参养荣汤　治损伤心血，惊怖心跳。

人参　当归　陈皮　黄芪　桂心　白术　甘草　芍
药　熟地黄　茯苓　五味子　远志去心

水二钟，姜三片，枣一枚，煎服。

天王补心丹　治同上。

人参五钱　当归一两　五味子一两　麦门冬去心，
一两　天门冬去心，一两　柏子仁一两　酸枣仁一两
白茯苓五钱　玄参五钱　丹参五钱　桔梗五钱　远志去
心，五钱　生地黄四两

为末，蜜丸如弹子大，朱砂为衣。每服一丸，临卧
灯心汤下。

补中益气汤　治内伤，气虚发热。

黄芪　当归　柴胡　升麻　人参　白术　甘草
陈皮

白水煎。

虎潜丸　治阴虚。

人参　当归　炙黄芪　白术　白茯苓　熟地　山药
杜仲　牛膝　故纸　知母炒　虎胫骨酥炙　龟板酥炙

炼蜜为丸，酒送下。

坎离丸　治阴虚。

当归全用好酒浸洗三日，洒①干剉②碎　川芎大者用清水洗净，剉碎，各四两　白芍药温水洗净，剉碎，用好酒浸一日，晒干炒赤，四两　知母去毛，四两，与黄柏制同　熟地黄八两，淮庆者佳，四两用砂仁，四两用白茯苓，同入绢袋，入好酒二壶，煮干，去砂仁、茯苓二味，只用地黄　厚黄柏去皮，八两，内二两盐水浸，二两酒浸，二两人乳浸，二两蜜浸，俱晒干，炒赤

　　上六味，修制明白，和合一处，平铺三四分厚，夜露日晒，三日三夜，以收天地之精，日月之华。研细末，用正冬蜜一斤八两，加水半碗，共炼至滴水成珠；再加水一碗，煎一滚，和前药丸梧桐子大。每服八九十丸，空心盐汤送下。冬用温酒服之。

附　蒸　病

治法

通用五蒸汤

人参　知母　黄芩　生地黄　甘草　干葛　石膏
茯苓　竹叶　糯米

　　实热加黄连、黄柏、大黄；虚热加秦艽、柴胡、鳖甲。

---

① 洒：疑为酒。
② 剉［cuò］：铡切。

《医方集宜》卷之四

五脏

肺蒸鼻干，加麦门冬、天门冬、乌梅、紫苑；大肠蒸，右鼻孔干，加大黄、朴硝；皮蒸舌白，加桑皮、石膏；肤蒸嗜睡，加牡丹皮；气蒸喘急，遍身气热，加人参、山栀子。

心蒸舌干，加黄连、生地黄；小肠蒸，下唇焦，加木通、生地黄、赤茯苓；血蒸发焦，加当归、生地黄、童便；脉蒸，唾白浪语，加当归、生地黄。

脾蒸唇焦，加苦参、芍药；胃蒸，舌下痛，加糯米、石膏、大黄、朴硝、干葛；肉蒸，食无味而呕，烦燥不安，加芍药。

肝蒸眼黑，加川芎、当归、前胡；胆蒸眼色白，加柴胡、瓜蒌；筋蒸甲焦，加当归、川芎；三焦蒸，作寒作热，加石膏、竹叶。

肾蒸两耳焦，加生地黄、石膏、知母、黄柏；膀胱蒸右耳焦，加泽泻、茯苓、滑石；脑蒸，头眩热闷，加生地黄、防风、羌活。

五蒸汤　治五脏蒸热。

生地　黄连治心蒸　柴胡　当归治肝蒸　白芍　黄芪治脾蒸　天门冬　麦门冬治肺蒸　炒黄柏　知母治肾蒸　鳖甲醋炙　地骨皮治骨蒸

白水煎

自汗盗汗门

病源

自汗属气虚，有阳虚，有湿，有痰。

盗汗属血虚，有阴虚，有火。

夫汗者，心之液也。心动则惕然①而汗出也，有自汗，有盗汗。自汗者，因发表而自然出也；盗汗者，睡而汗出，及觉而汗即止也。大抵体虚之人，或为风暑湿热之邪，侵伤卫气，以致腠理不密，阳气外泄，而汗自出矣；或因房劳惊怖，损伤心血，而汗自睡中盗出也。

形证

戴云：盗汗者，谓睡中汗出也，不睡则不出，方其睡熟也，凑然出焉，觉则止而不复出矣。非若自汗，无拘时而自出也。

---

① 惕然［tì rán］：惶恐貌。《晏子春秋·杂上九》："景公探雀鷇，鷇弱，反之。晏子闻之，不待时而入见景公，公汗出惕然。"汉·刘向《说苑·尊贤》："诸侯举兵以伐齐，齐王闻之，惕然而恐。"宋·苏舜钦《杜公求退第五表》："皆由臣谋议弗臧，职业不举，惕然内讼，深魄初心。"《初刻拍案惊奇》卷二八："冯相见了洞门，知非人世，惕然不敢进步入洞。"

治法

自汗，古方用玉屏风散，以黄芪实表气，白术燥内湿也。

盗汗，用当归六黄汤，以当归、黄芪、生地黄以补其阴血，黄芩、黄连、黄柏去其内火也。此乃药性病情相对，可见立方之妙也。

伤寒、风湿、湿温等症，自有本门求治。

因风伤胃而汗出者固之，宜用桂枝汤。

因暑热而汗出者清之，宜用清暑益气汤。

因湿蒸而汗出者燥之，宜用清燥汤。

因房劳而汗出者温补之，宜用黄芪汤、黄芪建中汤[①]。

痰逆头眩，恶心自汗者，宜用抚芎汤。

漏风症，饮酒中风多汗，食则汗出如洗，宜用牡蛎白术散。

治方

玉屏风散 治自汗。

防风 黄芪 白术

白水煎服。

当归六黄汤 治盗汗。

当归 生地黄 熟地黄 黄柏 黄芩 黄连 黄芪

---

① 黄芪建中汤：原文为黄芪健中汤。

白水煎服。

黄芪建中汤 治表虚自汗。

黄芪 芍药 官桂 甘草

水二钟半，姜三斤，枣一枚，煎服。

黄芪汤 治房劳虚损，盗汗不止。

黄芪 茯苓 官桂 熟地黄 天门冬 麻黄根 龙骨 五味子 浮麦 防风 当归 甘草

水二钟，姜三片，煎服。

抚芎汤 治自汗痰逆，头眩恶心。

川芎 白术 陈皮 甘草

白水生姜煎服。

牡蛎白术散 治漏风症，饮酒中风多汗。

牡蛎 白术 防风

白水煎服。

团参汤 治面赤，心液盛，盗汗。

人参 当归 黄芪

用猪心一个同煎，不拘时服。

文蛤散 治盗汗、自汗不止。

用文蛤为末，加麝少许，用唾津调敷脐上。

桂枝汤 方见伤寒门。治风伤胃而汗①。

温粉扑身法 将数味共为末②，帕包，周身扑之。

麸皮 牡蛎 藁本 糯米粉 防风 白芷 川芎

---

① 治风伤胃而汗：原缺"风伤"两字，据清抄本补录。

② 共为末：原缺"为末"两字，据清抄本补录。

麻黄根

清暑益气汤　治暑热而汗。

清燥汤　方见湿门。治湿蒸而汗。

诸 血 门

吐血，衄血，咳血，咯血，溺血，下血。

病源

经曰：荣者，水谷之精也。生化于脾，总统于心脏，受于肝，宣布于肺，施泄于肾，灌溉一身。故目得之能视，耳得之能听，手得之能摄，足得之能步，脏得之能液，腑得之能气，是以出入升降者，濡润宣通者，由此使之然也。注之于脉，少则涩，充则实。常以饮食日滋，故能阳生阴长，变化而为血也。盖人身之血，由水之行地中，随气而行，通贯经络，无处不致。血为荣，气为卫，荣行脉中，卫行脉外，相随上下，荣养五脏六腑、四肢百骸者也。苟或荣卫失调，或为七情四气所干，以致诸病生焉。故其致病也易，调治也难。有因饭食过饱、负重伤胃而吐血者，有因劳伤心肺而咳血者，有思虑过多伤心而咯血者，有因怒伤肝气而呕血者，有因火热伤肺而衄血者，有因膀胱蕴血而溺血者，有因大肠风热而便血者。大抵血得热则行，得寒则止。凡诸血病，未有不因热伤气乱而作也，临病宜详焉。

形证①

戴云：呕血者，呕吐全血者是也；咳血者，嗽出痰内有血者是也；咯血者，咳出皆是血疙瘩是也；衄血者，鼻中出血也；溺血者，小便出血也；下血者，大便出血也。名虽有六，俱是热症，但有新旧虚实之不同，或妄言为寒者误也。

脉法

凡见血之脉，宜数不宜洪大。

治法

吐血呕血

因饱食负重吐血，从胃中出者，宜用蒲黄消血散。

吐血色紫，胸中觉闷，形实者，宜用桃仁承气汤。

血妄溢不能止者，宜用必胜散。

因怒伤肝而呕血者，宜用桃仁地黄汤。

薄厥病，宜用红花牡丹皮散、当归龙荟丸。

血热妄溢，呕吐不止，宜用凉血地黄汤。

呕血，是火载血上，错经妄行，宜用黄芩降火汤。

咳血咯血

劳伤心肺，咳嗽咯血。

---

① 形证：原文为形澄。

先吐红后见痰嗽者，是阴虚火动，宜用四物汤为主，加清痰降火之药。

先痰嗽后见红者，是痰火积热，宜用消痰降火为主，加清热之药。

因走急，劳伤心肺，咳嗽痰火，宜用茯苓补心汤。

咳血，内见红丝者，名血丝线，此伤心气，久必成劳瘵之症，最难治。

思虑伤心，欬唾痰血，宜用门冬饮。

咯血，宜用蒌实贝母汤。

唾血出于肾，乃阴火升于肺，以滋阴为主，宜用五味蘗皮汤。

衄血

鼻出血谓之衄血，宜用清肺饮子。

衄血久不止，脉洪大者，宜用天门冬饮、犀角地黄汤。

治衄血，用头发灰吹鼻孔内，仍用藕节、侧柏叶，捣汁饮之即止；凉血地黄汤。

溺血

溺血，便尿出血也，此乃下焦结热，宜用小蓟饮子。

血虚有热，小便出血者，宜用四物汤，加牛膝、茯苓。

血实有热，小便出血而痛者，宜用四物汤，加栀子、郁金、大黄、瞿麦；或用当归承气汤。

因心肾不交，水火不济，小便出血者，宜用门冬地黄汤。

尿血不止者，宜用槐花龙骨散。

溺血，用青州柿饼，火煅存性，为末，空心用滚白汤调下；或清心莲子饮。

下血

大肠热毒下血，宜用芍药黄连汤、四制香连丸、凉血地黄汤。

湿毒下血，宜用槐花散，或胃风汤、升麻除湿和血汤。

粪后下红，谓之远血，宜用伏龙肝散。

肠僻下血，水谷与血一派唧出者，宜用凉血地黄汤、当归和血散。

肠风下血，久不止者，宜用黄连阿胶汤。

治方

蒲黄消血散　治吐血呕血门。

蒲黄　红花　桃仁　归尾　陈皮　生地黄　山楂　炒栀子　藕节　小蓟

白水煎服。

桃仁承气汤

芒硝　官桂　甘草　大黄

白水生姜煎服。

必胜散

小蓟　人参　蒲黄　当归　川芎　熟地黄　乌梅一个，去仁

白水煎。

桃仁地黄汤

青皮　桃仁　黄连　山楂　陈皮　甘草　栀子炒　茯苓　当归　芍药　川芎　茅花　生地黄　麦门冬

白水煎服。

红花牡丹皮汤

红花　牡丹皮　青皮　芍药　生地黄　甘草　当归　桃仁　陈皮　防风

白水煎服。

凉血地黄汤

生地黄　黄芩　大黄　薄荷　山栀子　朴硝　茅花　甘草　侧柏叶

白水煎服。

芩连降火汤

黄芩　黄连　地骨皮　生地黄　当归　芍药　甘草　栀子炒　柴胡

如虚加黄芪。白水煎服。

当归龙荟丸

当归五钱　龙胆草五钱　栀子炒，五钱　黄连五钱

黄芩五钱　青皮五钱　大黄三钱　青黛二钱五分　芦荟二钱五分　木香一钱二分半

为末，用面糊为丸，小豆大。每服六十丸，滚白汤下，加麝香一分。

茯苓补心汤　治咳血咯血门。

半夏汤炮七次　前胡　白茯苓　人参各七钱五分枳壳麸炒　紫苏　甘草炙　桔梗　干葛去粗皮　陈皮各五钱　白芍药二两　熟地黄一两五钱　当归一两二钱川芎七钱五分

每服五钱，姜五片，枣一枚，水一钟，煎七分，温服。

门冬饮

天门冬　麦门冬　贝母　阿胶　生地黄　芍药　甘草　当归　远志　人参

一方有犀角，无人参。白水煎服。

蒌实贝母汤

蒌实　贝母　茯苓　五味子　阿胶　黄柏　紫苑甘草

天门冬丸　方见痨瘵门。

清肺饮子　治衄血门。

麦门冬　茅根　桔梗　枯芩　炒栀子　生地　生甘草　归尾　侧柏叶　犀角　藕节

白水煎服。

《医方集宜》卷之四

天门冬饮

天门冬　麦门冬　当归　人参　黄芩　生地　五味子

姜三片，煎服。

犀角地黄汤

犀角　生地黄　芍药　牡丹皮　甘草　黄芩　麦门冬

白水煎。

凉血地黄汤　方见前门。

小蓟饮子　治溺方。

小蓟　生地黄　滑石　通草　淡竹叶　蒲黄　藕节　当归　炒栀子　生甘草

水二钟，灯心七根，煎服。

当归承气汤

当归　厚朴　枳实　大黄　朴硝

白水煎服。

槐花龙骨散

白龙骨　陈槐花　赤芍药　黄葵子　生地黄　当归　甘草　茯苓　黄芩　白术

为末。每服二钱，滚白汤调服。

清心莲子饮

麦门冬　黄芪　地骨皮　车前子　白茯苓　石莲肉

黄芩　人参　甘草

芍药黄连汤　治下血。

芍药　黄连　大黄　生地黄　甘草　当归

如腹痛加木香。水二钟，姜三片，煎服。

四制香连丸　方见痢门。

槐花散

苍术　陈皮　当归　枳壳　槐花　甘草　乌梅

白水煎服。

胃风汤　方见痢门。

升麻除湿和血汤

生地黄　牡丹皮　甘草　黄芪　当归　熟地黄　苍
术　秦艽　陈皮　升麻　官桂少许　芍药

白水煎服。

伏龙肝散①

伏龙肝　甘草　白术　阿胶　黄芩　熟地黄

白水煎服。

凉血地黄汤

熟地黄　当归　槐花　青皮　黄柏　知母

白水煎服。

当归和血饮

当归　升麻　槐花　青皮　熟地黄　川芎　荆芥

---

① 伏龙肝散：原文"龙肝散"前缺一字，按前文应为"伏"。

白术

白水煎服。

黄连阿胶汤

黄连　阿胶　生地黄　地榆　川芎　白术　防风　荆芥　升麻　甘草

白水煎服。

五味蘗皮汤

当归二钱　五味子一钱　炒黄柏二钱　蛤粉一钱　滑石一钱五分　青黛五分　茯苓一钱五分　泽泻一钱五分　椿根皮八分　生地一钱

清肺饮子　方见衄血。

门冬地黄汤

麦门冬二两　生地黄二两，酒浸　当归二两　五味子五钱

炼蜜为丸桐子大。每服六十丸，滚白汤送下。

又方

黄连一钱　当归一钱　地榆一钱　生地黄七分　黄芩七分　黄柏七分　甘草五分　芍药七分　升麻七分　川芎一钱　陈皮七分　槐角子一钱　石榴皮一钱，须用陈的

水二钟，煎八分，空心服。

四卷终

《医方集宜》卷之五

头痛门　附眉棱痛

病源

风寒，痰厥，肾虚，血气虚。

夫诸阳脉会于头面，故风寒之邪从外而入，客于经络，令人振寒头痛。亦有七情不顺，胸膈停痰，厥而头痛。厥者逆也，逆壅而冲于头也。肾虚头痛，由体虚之人禀赋素弱，相火妄动，嗜欲无时，以致精滑盗汗，此下虚而上实也。有妇人新产之后，大伤气血，亦令头痛。至于真头痛者，甚则脑尽痛，手足寒至节者死。又有头疯一症，与头痛无异，但新旧浅深之不同耳。盖诸痛不一，当究其所因而治之。

形证

仲景云：头痛颈项强急，恶寒身重，此伤寒头痛也。

《内经》云：头痛耳鸣，九窍不利，肠胃之所生，乃气虚头痛也。

丹溪云：头痛多主于痰，头眩目不明，身体沉重，兀兀①欲吐，此痰厥头痛也。

戴云：人之头面，独居于上，惟风邪乘虚而入，与正气相搏，伏留不散，发为偏正头疼。

脉法

《脉诀》云：头痛短涩应须死，浮滑风痰必易除。又云：阳弦头痛定无疑，寸浮中风头热痛。

治法

伤寒头痛，自本门求治。

治头痛，若风邪则散之，痰厥则温利之，肾虚则补暖之。

治头疼皆用风药，总其大体而言，盖高巅之上，惟风可到，故味之薄者，乃阴中之阳，自地而升天者也。

风邪上攻，偏正头疼，昏眩鼻塞，宜用川芎茶调散、菊花散、川芎羌活汤、细辛散。

痰厥头痛，宜用芎辛导痰汤、玉壶丸。

湿热头痛，宜用清空膏加减用、羌活清空膏。

风热头痛，宜用川芎石膏汤、川芎散、羌活汤。

气虚头痛，宜用补中益气汤，加川芎、蔓荆子、细辛之类。

头痛，多是痰痛甚者，火多，宜清痰降火，用清上

---

① 兀兀［wù wù］：昏沉貌。

降火汤。

太阴头痛，恶风寒，脉浮紧，宜用羌活、川芎、独活、麻黄之类。

阳明头痛，自汗，发热恶风，脉浮长，宜用升麻、石膏、干葛、白芷之类。

少阳头痛，往来寒热，宜用柴胡为主。

太阴头痛，必有痰，体重腹痛，为痰癖，脉沉缓，宜用苍术、半夏、南星之类。

少阴头痛，足寒气逆，为寒厥，脉沉细，宜用麻黄、附子、细辛之类。

厥阴头痛，项痛，吐痰沫，厥冷，脉浮缓，宜用吴茱萸汤主之。

血虚头痛，宜用川芎、当归。

气虚头痛，宜用人参、黄芪。

痰厥头痛，宜用白术半夏天麻汤。

劳役下虚之人，微恶寒，发热自汗，太阳穴痛甚，此相火自下冲上，乃气虚头痛也，宜用补中益气汤，加川芎。

治方

川芎茶调散　治风邪上攻，偏正头疼，昏眩鼻塞。

川芎　荆芥　细辛　白芷　甘草　羌活　防风　薄荷

上为细末，每服二钱，食后清茶调服。

菊花散　治同上。

甘菊花　防风　枳壳　羌活　石膏　旋覆花　甘草
蔓荆子

水二钟，姜三片，煎八分，不拘时服。

川芎羌活汤　治同上。

川芎　羌活　细辛　藁本　蔓荆子　防风　白芷

水二钟，煎八分，临睡服。

细辛散　治同上。

细辛　瓦粉　生黄芩　芍药　川芎　甘草　柴胡
酒黄连　酒黄芩

水二钟，煎八分，食后服。

玉壶丸　　治痰厥头痛。

雄黄一钱　南星　半夏　天麻　白芷各二钱

上为末，姜汁浸，蒸饼和丸如桐子大。

清空膏　治湿热头痛。

川芎五钱　柴胡七钱　黄连　防风　羌活各一两
炙甘草　条芩三两，用半炒半生

上为末，每服二钱，茶调白汤服。

羌活清空膏　治同上。

蔓荆子一钱　黄连三钱　羌活　防风　甘草各四钱
黄芩一两

上为末，每服一钱，茶清调服。

川芎石膏汤　治风热头痛。

川芎　栀子　芍药　荆芥　当归　黄芩　大黄　菊
花　人参　白术各五分　石膏　防风　薄荷　连翘各一
钱　桔梗　寒水石　甘草　滑石各二钱五分　砂仁二

分半

此药作二服。每贴用水二钟，煎八分，食后服。

川芎散　治同上。

羌活　细辛　川芎　香附　槐花　甘草　石膏各五钱　荆芥　薄荷　茵陈　菊花　防风各一两

上为末，每服二钱，食后茶清调服。

羌活汤　治同上。

泽泻三分　天花粉四分　白茯苓四分　炙甘草一分　柴胡五分　酒黄芩　酒黄连　酒黄柏　羌活　防风各六分

水二钟，煎八分，食后服。

清痰降火汤

防风　川芎　甘草　半夏　羌活　石膏　白芷　酒黄芩　酒黄连　蔓荆子

便秘加酒蒸大黄；肥人加黄芪；瘦人加当归。水二钟，姜三片，煎八分，不拘时服。

芎辛导痰汤　治痰厥头痛。

川芎　细辛　陈皮　半夏　甘草　枳实　南星　茯苓

水二钟，姜五片，煎八分，不拘时服。

清上降火汤　治痛甚火多。

荆芥　川芎　蔓荆子　当归　苍术　黄连酒炒　藁本　生地黄　升麻　防风　黄柏酒炒　黄芪　生甘草　羌活　细辛　黄芩酒炒　知母酒炒　炙甘草　红花酒洗

柴胡

水二钟，煎八分，食后服。

白术半夏天麻汤　治胃虚痰厥，头疼如裂，身重如山，四肢冷厥，吐逆不食，壅唾稠粘，头旋眼黑，恶心烦闷，气短上喘，无力谵言，精神颠倒，目不敢开，如在风云中，此胃虚痰厥头痛也。

黄柏　白茯苓　人参　白术　橘皮　干姜　天麻
苍术　麦蘖　泽泻　黄芪　神曲　半夏

水二钟，姜三片，煎八分，不拘时服。

补中益气汤　方见内伤门。治气虚头痛，加味用。

吴茱萸汤　方见诸疝门。治厥阴头痛。

安神汤

生甘草　生地黄酒浸　防风　柴胡　升麻　炙甘草
知母酒炒　黄芩酒炒　羌活　黄芪　蔓荆子　川芎

有痰加南星。水二钟，煎八分，不拘时服。

养神汤

木香　当归　陈皮　黄连　柴胡　甘草　黄芩酒炒
半夏　人参　黄芪　白术　川芎　升麻麦芽　黄柏酒炒
苍术

水二钟，姜三片，煎八分，食远服。

附眉棱骨痛

丹溪云：属风热有痰，作风痰治，类痛风。

治方

防风汤 治眉棱痛不可忍。

防风 羌活 黄芩酒炒 甘草 半夏 茯苓 白术
陈皮

白水煎。

又方

黄芩酒炒 白芷

上为末，用茶清调服。

又方 治头痛连眼眶疼，此风痰上攻。

雨前茶[①] 川芎 白芷 防风 藁本 细辛 当归

水二钟，煎八分，不拘时服。

眩 晕 门

病源

有风，有痰，有火，有气虚，有血虚。

经曰：诸风掉眩，皆属肝木。木主乎风，而火生于
木。况风火属乎阳，阳主乎动，两动相搏，而为旋转
也。夫眩晕之疾，因火动于痰。无痰不能作晕，其症发
于卒然之间，目昏黑暗，如屋旋转，起则欲倒也。由体

---

① 雨前茶：原第一个字不清楚，据清抄本补录"雨"字。

虚之人，或外感四气，内伤七情，郁而生痰，令人作晕。有男子久因吐泻，暴呕下血；女人崩中带下，并新产后，气血大亏；皆能作晕。亦有醉饱房劳，致伤精血，肾水不充，相火逆上，则为目昏头晕矣。治疗之法，当分内外寒热虚实痰火而已，要在详审，以求治焉。

形证

经云：天之气曰风，人之气曰怒。怒则致伤肝木，木胜则风动火焰。火得风自然旋转，此怒多作晕也。

戴云：凡眩晕之病，有外因风寒暑湿。因于风者，其脉必浮，自汗项强；因于寒者，其脉必沉紧，无汗筋挛掣痛；因于暑者，脉多虚缓，烦闷昏愦；因于湿者，脉沉吐逆。以此为异。至于七情内伤，使气不平，郁而生痰，随气上攻，令人头眩，眉棱骨痛，目不敢开，如在风云中，皆痰之为患也。

脉法

寸脉浮大多风，沉紧多寒，沉滞多湿，弦滑多痰，虚缓是暑，芤涩死血。

治法

丹溪云：痰在上，火在下，火炎上而动其痰也。此症属痰者多，盖无痰不能作晕。虽是因风，亦必有痰，治宜疏风豁痰为主。

因风热作眩者，宜用防风通圣散、川芎茶调散；

因虚寒作眩者，宜用理中汤加川芎、天麻；

因暑伤作眩者，宜用暑门求治；

因中湿作眩者，宜用半夏白术天麻汤、芎术汤；

气虚眩晕者，宜用香橘饮、人参汤；

血虚眩晕者，宜用芎归汤、清魂散；

因痰作晕者，宜用芎术半夏汤；

风痰作晕者，宜用芎䓖半夏汤。

治方

防风通圣散　方见风门。治风热作眩。

理中汤方见中寒门。治虚寒作眩，加川芎、天麻。

川芎茶调散^①　方见头痛门。治风热作眩。

半夏白术天麻汤方见头痛门。治中湿作眩。

清魂散　方见产门。治血虚眩晕。

芎术汤　治中湿作眩。

川芎　白术　附子　桂心　甘草

水二钟，姜三片，枣一枚，煎八分，食远服。

香橘饮　治气虚眩晕。

木香　橘皮　白术　半夏　茯苓　砂仁　丁香
甘草

水二钟，姜三片，煎八分，不拘时服。

---

① 川芎茶调散：原缺第“川”字，据清抄本补录。

人参汤

人参　白术　麦门冬　当归　防风　独活　官桂
黄芪　芍药

水二钟，煎八分，食后服。治同上。

芎归汤　治血虚眩晕。

当归　川芎

水二钟，煎八分，食远服。

芎术半夏汤　治因痰作晕。

川芎　白术　苍术　陈皮　半夏　茯苓　甘草　南
星　天麻

水二钟，姜三片，煎八分，不拘时服。

芎藭汤　治风痰作晕。

小川芎　半夏　茯苓　防风　薄荷　甘草　天麻
蔓荆子

水二钟，姜三片，煎八分，不拘时服。

心腹痛门

病源

外感寒邪，内伤生冷，七情气结。

夫心痛者，是胃脘当心痛也。盖胃为水谷之海，主
容纳五谷，喜温而恶寒。或外受寒冷之邪，或内伤生冷
之物，及七情不顺，郁结成痰，妨碍升降，是以清阳之

气不升，浊阴之气不降而为痛矣。古方心痛有九种，曰虫痛，曰疰痛，曰风痛，曰悸痛，曰食痛，曰饮痛，曰寒痛，曰热痛，曰来去痛是也。其痛虽分九种，未有不因饮食寒邪郁结而成也。大抵腹中诸痛，皆由劳役过甚，饮食不节，中气不足，寒邪乘虚而入，与气相搏，故卒然而痛也。有宿食停于肠胃、结滞而作痛者，有痛而呕者，有痛而泄者，有痛而大便不通者，有真心痛者。其痛甚，手足青者，死，不治。症各不同，当辨其寒热虚实，随其所得之由而施治之。临病之际，尚宜审焉。

形证

丹溪云：心痛即胃脘痛，虽日数多，不吃食不死，若痛方止便与饮食，其痛复作，必须药后少待，方与饮食。

戴云：寒痛者，绵绵痛而无增减者是也。时痛时止，是虫与热也。死血痛者，每痛有常处，不行移者是也。食积痛者，痛欲大便，利后则痛减者是也。

凡心腹痛，有虚寒实积，虫啮死血，当验症处治。有以物抵按痛处即止者是虚，痛若不能近手摩按者是实。痛亦有虫痛者，发则面班白，唇红，思食，时作时止，此虫啮痛也。有素好饮热酒，以致死血留于胃口，亦能作痛，遇热饮则痛止，是血得热则散也。

脉法

《脉诀》云：沉紧心中逆冷痛。左手脉数热多，脉涩死血。右手寸口脉紧盛有食积。心腹痛脉沉细宜，或然浮大即倾危。

治法

伤寒中脘痛，太阴也，宜用理中汤、小建中汤、治中汤。

脐腹痛，少阴也，宜用真武汤、附子汤。

小腹痛，厥阴也，宜用正阳散、四逆汤。

客寒犯胃作痛者，宜用草豆蔻丸。

七情气郁，痛连心胃者，宜用七气汤、指迷七气汤。

食积阻滞，不通作痛者，宜用化滞丸、木香槟榔丸、保和丸。

虚气作痛，宜用二陈合四君子汤、参术散。

死血作痛，宜用桃仁承气汤①。

胃中热郁作痛者，宜用栀子仁，姜汁炒，佐以行气之药。

诸痛不可过用补药，盖痛因不通，通则不痛，补药能滞气也。

心腹痛病，须分新旧。若明知身受寒气，口吃冷物

———————————

① 桃仁承气汤：原文为桃仁陈气汤。

而得者，于初得之时，宜与温散温利之药。若病得之久，久则成郁，郁而生热，必用炒栀子仁，兼以化郁之药，则邪易伏而痛易除矣。

治方

理中汤　治伤寒中脘痛。

治中汤　俱见中寒门。治同上。

真武汤　治脐腹痛。

四逆汤　俱见伤寒门。治小腹痛。

小建中汤　治伤寒中脘作痛。

芍药　甘草　桂枝　胶饴

水二钟，姜三片，大枣一枚，煎八分，不拘时服。

草豆蔻丸　治客寒犯胃。

草豆蔻　益智仁　吴茱萸　当归身　生甘草　炙甘草　橘皮　僵蚕　人黄　黄芪　半夏　青皮　神曲　姜黄　泽泻　桃仁另研　麦芽　柴胡

除桃仁为末，用蒸饼糊丸如桐子大。每服三五十丸，滚白汤送下。

烧脾散　治食痰生冷，寒留中焦，心脾痛不可忍。

干姜　厚朴　麦芽　草果　神曲　良姜　橘红　砂仁　甘草

水二钟，姜三片，煎八分，不拘时服。为末服亦可。

加味七气汤　治七情气郁，心腹刺痛。

半夏　桂心　玄胡索　人参　乳香　甘草

水二钟，姜三片，枣一枚，煎八分，食远服。

指迷七气汤　治七情气结，心痛呕逆。

蓬术　三棱　陈皮　藿香　甘草　官桂　青皮　香附子　益智仁　桔梗

水二钟，姜三片，煎八分，不拘时服。

附子汤　治脐腹痛。

附子生用　白芍　官桂　茯苓　人参　白术　甘草

正阳散　治小腹痛。

青皮　陈皮　木香　甘草　附子　官桂　炒山栀　芍药　香附

参术散　治虚弱人心脾痛。

人参　白术　陈皮　丁香　砂仁　甘草　白豆蔻　干姜

水二钟，姜三片，枣一枚，煎八分，食远服。

却痛散　治心气冷痛，不可忍者。

五灵脂①　蒲黄各一钱　肉桂　石菖蒲　当归　木香　胡椒各一钱五分　川乌炮，二钱

水二钟，煎八分，食远服。为末服亦可。

木香槟榔丸　治食积肠胃，阻滞不化而作痛者。

青皮　木香　黄连　大黄各三两　槟榔　枳壳　蓬术各一两　黄柏三两　香附三两　黑牵牛四两

上为末，滴水和丸如桐子大。每服三五十丸，食远服，姜汤送下。

---

①　五灵脂：原文为五灵指。

化滞丸　治吃饮食或生冷等物，停滞肠胃作痛。

木香一钱　青皮五钱　巴豆二十五粒，去皮心，用纸包，研，去油

上为末，清水和丸如绿豆大，量人大小用淡姜汤送下。

神保丸　治同上。

山楂六两　茯苓三两　半夏一两，汤炮　炒神曲三两　陈皮二两　连翘一两　萝卜子一两，炒

桃仁承气汤　方见伤寒门。治死血作痛。

腰 胁 痛 门

病源

腰胁痛有寒湿，湿热，肾虚，瘀血，积痰。

胁痛是肝火，有木气实，死血，有湿痰留注，有怒气。

形证

戴云：湿热腰痛者，遇天阴或久坐而发者是也。寒湿痛者，腰冷如坐水中，重着者是也。肾虚痛者，隐痛而不止者是也。瘀血痛者，日轻夜重者是也。

丹溪云：胁痛者，多是肝火，亦有死血，湿痰留积。凡左胁痛甚者，多是肝火盛，木气实；右胁痛者，多是气郁痰积。又云：胁痛之症，妇人多有之，以其忧

思忿怒之气，素蓄于中，或被湿痰死血阻滞，其气不得条达，故作痛也。

脉法

《脉诀》云：腰痛，脉沉濡者寒湿，脉沉数者湿热。脉弱者肾虚，脉涩者死血，脉沉涩者痰积。

凡胁痛，脉沉涩者当作郁治，脉弦数者是肝火太盛。

治法

寒湿腰痛如掣，冷瘅①不可俯仰，宜用五积散加杜仲、独活寄生汤、肾著汤、麻黄苍术汤、术附汤。

湿热腰痛，宜用当归拈痛汤。

肾虚腰痛，宜用青蛾丸、立安丸、乳香散。

气滞腰痛，宜用木香流气饮。

瘀血作痛，宜用牛膝桃仁汤。

闷挫腰痛，宜用当归乳香散。

肝火太盛，气实，左胁痛，宜用当归龙荟丸、抑青丸、龙胆汤、龙胆泻肝汤。

因怒胁痛者，宜用芎葛汤、枳壳煮散、聚气汤。

右胁痛，宜用推气散、分气紫苏饮。

① 瘅［dàn］：由劳累造成的病。

治方

五积散　方见中寒门。治寒湿腰痛，加杜仲。

独活寄生汤　治风寒伤肾，腰痛如掣，脚膝偏枯冷痹。

独活　桑寄生　白芍药　细辛　桂心　芎䓖　防风人参　当归　熟地黄　秦艽　牛膝　茯苓　杜仲　甘草

水二钟，煎八分，不拘时服。

麻黄苍术汤　治寒湿腰痛，身体沉重。

麻黄　泽泻　神曲　茯苓　陈皮　半夏　桂枝　草豆蔻　杏仁　苍术　甘草　猪苓　黄芪

水二钟，姜三片，煎八分，食前服。

当归拈痛汤　治湿热为病，肢节烦疼，肩背沉重，遍身疼痛。

当归　知母　茯苓　泽泻　猪苓　白术　苦参　人参　葛根　升麻　茵陈　黄芩　羌活　甘草　防风苍术

水二钟，煎八分，食前服。

术附汤　治湿伤肾痛冷重。

白术　附子　杜仲

水二钟，姜五片，煎八分，不拘时服。

独活汤　治冷滞腰胯刺痛。

独活　附子　牛膝　赤芍药　桂心　芎䓖　当归桃仁

水二钟，姜三片，煎八分，食远服。

青蛾丸　治肾虚腰痛。

破故纸炒香　萆薢四两　杜仲炒，去丝①，四两　胡桃仁去壳，八两　知母蜜炒，四两　黄柏蜜浸，炒紫，四两　牛膝去芦，酒洗，四两

上为末，春夏糯米糊丸，秋冬蜜丸，俱如桐子大。每服五六十丸，空心盐汤送下，服后以干物压之。

立安丸　治同上。

破故纸酒炒香　木瓜　杜仲炒，去丝　牛膝去芦，酒洗　续断各一两　萆薢二两

上为末，用炼蜜和丸桐子大。每服五六十丸，空心盐汤送下。

木香流气饮　方见气门。治气滞腰痛。

肾著汤②　治寒湿腰痛，加杜仲。

干姜　甘草　茯苓　白术

牛膝桃仁汤　治瘀血流滞腰痛。

当归须　桃仁去皮尖，炒　牛膝　赤芍药　官桂　厚朴　大黄　甘草

水二钟，姜三片，煎八分，食前服。

当归乳香散　治闷挫腰痛。

当归　独活　白芷　乳香　桂心　没药　赤芍药　枳壳

水二钟，姜三片，煎服。

---

①　去丝：原文为去系，改为去丝。下同。

②　肾著汤：原文是著肾汤，按前文改为肾著汤。

当归龙荟丸　治同下。

当归五钱　龙胆草五钱　栀子炒，五钱　黄连五钱
黄芩五钱　青黛五钱　大黄三钱　芦荟二钱五分　木香
一钱二分半　麝香少许

上为细末，用神曲糊丸如桐子大。每服六七十丸，
滚白汤下。

抑青丸　方见翻胃膈噎门。治同下。

龙胆汤　治肝火太盛，气实，左胁痛。

黄连　黄芩　栀子　当归　陈皮　胆星各一钱　龙
胆草　香附各八分　玄参七分　青黛　木香各五分　干
姜炒黑，三分

上剉一剂，生姜三片，水煎至七分，入玄明粉三
分，痰盛加至五分，食后服。如作药丸，加芦荟五分，
麝香二分，为末，神曲糊丸如桐子大。每服五十丸，淡
姜汤下。

枳壳煮散　治因怒胁痛。

枳壳　细辛　川芎　干葛　防风　甘草　桔梗
姜三片，煎服。

芎葛汤　治同上。

川芎　干葛　桂枝　枳壳　细辛　芍药　麻黄　人
参　防风　甘草

水二钟，姜三片，煎八分，食远服。

聚气汤　治同上。

三棱　蓬术　青皮　陈皮　桂心　藿香　桔梗　益
智仁　香附　甘草

白水煎服。

推气散　治气郁痰积，右胁痛。

姜黄　枳壳　桂心　甘草各二钱

为细末，每服一钱，姜枣煎汤调下。

分气紫苏饮　治同上。

紫苏　桑皮　五味子　草果　桔梗　大腹皮　茯苓
陈皮　甘草

水二钟，姜三片，煎八分，不拘时服。

龙胆泻肝汤　治左胁下痛连小腹。

龙胆草　柴胡梢　当归须　陈皮　青黛　甘草梢
赤茯苓　炒栀子　青皮

不拘时服。

乳香散　治肾虚腰痛不止。

杜仲炒，去丝，三钱　乳香一钱

为细末。每服一钱，用温酒调服。

怔忡门　怔忡　惊悸　健忘

病源

有血虚，有痰火，有思虑，有惊忤。

形证

怔忡者，心中怯怯如人将捕之状，惕然动摇，不得
安静，无时而作也。

惊悸者，蓦然惊跳，心慌战动，欲厥之状，有时而作也。

健忘者，谓陡然恍惚而忘其事也。

丹溪云：忡病属血虚，有虑便动属气虚。时作时止者，痰因火动。瘦人多是血少，肥人多是痰，时觉心跳者，亦是血少。怔忡无时，惊悸有时而作。

脉法

寸口脉浮而弱，血虚惊悸；脉沉而滑，痰饮蓄积。

治法

遇事惊击，过险临危，触事丧志，心为之忤，而成惊悸者，宜用龙齿汤、安神丸、定志豁痰汤。

心虚而有郁痰，则胸中漉漉①，心不自安，而成怔忡者，宜用茯苓饮、十全温脾汤、天王补心丹。

思虑过度，损伤心气，健忘失记，宜用养心汤、归脾汤、定志丸。

---

① 漉漉［lù lù］：象声词。汉·张仲景《金匮要略·痰饮咳嗽病脉证》"痰饮"注："痰饮者，水饮走肠间不泻，水精留膈间不输，得阳煎熬成痰，得阴凝聚为饮，凡所在处有声，故在上则喉中有漉漉之声，在下则肠间有沥沥之声。"明·何景明《七述》："马则骅骝赤骥，紫燕青骊，漉漉师师，騄駬騄駬。"

治方

定志豁痰汤　治心神失守，惊悸恍惚。

茯苓　茯神　石菖蒲　远志　白术　半夏　甘草
陈皮　麦门冬　黄连

水二钟，姜三片，灯心十根，煎服。

龙齿汤　治同上。

官桂　半夏　人参　茯苓　枳壳　甘草　当归　龙
齿　桔梗　远志　茯神　黄芪

水二钟，糯米百粒，姜三片，枣一枚，煎服，不拘
时服。

安神丸　治同上。

黄连一钱五分，酒炒　朱砂一钱　生地黄酒洗，浸
当归酒洗　炙甘草各五分

上为细末，用蒸饼丸如黍米大。每服十五丸，津唾
咽下。

茯苓饮　治心虚有郁痰，怔忡不安。

赤茯苓　半夏　茯神　麦门冬去心　陈皮　沉香
槟榔　甘草

水二钟，姜三片，煎八分，食远服。

十全温脾汤　治同上。

半夏　枳实　橘红　茯苓　酸枣仁　远志　五味子
熟地黄　人参　甘草

水二钟，姜三片，枣一枚，煎八分，不拘时服。

天王补心丹　治同上。

天门冬去心　麦门冬去心，各一两　生地黄二两，酒浸　人参五钱　远志去心，五钱　五味子七钱　柏子仁去壳，一两　酸枣仁去壳，一两　玄参五钱　丹参五钱　当归一两　茯苓一两　桔梗五钱

上为末，炼蜜和丸如龙眼大，朱砂为衣。临睡每服一丸，灯心汤化下。

养心汤　治思虑伤心，健忘失记。

黄芪　茯苓　茯神　半夏曲　当归　川芎　远志　肉桂　酸枣仁去壳　柏子仁去壳　五味子　人参　甘草

水二钟，姜三片，枣一枚，煎八分，食远服。

归脾汤　治同上。

白术　茯苓　茯神　黄芪　龙眼肉　酸枣仁　人参　木香　甘草

水二钟，姜三片，枣一枚，煎八分，不拘时服。

定志丸　治同上。

远志去心，二两　人参三两　石菖蒲二两　茯苓三两　朱砂三钱，另研为衣

为末，蜜丸如桐子大。每服五六十丸，食后米汤送下。

镇心养荣汤　治忽然身大，心中无主张，恍惚不宁。

当归　黄芪　甘草　茯苓　白术　陈皮　人参　麦门冬　生地黄　半夏　酸枣仁　柏子仁　川芎　芍药

水二钟，姜三片，枣一枚，煎八分，食远服。

镇心丹

黄连　胆星　远志去心，各三钱　石菖蒲一钱　生甘草五分　茯神　茯苓　酸枣仁去壳，各三钱　生地黄二钱　当归五钱

为细末，炼蜜和丸如弹子大，朱砂为衣。每服一丸，食远灯心汤化下。

消 渴 门

病源

火炎，郁热，水亏。

夫渴之为病有三，曰消渴，曰消中，曰消肾，分上中下三焦而应焉。上焦者，乃心消，移热于肺，热气薰胸中，心虚受之，津液干燥，渴引饮多，小便数而少，病属上焦，谓之消渴。中消者，乃脾消，移热于胃，因热蓄于中，脾虚受之，伏阳蒸胃，消谷善饥，饮食倍常，不生肌肉，渴亦不甚烦，但欲饮冷，小便数如泔，病属中焦，谓之消中。下消者，是肾消，移热于膀胱，热伏于下，肾虚受之，腿膝枯细，骨节酸疼，精泄髓冷，饮水自救，水饮不多，随溺而下，小便多而渴，病属下焦，谓之消肾。自消肾之下，又有肢体瘦弱，阳道兴强，不交精泄，谓之强中。大抵三消之病，盖因肥甘嗜于口，色欲放其情，炙煿无节，于是炎火上薰，脏腑

生热，津液干焦，以致渴病生焉。所谓消渴尚轻，消中甚焉，消肾又甚焉，至于强中，则难治矣。

形证

上消者肺也，舌上赤裂，大渴引饮。经云：心移热于肺，传为膈消者是也。

中消①者胃也，多食而瘦，自汗饮冷，大便硬，小便数。叔和云：口干饶②饮水，多食亦饥虚，谓之消中者是也。

下消者肾也，烦渴引饮，耳轮干焦，小便如膏。叔和云：焦烦水易亏，谓之肾消者是也。

强中者，肢瘦烦渴，阳道兴强，不交精泄，谓之强中。

脉法

《脉诀》云：消渴脉数大者活，虚小病深厄难脱。

治法

丹溪云：渴病须养肺，降火生血为主，不可过用凉药。洁古云：渴病分而治之，有渴而能食者，有渴而不能食者。能食者，必发为痈疽之患；不能食者，久传为中满鼓胀之病。皆为难治之病也。

---

① 中消：原缺"中"字，据清抄本补录。

② 饶［ráo］：另外增添：～头。买十～一。

能食而渴者，宜用白虎加人参汤；

不能食而渴者，宜用白术散加干葛；

膈消者，宜用人参石膏汤；

中消者，宜用调胃承气汤合三黄丸；

下消者，宜用六味地黄丸、茯兔丸；

消渴强中，宜用黄连猪肚丸；

多食善饥，宜用黄连石膏汤；

消渴，药中大禁半夏，亦不可发汗。

治方

麦门冬饮　治膈消，烦渴胸满，津液短少。

麦门冬去心　五味子　瓜蒌仁　生地黄　人参　茯神　干葛　知母　甘草

白水煎，食远服。

降心汤　治心肾不交，水火不济，烦渴引饮。

天花粉　人参　当归　远志　茯苓　黄芪　川芎　五味子　熟地黄　甘草

水二钟，枣一枚，煎八分，不拘时服。

白虎加人参汤　治能食而渴。

石膏　知母　甘草　人参　糯米

水二钟，煎八分，不拘时服。

加味白术散　治中消。

白术　茯苓　人参　干葛　甘草　枳壳　五味子　天花粉　山药

水二钟，煎八分，食远服。

六味地黄丸　治消肾。

方见损门。

人参石膏汤　治膈消，上焦烦渴，不饮多食。

人参　石膏　知母　甘草　黄芩　杏仁　糯米

白水煎服。

黄连石膏汤　治多食易饥善渴。

黄连　石膏　天花粉　白术　生甘草　人参　知母
黄芩　生地黄

水二钟，煎八分，不拘时服。

甘露饮　治大渴，小便短少。

滑石　石膏　知母　人参　白术　茯苓　猪苓　泽
泻　甘草

水二钟，煎八分，食远服。

天花粉散　治消渴。

天花粉　生地黄　麦门冬　干葛　五味子　甘草
糯米

白水煎服。

生津润燥汤　治消中，血少，大便秘涩，口干
肉削。

黄柏　当归　知母　肉苁蓉　升麻　桃仁　麻仁
防风　熟地黄　甘草稍（应为梢）

水二钟，煎八分，食前服。

莲子饮　治上焦作渴，小便多。

莲子心　麦门冬　粉干葛　知母　甘草　天花粉
生地黄　人参　当归

水二钟，煎八分，食远服。

茯菟丸　治肾消。

白茯苓去皮，五两　菟丝子酒煮，焙，十两　五味子七两　石莲肉三两

为末，用山药末六两，打糊为丸如桐子大。每服五十丸，食前米汤下。又方去五味子。

玉泉丸　治烦燥口干。

麦门冬　人参　茯苓　黄芪半蜜炙，半生　乌梅肉甘草各一两　天花粉　甘葛各一两五钱

上为末，炼蜜和丸如弹子大。每服一丸，不拘时细嚼，滚白汤送下。

天花粉丸　治消渴，多饮水，身体瘦弱。

天花粉　人参各等分

上为末，炼蜜和丸如桐子大。每服五十丸，食前用麦门冬汤送下。

黄连猪肚丸　治消渴强中。

黄连　粱米　花粉　茯神各四两　麦门冬　知母各二两

上为末，用大猪肚一个，洗净，将药入内，用线缝定，置甑中，蒸极烂取出。药另研，以猪肚捣细，和成膏，再入炼蜜和丸如桐子大。每服五十丸，用人参汤下。一方加生地、干葛；一方去知母、粱米，用小麦。

瓜蒌丸　治消渴。

用瓜蒌根，不拘多少，薄切，用人乳拌蒸，晒干，为末，炼蜜和丸如弹子大。每服一丸，嚼化。或丸如绿

豆大，每服一百丸，米汤下。

调胃承气汤

甘草　大黄　芒硝

合三黄丸

黄连　黄芩　大黄　黄柏　甘草　生地

黄 疸 门

病源

疸分有五，同是湿热

夫疸者，周身皮肤并眼珠如栀子水染。盖由湿热郁积于脾胃之中，久而不散，发为黄也。其症有五，曰黄疸，曰谷疸，曰酒疸，曰黄汗，曰女劳疸。虽有五种之分，未有不因湿热拂郁①而作也。治当清解湿热，分利小便，小便利而黄自退矣。其或日久变为黑疸而腹胀者，则难疗也。学者详之。

---

① 拂郁〔fú yù〕：愤闷。拂，通"怫"。汉·焦赣《易林·比之咸》："杜口结舌，心中拂郁，去灾患生，莫所冤告。"唐·薛用弱《集异记·蒋琛》："所以鞭浪山而疾驱波岳，亦粗足展余拂郁之心胸。"

形证

黄汗者，身体微肿，汗出不渴，其汗能染衣如黄柏汁。此由脾胃有热，汗出为风所闭，热结于中，其汗黄也。黄疸者，食已即饥，遍身俱黄，但欲卧，小便涩黄，憎寒壮热，此因酒面炙煿，蕴热瘀滞而得也。

谷疸者，食毕即头眩，心中怫郁不安，遍身发黄，此因脾胃有热，因太饥过饱，有伤胃气所致也。

酒疸者，身目俱黄，心中懊憹①，足胫满，小便黄，面发赤癍，此由饥中饮酒，大醉当风入水所致也。

女劳疸者，大劳淫欲，大热交接，衽席②未几，遽就浴室，以致发热恶寒，小腹急满，而身目俱黄也。

黑疸者，因湿热久郁，色如薰黄，目青面黑，心中如啖蒜之状，日久腹膨胀则难治矣。此因酒色过度而然也。

脉法

《脉诀举要》曰：五疸湿热，脉必洪数，其或微涩，症属虚弱。

---

① 憹〔náo〕：〔懊（ào）~〕烦乱，如"如一善，则心中清净宁帖；一恶，则~~烦燥。"

② 衽席〔rèn xí〕：亦作"袵席"。床褥与莞簟。泛指卧席。引申为寝处之所。借指男女色欲之事。莞〔guān〕：指水葱一类的植物，亦指用其编的席。簟〔diàn〕：竹席。

治法

戴云：疸有食积者，量其虚实下之，其余但清湿热，利小便，使小便清利，黄自退矣。又曰：疸而渴者难治，疸而不渴者易治。

疸病，通用茵陈五苓散为主治。

黄汗，宜用黄芪汤加减法。

黄疸，宜用茵陈散加减法。

谷疸，宜用茵陈龙胆汤加减法。

谷疸是食与气郁，致伤脾土。

龙胆乃泻肝之药，使木不克土，而无腹胀之患。

酒疸，宜用葛根汤加减法、当归白术散。

女劳疸，宜用四君子汤加减法、滑石散。

伤寒蓄血发黄，自本门求治。

治方

茵陈五苓散　即五苓散去桂加茵陈，通用主治。

黄芪汤黄汗汗出，染衣黄色。

黄芪　赤芍药　茵陈　石膏　麦门冬　淡豆豉
甘草

水二钟，姜三片，竹叶七片，煎八分，食远服。热盛加黄芩、黄柏；血虚加当归、生地黄；湿盛去豆豉，加白术。

茵陈汤　治黄疸，因湿热气郁，蒸而成疸。

茵陈　木通　大黄　栀子　石膏　甘草　栝蒌

《医方集宜》　卷之五

大便溏去大黄，加赤茯苓；小便赤少加猪苓、泽泻、葶苈子；胸满便秘加枳实。水二钟，灯心十根，煎八分，不拘时服。

茵陈龙胆汤　治谷疸。

茵陈　龙胆草　赤茯苓　白术　枳实　麦芽　青皮　栀子

身热加柴胡；大便燥加大黄；胸闷加厚朴；易饥加石膏；烦渴加麦门冬、干葛。白水煎，食远服。

葛根汤　治酒疸。

干葛　栀子　枳实　豆豉　甘草

内热加黄连；食少加白术；小便赤少加黄柏、赤茯苓；湿盛加茵陈、半夏；身热加柴胡、黄芩。水二钟，煎八分，不拘时服。

四君子汤　治女劳疸。

白术　茯苓　人参　甘草

加芍药、白扁豆、黄芪。小便涩小加泽泻、黄柏；心烦加麦门冬、当归；胸闷去黄芪，加神曲、枳实；虚热加秦艽、柴胡；小腹急满加木通、滑石。水二钟，姜三片，枣一枚，煎服不拘时。

当归白术汤　治酒疸发黄，胸满不食。

当归　黄芩　茵陈　白术　半夏　杏仁　枳实　前胡　茯苓

水二钟，姜三片，煎八分，食远服。

滑石散　治女色疸。

滑石五钱　白矾五钱，煅

上为末，用大麦粥汤调下。

大温中丸　治食积黄肿病。

陈皮　苍术　厚朴　三棱　蓬术　青皮各五两　香附一斤　甘草一两　针砂醋炒红，三两

为末，用醋糊丸桐子大，空心姜汤下。

又方　湿疸，用生螺擂水细饮。

又方　用薏苡根煎汤，露过，空心温服。

又方　用萝卜子，焙为末，白汤调下。此方治疸而胀者效。

诸　淋　门

病源

湿热，气郁，肾虚，气虚。

夫淋者，小便淋沥而痛也。盖由房劳忿怒，醇酒厚味，酿成湿热，客于胞中，使气郁不能运化而出，故有五淋生焉，曰气淋、石淋、膏淋、血淋、劳淋是也。法当清解湿热，疏调滞气，分利水道，此治之大略也。然而肾气虚弱，亦当补益，使心肾自交，水火既济，而诸淋癃闭，自然痊矣。临病审之。

形证

戴云：淋者，小便淋沥，欲去不去，不去又来，来时作痛，皆属于热也。

气淋为病，小便涩而常有余沥也；

石淋者，茎中痛，尿不得出，则有沙石块也；

膏淋者，尿似脂膏而出也；

劳淋者，劳伤即发，痛引气冲也；

血淋者，遇热即发，小便淋痛而溺血也。

初起为热淋、血淋，久则煎熬水液，稠浊如膏，如沙如石也。

脉法

经曰：诸淋，脉盛大而实者生，虚细而涩者死。

治法

诸淋通治，先宜用八正散加减。

气淋，宜用木香散、瞿麦汤。

石淋，宜用琥珀丸、石苇散、五淋散、石燕丸。

膏淋，宜用沉香散、菟丝丸、参苓琥珀汤。

劳淋，宜用六味地黄丸、清心莲子饮。

血淋，宜用当归散、瞿麦栀子汤、海金沙散、小蓟汤。

冷淋，宜用生附散、泽泻散。

作渴而小便不通者，宜用清肺饮子。

阴茎中作痛，乃厥阴气滞有热，宜用生甘草梢①，以缓其气耳。

---

① 甘草梢：原文为甘草稍，改为甘草梢。下同。

治方

八正散　诸淋通治。

大黄　瞿麦　萹蓄　车前子　木通　山栀子　滑石
生甘草

开郁加郁金、琥珀；行气加青皮、木香；破血加蒲
黄、牛膝；滋阴加黄柏、生地黄。水二钟，灯心二十
根，煎八分，食前服。

琥珀散　治石淋涩痛，溺下沙石。

琥珀　滑石　大黄　葵子　木通　木香　腻粉

一方无大黄、腻粉，有郁金、萹蓄。上为细末，每
服一钱，空心用灯心汤调下。

石苇散　治石淋。

石苇　葵子　木通　瞿麦　芍药　白术　滑石　当
归　甘草　王不留行

水二钟，煎八分，食前服。

木香汤　治气淋，此行气药也。

木香　木通　槟榔　当归　茴香　青皮　泽泻　芍
药　官桂　陈皮　甘草

水二钟，姜三片，煎八分，食远服。

清肺饮子　治渴淋，小便不通。

茯苓　猪苓　泽泻　车前子　琥珀　木通　瞿麦
萹蓄　通草　灯心

水二钟，煎八分，食前服。

五苓散　治石淋，血淋。

《医方集宜》　卷之五

茵陈　淡竹叶　木通　滑石　甘草　山栀　赤芍药
赤茯苓

水二钟，煎八分，不拘时服。

海金沙散　治血淋，石淋。

海金沙　木通　滑石　瞿麦穗　通草　杏仁

水二钟，灯心十根，煎八分，食前服。

瞿麦栀子汤　治血淋。

瞿麦　栀子　生甘草　当归　蒲黄　牛膝　芍药
木通　生地黄　黄芩

水二钟，煎八分，食远服。

当归汤　治血淋。

当归　淡竹叶　麦门冬　乌梅　甘草　木龙　竹
园荽

水二钟，红枣一枚，灯心十根，煎八分，不拘
时服。

通滑散　治淋，尿痛不可忍。

通草　滑石　冬葵子　赤茯苓　车前子　黄芩

上为末，每服一钱，用熟汤调下。

小蓟汤　治血淋。

生地黄　小蓟根　通草　滑石　栀子　蒲黄　淡竹
叶　当归尾　生藕节　甘草梢

水二钟，煎八分，食前服。

二神散　治诸淋急痛。

海金沙　滑石

上为末，随淋用药，煎汤引下。

又方 治血淋。

当归 川芎 白芍 生地 蒲黄炒 槐花炒 升麻
红花 地榆 藕节汁

参苓琥珀汤 治膏淋。

人参 茯苓 琥珀 当归 柴胡 泽泻 玄胡 川
楝子 甘草

用长流水二钟，煎八分，食前服。

瞿麦汤 治气淋涩滞。

瞿麦 黄连 大黄 枳壳 当归 羌活 木通 牵
牛 玄胡 桔梗 射干 官桂 大腹皮

水二钟，姜三片，煎八分，不拘时服。

沉香散 治膏淋，脐下妨闷不快。

沉香 陈皮 黄芪 瞿麦 榆皮 韭子 滑石 黄
芩 甘草

上为细末。每服一钱，清米汤调下。

石燕丸 治沙石淋。

石燕子烧红，水淬，次研 滑石 石苇 瞿麦各
等分

上为末，用面糊和丸如桐子大。每服五十丸，空心
灯心汤送下。

地黄丸 治肾虚劳淋。

生地黄 黄芪 防风 远志 茯神 鹿茸 黄芩
人参 栝蒌 石苇 当归 戎盐 蒲黄 甘草 滑石
赤芍药 车前子

上为细末，炼蜜和丸如桐子大。每服五六十丸，空

心滚白汤送下。

菟丝丸　治膏淋。

菟丝子一两　桑螵蛸　泽泻各五钱

上为末，炼蜜和丸如桐子大。每服空心灯心汤下。

一方　治虚淋久不痊，用六君子汤，加

黄柏酒炒　知母盐水炒　滑石　石苇　琥珀

白水煎，食远服。

六味地黄丸　治劳淋。

生地黄　熟地黄　白茯苓　牡丹皮　怀山药　泽泻

山茱萸肉

清心莲子饮　治劳淋。

麦门冬　黄芩　地骨皮　车前子　甘草　白茯苓

黄芪　石莲肉　人参

水二钟，煎八分，不拘时服。

生附散　治冷淋。

人参　茯苓　益智　草薢　山药　泽泻　黄柏酒炒

五味子　麦门冬　远志　菟丝子

泽泻散　治冷淋。

泽泻　姜皮　桑白皮　枳壳　槟榔　木通　赤茯苓

赤白浊门

病源

湿热，气虚，湿痰。

形证

浊病有赤有白。赤乃心虚有热，因思虑而得之；白乃肾虚有火，因嗜欲而得之。河涧所谓：浊属热，如清水作汤则有白脚，夏日则水混浊，冬寒则水澄清，此理昭然明也。盖赤白二浊，出自小便尿孔，中来澄定，则有浑脚，其状旋面如油，或如膏糊，渐久而成虚损之病。治当清其湿热，升提下陷之气，滋水降火，自然痊安。

治方

清心莲子饮　治心中烦热，思虑抑郁，小便白浊，夜梦遗泄，涩痛便赤，或因酒色，皆治。

麦门冬　黄芪　地骨皮　车前子　甘草　白茯苓　石莲肉　黄芩　人参

水二钟，煎八分，不拘时服。

加味清心饮　治心中客热，烦燥赤浊，或心肾不交，水火不济。

白茯苓　石莲肉　益智仁　远志　人参　白术　泽泻　甘草　麦门冬　石菖蒲　车前子

水二钟，灯心十根，煎八分，食前服。

分清饮　治思虑过度，清浊相干，小便白浊。

益智仁　石菖蒲　白茯苓　乌药　川草薢

水二钟，点盐少许，煎八分，不拘时服。

檗皮汤　治湿热下陷，小便白浊或赤涩，久不愈。

黄柏炒，二钱　蛤粉一钱　滑石一钱五分　青黛五

分　茯苓一钱五分　泽泻一钱　椿根皮八分

水二钟，煎八分，空心服。

又方　治湿热便浊。

生黄柏一两　炒黄柏一两　蛤粉二两　神曲五钱
生地黄一两

上为末，水丸如桐子大。每服六十丸，空心滚白汤
送下。

茯苓半夏汤　治湿痰流入膀胱，下为白浊。

白术一钱　茯苓一钱　半夏一钱　陈皮一钱　升麻
六分　苍术一钱　甘草二分　猪苓二钱

水二钟，姜三片，灯心十根，煎八分，食前服。

加味补中汤　治气虚便浊。

白术　陈皮　黄芪　人参　炙甘草　当归　柴胡
牡蛎①　黄柏　升麻

水二钟，煎八分，不拘时服。

秘精丸　治下元虚寒，小便白浊，或如米泔凝脂②。

牡蛎煅，一两　菟丝子酒煮，焙，另研　韭子炒，
各二两　龙骨生用，一两　五味子五钱　白茯苓二两
白石脂一两　桑螵蛸酒炙，一两

上为末，酒糊丸如桐子大。每服七十丸，空心盐汤
送下。

锁精丸　治梦遗精滑。

---

①　牡蛎：原文为牡砺，改为牡蛎。下同。
②　凝脂：原文为凝指。

黄柏酒浸，炒紫，二两　白术一两　白龙骨五钱，煅　枸杞子一两　当归一两，酒洗　石莲肉五钱　海蛤粉①五钱　干山药一两　白芍药一两，酒炒　五味子五钱　白茯苓一两　熟地黄二两，酒浸

上为末，蜜和丸如桐子大。每服六十丸，空心盐汤或温酒任下。

瑞莲丸　治思虑伤心，便下赤浊。

白茯苓去皮　石莲肉去心，炒　龙骨②生用　天门冬去心　麦门冬去心　柏子仁炒，另研　紫石英火炼，研细　远志甘草水煮，去心　酸枣仁炒　当归酒洗　龙齿以上③各一两　乳香五钱，另研

上为细末，蜜丸如桐子大，朱砂为衣。每服七十丸，空心用温酒或大枣煎汤任下。

桑螵蛸散　治男子因房劳过度，小便日数十次，稠如米泔，或赤或白，心神恍惚，瘦瘁减食。此因耗伤真气而得之也。

桑螵蛸盐水煮　远志甘草水煮，去心苗　菖蒲盐炒　龙骨煅，研　人参去芦　茯神去木　当归酒洗，去芦　龟甲醋炙，各一两

上为末。每服二钱，临睡用人参汤调下。

萆薢分清饮　治真元不足，下焦虚寒，小便白浊，

---

① 海蛤粉：原文为海蛤蚡，改为海蛤粉。

② 龙骨：原文为骨龙，改为龙骨。

③ 以上：原文为已上，改为以上。下同。

频数无度，旋面如油，光彩旋脚，澄下凝如膏糊。

益智仁　川萆薢　石菖蒲　乌药各等分

水二钟，入盐一捻，煎八分，食前服。

一方加茯苓、甘草。

茯菟丸　治思虑太过，心肾虚损，便溺白浊，梦寐频泄。方见消渴门。

又方　治虚弱白溺。

黄芪一钱　人参三分　知母一钱　黄柏六分　白术六分　茯苓四分　陈皮六分　升麻二分五厘　柴胡一钱当归五分　甘草

一方　治心经伏暑，小便赤浊。

人参　白术　赤茯苓　香薷　泽泻　猪苓　莲肉麦门冬去心　各等分

用水二钟，煎八分，不拘时服。

一方　治小便白浊出髓条。

酸枣仁炒　白术　人参　白茯苓　破故纸　益智仁大茴香　左顾牡蛎童便煅

各等分。上为细末，加青盐酒和丸如桐子大。每服三十丸，温酒或米汤任下。

遗　精　门

病源

心虚神交，下元虚怠，气盛满溢，外慕情动。

症证

夫遗精之病，非止一端。有心虚神交而遗者，有下元虚惫而遗者，有气盛精满而溢者，有外慕情动而遗者。若夜梦与人交接，乃心虚神交而遗也。不交自泄，精滑不禁，此因色欲过度，损伤肾气，下元虚惫而遗也。年壮气盛，久无房欲，乃精满而自溢也。外慕①不得，情动于中，此因欲不逐而遗也。若夫年壮气盛及情动于中，但舒其情而遂其欲，虽不饵药，亦能自愈。至若夜梦鬼交，精滑不禁，则当平降心火，滋养肾水，使水火济而心肾交，培其本而固其真，斯无泄矣。

治方

既济方　治思想无穷，所愿不得，相火妄发②，损伤心肾，夜梦遗精，小便余沥。

当归酒洗　熟地黄酒浸　肉苁蓉酒浸　枸杞子　白茯苓　知母盐炒　石莲肉　天门冬去心　麦门冬去心，各六两　黄柏酒浸，炒，二两　莲须七钱　五味子　泽泻　牡蛎煅，各五钱

上为末，炼蜜和丸如桐子大。每服七十丸，空心用盐滚汤送下。

芡实丸　治思虑过度，心肾不交，精元不固，夜寐

---

① 外慕：原文为外暮，改为外慕。

② 相火妄发：原文为相火忘发，忘改为妄。

《医方集宜》卷之五

不安，遗精白浊，腿痠神弱。

芡实　莲须　茯神　山茱萸去核　龙骨　五味子　韭子　肉苁蓉　熟地黄　紫石英　牛膝　枸杞子

上为末，酒煮山药作糊，和丸如桐子大。每服七十丸，空心盐汤下。

心肾丸　治水火不济，心下怔忡，夜梦遗精，盗汗便赤。

牛膝　熟地黄　肉苁蓉　菟丝子　鹿茸　附子　人参　黄芪　茯神　五味子　山药　当归　龙骨　远志

上为末，酒糊和丸如桐子大。每服七十丸，空心枣汤送下。

固精爽神汤　治心气不足，夜梦遗精。

当归　生地黄　人参　茯苓　远志　白茯苓　黄柏　知母　牡蛎　肉苁蓉　甘草　白术　海石

水二钟，煎八分，食前服。

固本锁精丸　治丈夫元阳虚惫，梦寐遗精，夜多盗汗。此涩精固阳之药也。

山药二两　枸杞子二两　人参一两　黄芪二两，蜜炒　石莲肉一两五钱　知母盐炒，二两　黄柏酒炒，二两　海蛤粉二两五钱　北五味一两　锁阳二两，酥炙

上为末，用白术六两，熬膏和丸如桐子大。每服七十丸，空心盐汤送下。

锁精丸　治梦遗精滑。方见浊门。

金锁正元丹

五倍子　茯苓各八两　紫巴戟去心，一斤　破故纸酒炒，十两　肉苁蓉洗，焙干　胡芦巴炒，各一斤　龙骨三两　朱砂三两，另研为衣

上为末，酒糊和丸如桐子大。每服十五丸，或服二十丸，空心温酒或盐汤任下。

摄精丸[①]　治中虚热湿下陷，遗精梦泄。

黄柏酒炒，二两　知母盐水炒，一两　白术一两黄芪五钱，蜜炒　牡蛎五钱　海石一两　当归一两　青黛五钱　熟地黄一两

为末，蜜丸桐子大。每服六七十丸，空心滚白汤任下。

秘 结 门

病源

风痰，气滞，积热，血虚，寒湿。

形证

风痰秘者，因中风痰，大肠燥结而不通也。气滞秘者，因气滞胀满，大便后重而不通也。积热秘者，由内

---

① 摄精丸：原文为樶精丸，改为摄精丸。

腑积热，消耗津液，燥结而不通也。寒秘者，乃中阴寒之气，郁结而不通也。湿秘者，因湿热痞结，津液不行而秘也。大抵秘结之病，风则散之，气则顺之，热则清之，寒则温之，燥则润之，涩则滑之，秘则通之，要在随症而处治焉。

治法

风秘，宜用疏风顺气丸；

气秘，宜用六磨汤；

热秘，宜用调胃承气汤加减、脾约丸；

寒秘，宜用当归四逆汤；

湿热秘，宜用槟榔丸、大黄饮子；

血虚秘结，宜用五仁丸、通幽汤；

血虚肠燥，宜用当归润燥汤。

治方

六磨汤　治气滞腹胀，大便秘涩。

沉香　木香　槟榔　乌药　枳壳　大黄

白水煎八分，食前服。

三和散　治七情气结，心腹痞闷，大便秘结。

羌活　紫苏　木瓜　沉香　木香　白术　槟榔　川芎　甘草　陈皮　大腹皮

白水煎，不拘时服。

当归四逆汤　治寒秘。

当归　附子　干姜　甘草

水二钟，煎八分，食远服。

大黄饮子　治湿热便秘。

大黄　杏仁　枳壳　栀子　升麻　生地黄　人参
黄芩　甘草　豆豉

水二钟，姜五片，乌梅一个，煎八分，不拘时服。

通幽汤　治血虚便秘。

当归　桃仁　生地黄　熟地黄　升麻　红花　甘草

水二钟，煎八分，食前服。

当归润燥汤　治血虚肠燥便秘。

当归尾　生地黄　升麻　麻仁　熟地黄　大黄　桃
仁　甘草　红花

白水煎，食前服。

调胃承气汤　治大肠有热便秘。

大黄酒　甘草　芒硝

脾约丸　治热秘。

麻仁五两　大黄一斤　厚朴　枳实　芍药各八两
杏仁五两

上为末，炼蜜和丸如桐子大。每服四五十丸，空心
滚白汤下。

槟榔丸　治湿热便秘。

大黄蒸　黄芩　枳实　麻子仁　牵牛　槟榔　羌活
杏仁各一两　人参五钱

为末，炼蜜和丸桐子大。每服五六十丸，空心滚白
汤送下。

五仁丸　治血虚便秘，或老人血少，大肠枯涩，便

秘艰难。

桃仁去皮尖，炒　杏仁去皮尖，炒　柏子仁　松子仁去壳　郁李仁去壳，各五钱　陈皮一两　枳实炒，五钱　当归一两

一方去杏仁。上为末，蜜丸如弹子大。每服一丸，空心滚白汤化下。

疏风顺气丸　治风秘。

大黄五两，酒蒸　麻仁二两　山茱萸酒洗，去核山药各二两　郁李仁去壳，一两　菟丝子酒煮，二两枳壳一两　槟榔二两　车前子二两五钱

上为末，炼蜜和丸如桐子大。每服三五十丸，茶酒任下。

霹雳箭　治便秘不通。

用蜜炼熟，滴水成珠为度，倾出少冷，做如枣核样大，放在谷道中夹住，少过片时，肠润便自通矣。

又方　治大便秘结，干燥难解。

用猪胆入谷道内，良久自通。

小便不通门

病源

气虚，血虚，痰闭，热闭。

治法

气虚，宜用补中益气汤加木通；

血虚，宜用四物汤加通草、车前子、茯苓；

痰闭，宜用二陈汤加升麻、木通、滑石；

湿热便闭，宜用海金沙散、木通汤、郁金黄连丸；

膀胱不利为癃，宜用八正散加木香；

老人小便不通，宜用琥珀丸。

治方

补中益气汤　治气虚便闭，加木通。

四物汤　俱见虚损门。治血虚便闭。

二陈汤　方见痰门。治痰闭。

八正散　方见淋门。治癃闭。

海金沙散　治下焦湿热，气不施化，小便癃闭不通。

海金沙　木通　瞿麦　滑石　通草　杏仁

水二钟，灯心二十根，煎八分，食前服。

木通散　治小便不通，腹疼不可忍。

木通　滑石各一两　牵牛五钱

为末任用。

葵子汤　治膀胱湿热，小便不通。

赤茯苓　猪苓　葵子　枳实　木通　黄芩　车前子

瞿麦　生甘草

水二钟，姜三片，食前服。

琥珀丸　治小便不通。

大黄　牵牛头末

为末，水丸绿豆大。每服三五十丸，空心滚白汤送下。

郁金黄连丸　治湿热便闭。

郁金　黄连酒炒　肉桂　黄柏酒炒　知母酒炒　滑石　甘草　木通　赤茯苓

小便不禁门

病源

属热，属虚。

形症并治法

戴云：小便不禁，出而不觉，赤者是热，白者气虚也。

节斋曰：小便不禁或频数，古方多以为寒，而用温涩之药，殊不知属热者多。盖由膀胱火邪妄动，水不得宁，故不能禁而频数来也。故年老人多频数，是膀胱血少，阳火偏动也。治法当补膀胱阴血，泻火为主，而佐以收涩之剂，如牡蛎、山茱萸、五味子之类，不可用温药也。病本属热，故宜泻火，因水不足，故火动，而致小便多。小便既多，水亦虚矣。故宜补血，补血泻火治其本也。收之涩之，治其标也。

茯苓蘖皮汤　治湿热小便不禁。

赤茯苓　黄柏炒　升麻　白术　泽泻　益智仁　当
归　知母　生甘草

水二钟，煎八分，不拘时服。

升阳补肾汤　治老人气虚，小便频数无度。

杜仲炒，为君　升麻为使　甘草　陈皮　白术　当
归　人参　黄芪　牛膝　泽泻　黄柏炒　知母炒

水二钟，煎八分，食远服。

一方　治小便不禁。

艾叶四两　食盐一两

同炒，热敷脐上，以热熨之。

又方　治老人小便不禁，淋沥不止。

用生甘草梢，煎汤细细服。

《医方集宜》卷之六

眼目门①

五轮见证

眼两角大小眦②属心，为血轮。病则赤脉上生，昏热肿痛赤烂，多生浮翳，血灌瞳仁③，大眦先赤而传小眦，左眼先患而传右眼，其病在心。

黑精属肝，为风轮。病则昏暗黑花，头痛有泪，其病在肝。

上下两胞属脾，为肉轮。病则眼胞肿起，努肉侵睛，外生小块在廓，名曰偷针。拳毛倒睫，其病在脾。

白眼属肺，为气轮。病则白睛肿起，多生瘀肉，有泪，白膜侵睛名曰气障，其病在肺。

瞳仁属肾，为水轮。病则眼目昏暗，瞳青人绿，头

---

① 眼目门：原文缺此行，据全文体例补。

② 眦〔zì〕：眼眶。《史记·卷七·项羽本纪》："头发上指，目眦尽裂。"唐·杜甫《望岳诗》："荡胸生曾云，决眦入归鸟。"

③ 瞳仁：原文为瞳人，改为瞳仁。下同。

痛冷泪，观人物若堆烟，视太阳如水花，久成青盲内障，其病在肾。

八廓见证

关泉廓，病主瘀肉侵睛，属小肠；水谷廓，病主额角常眵，泪多黑花，属脾胃；会阴廓，病主阴暗生泪，属肾；胞阳廓，病主睑①内赤肿，睛疼多瘀肉，属心、命门；清净廓，病主两眦，痒痛泪出，属胆；传道廓，病主昏朦多泪，属肺、大肠；津液廓，病主血丝侵睛，努肉生睑，属膀胱；养化廓，病主赤筋，拳毛倒睫，属肝。

治法

治眼之法，观其形证，究其所因。风则驱散之，热则清凉之，气则调顺之，虚则补益之。又有云翳遮睛，拳毛倒睫，血灌瞳仁，努肉攀睛等症，各随所受脏腑虚实，老少新久，取次而求治焉。

风眼，因目②冒风沙。其症瞳青胞白，痒而多泪，不赤不疼，宜用洗肝散、圣效散、决明子散、密蒙花③。

火眼，即热眼，因五脏积热，上攻于目。其症乌轮

---

① 睑：原文为脸，改为睑。下同。

② 目：原文为日。

③ 密蒙花：原文为蜜蒙花，改为密蒙花。下同。

《医方集宜》 卷之六

突起，胞硬红肿，眵泪湿浆，里热刺痛，羞明癮涩[1]，泪出不止，宜用洗心散、龙胆汤、芎辛汤、东垣救苦汤、黄连膏、珍珠散、羊肝丸。

气眼，因七情不顺，暴怒伤肝。其症眼目矇眬[2]，昏暗痠涩，胞肿不硬，或生云翳，微赤多泪，宜用明目流气饮、决明子散、蟾花无比散、匀气散、三花五子丸。

白膜遮睛，是云翳生于睛上，渐侵入水轮，因肺经热毒之气，攻上不散，聚结成云，宜用拨云散、蝉花散、复明散、当归龙胆汤、白龙散、磨翳散、八宝丹、明目地黄丸、拨云锭子、珍珠散。

血灌瞳仁，因肝胆二经多有积热。其症血丝侵睛，上灌瞳仁，矇眬肿赤，宜用车前子散、泻肝散、退血散、加味四物汤、汤泡散、白龙散。

拳毛倒睫，因心脾二经积热。其目边紧急皮缩，毛向里生，刺睛癮痛，当去其内热，眼皮缓而毛自出矣，宜用防风饮、石燕散、灵应膏。

努肉攀睛，因脾肺二经有热，血凝不散。其症两眥赤肉侵睛，眼肉生翳，宜用黄连龙胆汤、清凉退赤散、红花散、还睛散、黄连膏、春雪膏。

鸡冠蚬肉，胞反赤肿，皆由脾虚积热，瘀血凝滞，

---

① 癮涩：原文为隐涩，按下文改为癮涩。下同。

② 矇眬［méng long］：快要睡着或刚醒时，两眼半开半闭看东西模糊不清的样子。

与努肉攀睛同治。

烂弦风眼，因脾经风热，久结不散。其症眼边烂，两眥赤痒，昏涩多泪，久而生虫，宜用金露散、卷帘散、绿云膏。

内障，是脑脂凝结，因怒暴大忧，损伤肝肾。其症睛内隐如雾遮瞒，渐侵瞳子，不红不肿，睛目如常，但瞳仁反背，不能视物，须用金针微拨，宜用复明散、甘菊汤、匀气散、八宝丹、杞芩丸、驻景丸、还睛丸、苁蓉丸。

外障，因脾肺积热，血凝气滞，瘀血侵睛，涩痛多泪，宜用退赤拨云散、谷精散、磨翳膏、明目地黄丸。

青盲，因胎中肝受风热。其症至晚矇眬昏暗，视物不见，日久睛蓝者不治，宜用泻肝散、聚宝散。

雀目眼障，每至黄昏，睹三光不明，如物遮蔽，乃肝肾之虚也，宜用镇肝丸、羊肝丸、菟丝子散、夜明沙散。

脉贯瞳仁，乃是白睛上有赤脉，串贯瞳仁，盖因心肺壅热，以致羞明涩痛，宜用沙糖煎、退赤散。

胞反肿赤，是睑胞翻突，赤肿因肿，因脾经风热，以致瘀血凝滞，宜用清凉退赤散、白龙散。

迎风冷泪，凡遇秋冬泪出不止，乃是肝脾二经受邪冷之气，宜用楮实子散、桑叶煎、槐皮煎。

睛突眶外，名蟹眼，因心肺二经久受壅热，血轮赤肿多泪，宜用春雪膏、黄连膏、点眼膏子。

又小儿睛突眶外，亦名蟹眼，宜用黄芪煎汤，细呷之。

瞳子散大，由食辛热过多。盖辛能助火，火邪上乘，入于脑中，以致精散，视物散大不明，皆由精少血虚，阴弱水亏，宜用五味子汤、熟干地黄丸、明目益肾丸、苁蓉丸、杞苓丸。

能远视而不能近视，乃阳气不足，阴气有余，气虚而血盛，则阴火盛而阳气衰，宜用补阳活血汤、定志丸。

能近视而不能远视，乃阳气有余，阴水不足，血虚而气盛，则阳气盛而阴水少，宜用地芝丸、六味地黄丸、明目益肾丸。

治方

洗肝散　治风热上攻，眼目赤肿，癥涩难开。

薄荷　当归　羌活　甘草　大黄　防风　山栀
川芎

水二钟，煎八分，不拘时服。

圣效散　治风热上攻，痒而多泪，或生血筋翳粗。

黄芩　细辛　甘草　生地黄　大黄　芍药　当归
菊花　山栀　牛蒡子①　桑皮

水二钟，煎八分，食远服。

决明子散　治风毒上攻，眼目赤肿。

黄芩　菊花　木贼草　石膏　芍药　川芎　甘草

---

①　牛蒡子：原文为牛旁子，改为牛蒡子。下同。

蔓荆子　石决明　草决明　羌活

水二钟，姜三片，煎八分，食后服。

密蒙花散　治风热攻注，两眼昏花，羞明瘾涩，或痒或痛，视物不明。

密蒙花　木贼草　羌活　菊花　甘草　石决明　白蒺藜　防风　蔓荆子

上为末。每服一钱，茶清调下。

洗心散　治风热上攻，赤肿胞硬，瘾涩难开，羞明多泪。

白术　麻黄　当归　荆芥　芍药　甘草　大黄

水煎，不拘时服。

龙胆汤　治目暴发，瘾涩肿痛。

当归　川芎　芍药　生地黄　羌活　防风　龙胆草防己

水二钟，煎八分，食远服。

芎辛汤[①]　治火热上攻两目，瘾涩难开，羞明恶日。

细辛　芎藭　蔓荆子　甘草　白芷　防风

水二钟，煎八分，不拘时服。

东垣救苦汤　治暴发赤肿睑高，苦痛不住。

桔梗　连翘　红花　细辛　当归　甘草　苍术　龙胆草　羌活　升麻　柴胡　防风　生地　藁本　黄连黄柏　黄芩　知母　川芎

水二钟，煎八分，食远服。

---

① 芎辛汤：原缺"芎"字，据清抄本补录。

《医方集宜》卷之六

黄连膏　治火热上攻眼目，赤肿而痛，或有瘀肉攀睛。

黄连半斤，为末　白丁香五升，去土　朴硝一升，淘去土脚，阴干

上取硝香入釜内，重水熬至七分，淘出，令经宿，水面浮牙者，取出控干，以纸袋子盛，风中悬至风化。将黄连细末熬清汁晒干，入风硝，更加猪羊胆，和蜜令匀。点眼极妙。

珍珠散　治暴赤火眼，肿障痒痛，羞涩多泪，或生翳膜。

芦甘石一斤　黄连一斤

上取黄连煎汤，以甘石火煅通红，入连水内，淬煅七次，去黄连不用，将甘石①研极细，水飞过，去沙脚，阴干，再入乳钵内复研过。每甘石一两，入冰片一钱，研匀。每用少许，先以井花水洗净眼，用银簪脚点入大小眦。又多年烂弦风眼，入麝香少许，再研点之。

羊肝丸　镇肝明目。

黄连一两　菊花　防风　薄荷　荆芥　羌活　当归　川芎各三钱

上为末，用白羊肝，去筋膜，捣烂，和丸如桐子大。每服五十丸，滚白汤下。

明目流气饮　治肝气不足，内生风热，上攻眼目，昏睛痰涩，胞肿微赤，多泪不明。

---

①　甘石：原文为肝石。

大黄　牛蒡子　川芎　菊花　细辛　玄参　栀子
白蒺藜　黄芩　甘草　荆芥　苍术　木贼草　蔓荆子
草决明

水二钟，煎八分，食远服。

蝉花无比散　治气郁伤肝，眼目昏，睛疲涩，或生
翳膜，或烂弦风眼。

蝉退　蛇退　羌活　当归　石决明　川芎　防风
茯苓　甘草　白蒺藜　芍药　苍术

水煎服。或为末，每服一钱，茶清调下亦可。

决明子散　方见前。治气眼。

白气散　治气眼，昏暗生花，渐成内障。

石决明　草决明　楮实子　木贼草　香附　甘草
蝉退　川芎

上为末。每服二钱，食后茶清调下。

三花五子丸　治怒气伤肝，昏涩多泪。

旋覆花　甘菊花　密蒙花　菟丝子　覆盆子　地肤
子　车前子　决明子各等分

上为细末，用糯米打糊为丸，如桐子大。每服三十
丸，麦门冬煎汤送下。

拨云散　治风毒上注眼目，白膜遮睛，昏暗羞明。

羌活　防风　甘草　黄芩　枳壳　木贼草　密蒙花
芍药　知母　当归　川芎　桑皮　蝉退　桔梗

水二钟，煎八分，不拘时服。

当归龙胆汤　治白膜遮睛。

防风　石膏　柴胡　羌活　五味子　升麻　甘草

黄连　黄芪　黄芩　黄柏　龙胆草　当归　芍药

水二钟，煎八分，食远服。

蝉花散　治白膜遮睛，及一切眼疾。

川芎　谷精草　黄芩　桑皮　菊花　羌活　密蒙花
黄芪　甘草　荆芥　防风　木贼草　细辛　玄参　独活
蝉退　芍药　车前子　山栀　决明子　蒺藜　蔓荆子
牛蒡子

水煎，食远服。

复明散　治白膜遮睛，羞明怕日，眼目昏暗，或成
内障。

青皮①　陈皮　川芎　苍术　甘草　生地黄　连翘
柴胡　黄连　当归

水二钟，煎八分，食远服。

磨翳散　治冷翳不痛不肿，黑睛上或生白花，名曰
怒气伤肝。

龙胆草　黄连　当归　桑皮　防己　生地黄　赤芍
药　栀子　青皮　蝉退　熟地黄　木贼草

灯心十根，煎八分，不拘时服。

拨云锭子　治白膜云等疾。

芦甘石一斤，黄连半斤，煎水七沸，将石煅七次，
淬七次，净末　硼砂一两　冰片一钱　海螵蛸二钱　麝
香二分　珍珠一钱　血竭②三钱　乳香　没药各一钱

---

① 青皮：原缺"皮"字，据清抄本补录。
② 血竭：原文为血蝎，改为血竭。下同。

上研为细末，以黄连膏和剂捏成锭子，以净凉水磨化点眼。

白龙散　去翳膜，去眼目赤肿涩痛。

芒硝五两

上取硝白如雪者，置银锅内，以新瓦盖，用熟炭火慢慢煨溶清汁，以铁钳钳出，倾在石器上，凝结如玉色，研极细，入冰片等分。每用少许，以金银簪脚点入目内。凡点先以新汲水洗，然后点之，或以少许吹入鼻中亦可。

珍珠散　方见前。治白膜遮睛。

八宝丹　专治眼疾、云翳等症。

芦甘石一两，火煅，用童便煅七次，淬七次，为灰乳，细研，水飞净　黄丹一两，乳过，水飞　生白矾一两，为末　冰片三钱　珍珠五钱，用蚌蛤盛之，以铁线缚合，火中煅过，为末　朱砂五钱，为末，水飞，一半入药，一半为衣　麝香三钱　乳香三钱，用灯草同研为末

用福蜜一两，入铜锅内熬，去沫，丝绵滤过，先下麝砂矾丹，次下片石，俱完，随热丸如黄豆大，少冷即成块不就。修药之日，须用天色晴明；成开收吉之日，或清明、端午、中秋、重阳之节。切忌生人女子、鸡犬①污秽之地。两人方能成就。用磁罐盛，多年愈好，以凉水浓磨点之。

---

①　鸡犬：原文为鸡大，改为鸡犬。

明目地黄丸　治肝经积热，上攻眼目，翳膜侵睛，羞明多泪。

生地黄　熟地黄　牛膝各三两　石斛　枳壳　防风各四两　杏仁炒，去皮尖，二两

上为末，炼蜜和丸。空心用盐滚汤送下。

车前子散　治肝经积热，上注眼目，血灌瞳仁，或生翳膜，羞明多泪。

密蒙花　菊花　羌活　甘草　蒺藜　车前子　石决明　黄芩　龙胆草

白水煎服。或为末，每服一钱，米汤调下亦可。

泻肝散　治血灌瞳仁，目赤肿痛。

当归　大黄　赤芍药　黄芩　桔梗　麻黄　朴硝山栀子

水二钟，煎八分，食远服。

退血散　治血灌瞳仁。

芍药　当归　木贼草　防风　细辛　龙胆草

白水煎，食远服。

加味四物汤　治血丝侵睛，上贯瞳仁，朦胧赤肿。

当归　荆芥　芍药　甘草　生地黄　防风　川芎

白水煎服。

汤泡散　治血灌瞳仁，一切眼疾。

当归尾　芍药　黄连

沸汤泡，洗眼。

金丝膏　治血丝攀睛。

黄连半斤，水浸一宿，取汁，再添水浸半日，取汁

白砂蜜一两　白矾一两　井盐一分，如无，青盐代之

山栀三钱，槌碎，入黄连汁内，加水同煎，数沸

　　上用银瓷器，煎十余沸，用细生绢加纸数重，再滤过①，用银罐子盛贮，时常点眼。

　　白龙散方见前。治血贯瞳仁。

　　防风饮　治拳毛倒睫。

　　防风　细辛　蔓荆子　干葛　当归　黄连　甘草
人参

　　水二钟，煎八分，食后服。

　　石燕散　治倒睫。

　　用石燕为末，先摄去睫毛，次用水调，点眼眩上，常以黄连水洗。

　　灵应膏　治拳毛倒睫。

　　用蒲公英取汁，涂眼包皮外，将拳毛掠出，掠定在外后，用药点之。

　　黄连龙胆汤　治努肉攀睛。

　　黄连　龙胆草　当归　芍药　大黄　黄柏　白芷
防风　薄荷　羌活　木贼草　黄芩　川芎　生地黄

　　水二钟，煎八分，不拘时服。

　　清凉退赤散　治努肉攀睛，胞翻肿痛。

　　荆芥　当归　防风　赤芍药　甘草　大黄　防己
川芎

　　水二钟，灯心十根，煎八分，食远服。

---

　　①　滤过：原文为摅过，改为滤过。

还睛散　治瘀肉侵睛，昏涩泪出，或生翳膜。

川芎　荆芥　甘草　川椒　茵陈　龙胆草　草决明
楮实子　野菊花　白蒺藜　木贼草　石决明　白芥子
野麻子　仙灵脾

水二钟，煎八分，食远服。或为末，每二钱，茶清
调下亦可。

红花散　治瘀肉攀睛。

连翘　当归　龙胆草　紫草　升麻　大黄　甘草
生地黄　红花　赤芍药

水二钟，灯心十根，淡竹叶七片，煎八分，不拘
时服。

春雪膏　治努肉，并胞反赤肿。

用雄猪胆一个，将好朴硝装在胆内，悬于风处，待
硝透出胆外，以鹅翅扫下点眼。腊月者佳。

又方　用硝铺在豆腐上蒸化，硝水流在磁器内，候
干收住，点眼。

当归连翘饮　治鸡冠蚬肉，胞反赤肿。

当归　黄连　黄芩　山栀　大黄　红花以上俱用酒
拌　芍药　防风　连翘　甘草　枳壳　桔梗　荆芥　生
地黄

水二钟，灯心十根，煎八分，食前服。

地黄汤　治眼胞红肿痛。

生地黄　荆芥　连翘　归尾　白芷　赤芍药　甘草
大黄

水二钟，煎八分，不拘时服。

归芍红花散　治眼胞肿硬，内生疙瘩。

当归　大黄　山栀　黄芩　红花以上俱酒洗　芍药
甘草　白芷　防风　连翘　生地黄

白水煎，食后服。

金露散　治烂弦风眼。

甘草　防风　黄连　菊花　当归　赤芍药　川芎
荆芥　黄芩　地骨皮

白水煎服。或为末，每服一钱，白汤调下亦可。

卷帘散　治弦风眼。

荆芥　五倍子　白姜　铜青　黄连　当归

沸汤泡，洗眼。

绿云膏　治赤烂风弦。

石膏　滑石　朴硝　国丹　铜青　轻粉　海螵蛸
白墡土

上为末，热汤泡洗，蒸眼。

复明散　方见前。治内障。

甘菊汤　治青盲内障。

甘菊花　升麻　芎藭　石决明　大黄　旋覆花　黄
芩　防风　地骨皮　荆芥　山栀　木贼草　甘草　青葙
子①　黄连　车前子　石膏　羌活　草决明

水二钟，煎八分，食远服。

匀气散　治内障。

八宝丹　俱见前。治内障。

---

① 青葙子：原文为青箱子，改为青葙子。下同。

《医方集宜》卷之六

杞苓丸　治肾水衰少，眼目昏花，渐成内障。

白茯苓八两　枸杞子四两　当归二两　青盐一两
菟丝子酒煮，焙，二两

上为末，炼蜜和丸如桐子大。每服六七十丸，空心
滚白汤送下。

驻景丸　治肝肾皆虚，目中常见黑花，青盲内障。

川椒一两　楮实子　五味子　枸杞子各二两　乳香
人参各一两　菟丝子酒煮，焙　肉苁蓉酒洗，浸，各
五两

上为末，炼蜜和丸如桐子大。每服三十丸，空心温
酒送下。

还睛丸　治内障青盲。

川芎　蒺藜　白术　木贼草　羌活　菟丝子　甘草
生地黄各等分

上为末，炼蜜和丸如弹子大。每服一丸，滚白汤
化下。

苁蓉丸　治内障。

肉苁蓉酒浸　石龙芮　石菖蒲　山茱萸去核　菟丝
子酒煮，焙　羌活　鹿茸酥炙　磁石火煅七次，醋淬七
次　附子炮，去皮脐　石斛去根，各一两　全蝎去毒，
七个　麝香一字，另研旋入

上为末，炼蜜为丸如桐子大。

退赤拨云散　治外障。

赤芍药　当归尾　川芎　黄连　蝉退　白芷　生地
黄　草决明　荆芥　防风　甘草　蒺藜

水二钟，灯心十根，煎八分，不拘时服。白睛赤加酒大黄、酒红花；胞肿加连翘、草决明；日久睛不明者加炒知母、炒黄柏。

明目地黄丸 治目外障。

生地黄酒洗　麦门冬去心　芍药　当归酒洗　川芎　枸杞子　黄柏　知母　黄连俱酒炒，各一两　防风　甘菊花　龙胆草各五钱

上为末，蜜和丸如桐子大。每服五六十丸，空心滚白汤送下。

磨翳膏 治外障。

空青二钱　冰片三钱　蕤仁一两，口咬去壳皮

上研为极细末，磁器盛，点之。

谷精散 治外障翳膜。

谷精草　防风各等分

上为末。每服一钱，空心用清米汤调下。

泻肝散 方见前。治青盲。

聚宝散 治青盲。

赤芍药　麻黄　薄荷　芒硝　滑石　黄芩　石膏　桔梗　栀子　白术　荆芥　桑皮

白水煎服。或为末服亦可。

镇肝丸 治雀目昏花，暮夜视物不见。

石决明炒，一两　谷精草三两　皂角一根　黄芩五两　木贼草五两　苍术八两，米汁水洗

上为末，用羊肝，去筋膜，捣烂，和丸如桐子大。每服三十丸，用清米泔水或茶清送下。

羊肝丸　方见前。治雀目。

夜明沙散　治雀目。

夜明沙　蛤粉各等分

上为末，每服二钱，用猪肝三指大一块，破开，纳药于内，以线缚定，同陈米一合，煮熟食之。

菟丝子散　治雀目。

用菟丝子不拘多少，淘去土，为末。将猪肝白肠洗净，如食法炒，将菟丝末洒①在上，薰食之。

又方　治雀目。

不计时月，用苍术二两，为末。每服二钱，以羖羊肝一具，用竹刀破开，入药在内，麻线缚定，蒸熟食之。

灸小儿雀目

灸手大指甲后一寸内臁横纹头，名曰肉际，各灸一炷如小麦大。

沙糖煎　治血灌瞳仁，羞明涩痛。

龙胆草　细辛　防风　荆芥　川芎　赤芍药　防己大黄

大黄先用，细辛后用。水二钟，入沙糖一小块，煎八分，不拘时服。

退赤散　治赤脉灌瞳。

赤芍药　生地黄　当归　川芎　栀子

---

①　洒：原文为酒，按上下意改为洒。

白水煎八分，不拘时服。

清凉退赤散　治胞翻肿痛。

荆芥　当归　防风　赤芍药　甘草　大黄　川芎
防己　龙胆草

水二钟，煎八分，食后服。

白龙散方见前。治胞翻赤肿。

楮实子散　治迎风出冷泪。

香附一两　甘草五钱　夏桑叶一两　楮实子五钱，
去白膜

上为末。每服二钱，熟水调服。

又方　治冷泪。

夏枯草　香附各等分

上为末，每服一钱，用麦门冬煎汤调下。

桑叶煎　治出冷泪作痒。

用经霜桑叶，不拘多少，煎汤洗眼。

槐皮煎①　治风泪出。

用槐皮，不拘多少，煎汤去渣，澄清，入黄连，浸
洗眼。

春雪膏　治睛突外。方见前。

黄连膏　方见前。

泻肺汤　治蟹眼睛疼。

防风　羚羊角　远志　桔梗　甘草　细辛　人参
赤芍药　黄芩

---

①　槐皮煎：原文为枕皮煎，据下文改为槐皮煎。

水二钟，煎八分，不拘时服。

点眼膏　治眼赤肿作疼，或蟹眼突出。

用羊胆一个，入蜜一钱，以线缚定，砂锅内入水煮熟，冷水内浸，取出，候水干，倾在磁器内。每用少许，点眼角。

五味子汤　治肾虚水耗，瞳子散大，视物不明。

五味子　当归　知母　黄柏　芍药　生地黄　甘草
远志

水二钟，煎八分，食远服。

熟干地黄丸　治瞳子散大。

人参二钱　甘草一钱　天门冬三钱　地骨皮三钱
枳壳三钱　黄连三钱　柴胡八钱　生地黄一两　五味子
三钱　黄芩五钱　当归五钱　枸杞子五钱　熟地黄一两

上为末，蜜丸如桐子大。每服一百丸，茶清送下，每日二服。

明目益肾丸　补益肾水，治瞳仁散大。

枸杞子　当归各一两　生苄一两　五味子五钱　知母炒，七钱　黄柏炒，七钱　山药五钱　白茯苓一两
巴戟天去心，五钱　菟丝子酒煮，焙，一两　人参五钱
菊花　天门冬去心，各五钱

上为末，蜜丸如桐子大。每服五十丸，空心盐汤下。

苁蓉丸　治同上。

枸苓丸　方俱见前。治同上。

补阳活血汤　助阳和血补气。治不能近视。

黄芪　甘草　蔓荆子　防风　白芷　升麻　当归
柴胡

白水煎服。

定志丸　治远视，不能近视。

人参　白茯苓各三两　远志去心[①]　石菖蒲各二两

上为末，蜜丸如弹子大，朱砂为衣。每服一丸，滚
白汤化下。

地芝丸　治近视，不能远视。

生地黄四两　天门冬去心　枳壳　甘菊花未开者，
各二两

上为末，炼蜜和丸如桐子大。每服四五十丸，茶清
或温酒任下。

六味地黄丸　治不能远视。

山药　山茱萸去核，各四两　泽泻　牡丹皮　白茯
苓各二两　熟地黄八钱

上为末，蜜丸如桐子大。每服五六十丸，空心滚白
汤下。

明目益肾丸　方见前。治同上。

一方　治风眼痒难忍者，此是有虫。取猪肚子头上
垢腻，用旧纱帛包，令患人仰卧，将所涂纱帛盖眼上，
其虫自出，曾有试验。

一方[②]　治雀目，至晚视物不见。取老鼠胆汁，

---

① 去心：原文为云心，改为去心。

② 一方：原缺"一"字，据清抄本补录。

点之。

一方①　治拳毛倒睫

用木别子一个，去壳，用绵包，塞鼻中，左患塞右，右患塞左，一日一夜，其毛自出矣。

一方　治眼丹，赤肿作疼。

用厨上使用旧瓢穰穰，刮下，敷患处即愈。

耳　门

病源

有风热，有气闭，有肾虚。

夫耳者，肾之窍，肾气充则耳聪，肾气虚则邪气乘之，而诸症生焉。或邪风入耳，与气相搏，头痛昏眩，耳内嘈嘈，谓之风耳；或热气乘虚，与脉凝结，久而不散，脓汁②流出，谓之脓耳③；或风郁久，内有津液，结聚成核，塞于耳中，令人暴聋，谓之聤耳；或肝气冲逆，时有眩运，令人气闭，谓之厥聋；或色欲过度，损伤精气，肾水虚惫，谓之劳耳。有大病后，耳闭不闻，皆虚之候。然虽不一，未有不因劳伤血精，使邪气乘虚而入也。治疗之法，必当祛散风热，平和血气，固精远

---

① 一方：原缺"一"字，据清抄本补录。

② 脓汁：原文为浓汁，改为脓汁。下同。

③ 脓耳：原文为浓耳，改为脓耳。下同。

色，斯无聋闭之症矣。

治法

风耳，因肾脉虚而邪气乘之，风入于耳，经气痞塞而不宣，谓之风聋，宜用芎辛散、清神散。

聤耳，因风热相搏，与津液结聚成核，塞于耳中，令人暴聋，宜用清上祛风散、红绵散。

脓耳，因热气乘虚，随脉入耳，热聚不散，常有脓水流出，宜用清上聪明散、蔓荆子散、犀角饮子、红绵散。

气聋，因肝气冲逆，郁而不散，耳内有声，宜用通气散、和剂流气饮、益气聪明散、龙荟丸。

肾虚耳聋，因色欲过度，损伤精气，阴水大亏，宜用益气汤、苁蓉丸、菖蒲丸、地黄丸、补肾丸。

热聋，因痰火风热，膈间不和，冲上攻耳，令人肿痛，宜用滚痰丸、清上祛风散、定志豁痰汤。

治方

芎辛散　治风耳虚鸣。

白芷　苍术　陈皮　石菖蒲　细辛　厚朴　半夏
紫苏　官桂　木通　甘草　川芎

水二钟，姜三片，葱白二寸，煎八分，食后服。

清神散　治风气上攻，头目不清，耳常重听。

甘菊花　姜蚕各五钱　羌活　荆芥　木通　防风各
四两　木香一钱　石菖蒲　甘草各一钱五分

上为末。每服二钱，用茶清调下。

蔓荆子散　治上焦耳鸣而聋，及出脓水①。

甘草　升麻　木通　赤芍药　桑皮　麦门冬　前胡　生地黄　赤茯苓　菊花　蔓荆子

水二钟，姜三片，枣一枚，煎八分，不拘时服。

犀角饮子　治风热上攻，耳内聋闭，肿痛流脓②出血。

犀角屑　石菖蒲　甘菊花　赤芍药　赤小豆　玄参　木通　甘草

水二钟，姜三片，煎八分，食远服。

清上聪明散　治风热气闭。

甘菊花　僵蚕　羌活　荆芥　木通　川芎　防风　木香　甘草　菖蒲

水二钟，煎八分，食远服。

清热祛风散　治风热上壅耳内，结聚成核，令人暴聋，或流脓水。

升麻　蔓荆子　陈皮　枳壳　黄芩酒炒　防风　大黄酒煨　甘草　川芎　羌活　半夏　茯苓③　桔梗

水二钟，姜三片，煎八分，食远服。

红绵散　治聤耳，出脓水。

白矾煅，一钱　干胭脂二分半　麝香少许

---

① 脓水：原文为浓水，改为脓水。下同。

② 流脓：原文为流浓，改为流脓。下同。

③ 茯苓：原文为茯苓。

上为末，先用绵状子缠去脓水，后掺①药于内。一方有黄丹、龙骨。

通气散　治气闭，耳聋鸣。

茴香　木香　全蝎　玄胡索　陈皮　羌活　僵蚕　川芎　蝉退　石菖蒲　穿山甲炮

水二钟，熟时入酒一杯，煎服。

和剂流气饮　方见气门。内加菖蒲，治气聋。

龙荟丸　治耳内蝉鸣，或如风声。方见火门。

苁蓉丸　治肾虚耳聋，或风邪入经络，耳内虚鸣。方见眼目门。

菖蒲丸　治肾虚耳聋。

石菖蒲　蜀椒去目并合口者，炒出汗，各七钱半　葱子炒，五钱　皂角一根，去皮子，炙　羊肾一对，酒一升，煮干，切片，晒干

上为末，炼蜜和丸如桐子大。每服五六十丸，空心用温酒送下。

地黄丸　治劳损耳聋。

熟地黄酒浸　当归酒洗　川芎　官桂　川椒去目，炒去汗　菟丝子酒煮，焙　破故纸炒　蒺藜　杜仲炒，去丝　白芷　葫芦巴　石菖蒲以上各一两　磁石火煅七次，醋淬七次，五钱

为末，炼蜜丸桐子大。服五十丸，空心葱白温

---

① 掺〔chān〕：同"搀"。搀〔chān〕：混合：～杂。～和（huo）。

酒下。

益气汤　治耳内虚鸣。

黄柏炒　芍药　人参　升麻　黄芪　蔓荆子　葛根
甘草

白水煎服。

滚痰丸　方见痰门。治痰火风热，冲上攻耳。

清风祛风散　方见前。治同上。

益气聪明散　治气闭耳聋。

全蝎五个　木香　茴香　玄胡索　蝉退　甘草各一
钱二分半　陈皮　当归各五钱　石菖蒲　羌活　防风
僵蚕　川芎各二钱五分

上为末。每服一钱，用滚白汤调下。

定志豁痰汤　治痰上攻，与气相搏作鸣，如人言
语；或心神不宁，多言耳闭。

茯神　陈皮　生地黄　黄连　远志　枳壳　半夏
石菖蒲　青皮　防风　桔梗　麦门冬　黄芩酒炒　甘草
薄荷

水二钟，姜三片，灯心十根，食远服。

荆芥散　治耳内生血瘤，出血不止，日久难治。

荆芥　生地黄　黄连　防风　犀角　玄参　芍药
生甘草　连翘　当归尾

水二钟，煎八分，不拘时服。

一方　治耳内出血。

用龙骨，煅为末，吹入耳中。

补肾丸　治肾虚耳聋。

黄柏酒炒　龟板炙，各三两　牛膝酒浸　杜仲姜炒，各二两　陈皮一两　五味子一两，夏加之　干姜五钱，冬加之

上姜汁糊丸，或酒糊丸。加紫河车①，名神天丸。

鼻　门

病源

河间云：鼻病专主乎热。风寒，郁热。

肺气通于天，开窍于鼻，司清气出纳者也。若阴阳调畅，气血和平，则香臭之气自辨。或内因七情，外因四气，使清浊不分，则香臭不辨，而鼻中诸症生焉。若因外风寒之气伤于肺经，使气壅塞，不得宣通，而为鼻渊、鼻窒之症矣。或因热郁久而不散，热乘于血，随气上升，出于鼻中，谓之鼻衄。壅热郁久，变成鼻齆②、鼻疳、瘜③肉等症，此皆由积热之所致也。临病当究其所因。衄则清凉之，冷则温散之，壅则通利之，风则祛散之，瘜肉则消化之，疳则解毒以清之。河间虽云乎

---

①　紫河车：原文为子河车。

②　齆〔wèng〕：因鼻孔堵塞而发音不清：～声～气。他感冒了，说话有点～。

③　瘜〔xī〕：〔～肉〕古同"息肉"，因黏膜发育异常而形成的像肉质的突起物。

热，不可概用寒凉之剂，使气不得宣通而为痼疾矣。

治法

鼻渊者，因风热之气，移于脑中，故流清浊之涕不已，宜用防风汤、苍耳散、细辛散。

鼻齆者，因风冷之气，损伤津液，壅塞凝滞，故令气不得宣通，香臭不辨，而成齆，宜用通关散、辛夷散、芎藭散。

瘜肉者，因凝寒积热，四气七情，久郁不散，则血脉停结，使气不得通畅，淹延岁月，转加壅塞，变生瘜肉之症，宜用辛夷膏、轻黄散、黄白散。

鼻疳者，盖因肺有邪热，伏留不散，上乘于鼻，则生疮疡，久不消解，污浊成浓（应为脓），遂为疳慝①腐溃脱骨之病，宜用乌犀丸、乌香散、蚶壳散。

鼻窒者，由郁热之气，久不通散，壅塞上窍，使气不得宣通，而香臭不闻，呼吸不清，则为鼻窒之症，宜用菖蒲散、离泽通气汤、辛夷汤、增损通气散。

鼻皶②者，因肺经有积热，或平素饮酒，使热气薰蒸，上冲于鼻面，其症色赤，或生紫赤之刺，满面皆有，久不消散，则变为黑，宜用白龙丸、凌霄花散、荆芥散。

---

① 慝〔tè〕：灾害："以伏蛊～"。

② 皶〔zhā〕：古同"齇"。齇〔zhā〕：鼻子上的小红疱。俗称"酒糟鼻"。

鼻衄者，见衄门求治。

治方

防风汤　治鼻塞不通，或流清浊涕。

防风　栀子　升麻　石膏　麻黄　官桂　木通

白水煎，食后服。

苍耳散　治流清浊不已。

辛夷花　苍耳　白芷　薄荷

上为末。每服二钱，葱汤或茶清调下。

细辛散　治肺伤风冷，鼻流清涕。

细辛　白附子　白术　芎藭　官桂　枳壳　诃黎勒
蔓荆子

水二钟，姜三片，煎八分，食远服。

通关散　治脑风鼻瘜，不闻香臭，而为鼻齆。

僵蚕　白附子　益智仁　蒺藜　苦参

上为末。每服三钱，温酒调下。

辛夷散　治肺气不清，鼻中壅塞。

辛夷花　川芎　木通　细辛　防风　羌活　藁本
升麻　白芷　甘草

白水煎服。或为末，每服二钱，茶清调下。

芎藭散　治鼻塞为齆。

芎藭　槟榔　麻黄　官桂　川椒　防己　木通　细
辛　白芷　木香　菖蒲　甘草

水二钟，姜三片，煎八分，食远服。

辛夷膏　治鼻中瘜肉，壅塞不通或疮疡。

辛夷花　细辛　木通　木香　白芷　杏仁

上为末，用羊髓猪脂二两，和药于银石器内，火熬成膏，赤黄白色冷定，加麝香少许，龙脑一钱，绵包，塞鼻中。

轻黄散　治瘜肉。

雄黄五钱　麝香少许　轻粉　杏仁炒，去皮尖，各一钱

上先研细，杏仁后入，各药研匀，器内盛。每患者以箸头点许入鼻中。

又方　治瘜肉，流浊涕，壅塞鼻中，时闻臭气。

辛夷花　细辛　白芷　杏仁　木香　片麝

为末，用绵包，塞鼻中。

黄白散　治鼻齆瘜肉。

雄黄　细辛　白矾　瓜蒂各等分

上为末，吹入鼻中。或用犬胆汁丸，丝绵包，塞鼻内亦妙。

乌犀丸　治鼻中生疮。

乌犀　羚羊角　牛黄　柴胡各一两　丹砂二钱　贝母　胡黄连各五钱　知母三钱　人参五钱　黄芩二钱甘草一钱　天门冬三钱　麦门冬三钱

上为末，炼蜜和丸桐子大。每服五十丸，空心滚白汤送下。

乌香散　治鼻疳侵蚀鼻柱。

草乌烧灰　麝香研，各等分

上研极细，以少许搽疮上。

蚶壳散　治鼻疳蚀溃。

蚶壳火煅　象牙屑　孩儿茶各一钱　黄柏生，五分
轻粉三分　冰片一分

上各研细末，和匀搽疮上。

又方　治鼻疳。

孩儿茶　龙骨煅，各一钱　朱砂一钱　珍珠煅，三
分　冰片一分

上各研细，和匀，搽疮上，名珍珠散。

又方　治鼻疳。

雄黄　寒水石　白矾　孩儿茶各五分　冰片五厘
黄丹　青黛各三分

上为细末，搽疮上。

菖蒲散　治鼻室塞不通，不得喘息。

石菖蒲　皂角各等分

上为末。每一钱，绵包塞鼻中，仰卧，少时即通。

离泽通气汤　治鼻室，不闻香臭。

黄芪　羌活　独活　防风　升麻　干葛　苍术　甘
草　白芷　麻黄　川椒

水二钟，姜三片，黑枣一枚，葱白二寸，煎八分，
食远服。

辛夷汤　治鼻塞不利，鼻塞声重，或壅室不通，头
眩昏运。

辛夷　川芎　白芷　菊花　前胡　石膏　生地黄
薄荷　陈皮　赤茯苓　甘草

水二钟，煎八分，不拘时服。

增损通气散　治鼻窒。

牛蒡子　桔梗　紫苑　荆芥　甘草　桑白皮

白水煎服。

白龙丸　治酒瘙鼻，并满面生紫赤刺。

川芎　藁本　细辛　白芷　甘草各等分

上为末，每四两入煅过寒水石一斤水和丸，逐日用此丸洗面。

荆芥散　治肺瘙疱。

荆芥四两　防风　杏仁　蒺藜　僵蚕　甘草各二两

上为末，每服二钱，食后茶清调下。

凌霄花散　治酒瘙鼻。

凌霄花　山栀子等分

上为末。每服二钱，用茶清调下。

一方　治赤鼻，面上生风疮。

大风子①五十个　草乌一斤　轻粉　麝香

先将大风子、草乌入油熬，令匀，取出少时，后下粉麝末，搅匀。每用少许，擦患处，旬日得瘥。一方无轻粉，以生姜擦患处，傅药。

又方　治酒瘙鼻，及妇人鼻面上生紫黑刺。

硫黄五钱　杏仁二钱五分　轻粉一钱

上为末，用饼药调，卧则傅上，早则洗去，数次绝根。

又方　治鼻口疳蚀赤肿。

---

① 大风子：原书为太风子。

用青黛为末，水调敷令遍，日十度，夜四度。

咽 喉 门

病源

风热，痰火，谷贼。

夫咽喉、会厌者，人之一身是为总要，乃出气、纳食之门户也。盖咽以出气，故通于天；喉以纳食，故通于地。会厌管乎其上，以司开阖而主出纳焉。或外因风邪，客于喉间，郁则生热，而为咽痛；或内热之气，生于脾胃二经，蕴积肿结，而为喉痹。轻者治之即愈，重者必阻滞，水浆难入而死矣。得斯疾者，其症一十有八，各随形症而施疗焉。或用咸软以消之，或辛热以散之，或当出血以针之，治当求速，缓则不能济事矣。

形证并治法

咽痛者，是风邪客于三焦之经，与热上冲，郁遏而为咽痛，宜用清咽利膈汤、牛蒡子汤、甘桔汤、射干汤、上清丸、凉膈散。

喉痹，即闭塞不通也，因热气生于肺胃，其症咽喉肿痛，妨碍饮食，宜用雄黄解毒丸、清上连翘饮、玄参散、一字散、玄参升麻汤、绛雪、针法。

谷贼，是稻芒强涩，藏于米而误食之，滞于咽间，与气逐搏，令人妨食而痛，如咽隘之生谷刺也，宜用射

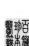

干汤、咒水法。

悬痈，生于上腭连厌会，赤肿作痛，与咽喉关要所系，宜用玄参散、连翘饮、射干散、硼砂散、烧盐散。

喉疮，因胃脘热气，薰蒸咽内，发为白头赤根，疮肿作痛，宜用桃红散、蓬砂散、连翘蘖皮汤。

乳蛾，有单有双。单蛾者，其形圆如箸头，生于咽喉，关上或左或右。双蛾者，其形如单蛾，则两俱生。若生关下者难治。宜用笔针法、一字散、仙方夺命丹。

缠喉风者，是热结于喉，肿绕于外，且麻且痒，痰涎壅盛，肿而大也，宜用七宝散、青龙散、蓬砂散、白矾散。

走马喉痹，谓咽气闭塞，声音不出，痰壅甚急，其死又速，故名走马也，宜用破棺散、圣药筒、一字散。

蝉舌风等一十八症，详见奇效良方。

治方

清咽利膈汤　治咽喉肿痛，痰涎涌盛。

防风　荆芥　薄荷　桔梗　黄芩　黄连　山栀　牛蒡子　连翘　玄参　大黄　朴硝　生甘草

白水煎，食后服。

牛蒡子汤　治风热上攻，咽喉肿痛，或生痈疮。

玄参　升麻　桔梗　牛蒡子　犀角　黄芩　木通　甘草

水二钟，姜三片，煎八分，食远服。

甘桔汤　治咽肿痛。

生甘草二钱五分　桔梗一两

水二钟，煎八分，不拘时服。

射干汤　治咽喉肿痛闭塞，不能饮食。

射干　白芷　当归　杏仁　升麻　犀角　甘草

水煎，不拘时服。

上清丸　治咽喉肿痛，痰涎壅盛。

薄荷一斤　川芎　防风各二两五钱　桔梗五两　砂仁五钱　甘草四两

上为末，蜜丸如皂角子大。每一丸，不拘时噙化。

凉膈散　方见火门。治咽痛。

玄参散　治喉肿痛。

玄参　升麻　射干　大黄　甘草

水二钟，煎八分，食后徐徐服。

玄参升麻散　治咽喉妨碍痹痛。

玄参　僵蚕　甘草　连翘　升麻　牛蒡子　黄连防风　黄芩

水二钟，煎八分，食远徐徐服。

一方　治喉痹肿痛。

雄黄一钱　硼砂五分　孩儿茶五分

入猪胆内阴干，为末。茶清调稀，漱，勿咽。

雄黄解毒丸　治缠喉风，忽①喉痹，卒然失音，牙关坚闭。

郁金二钱　巴豆去皮油，十四个　雄黄飞，二钱五分

──────────

① 忽：原文为勿。

上为末，醋糊丸如绿豆大。每服七丸，热茶送下，出顽涎立苏。未吐再服。如牙关闭，灌药不下，以刀尺铁匙幹①开口灌下。

青龙散　治喉肿痛。

蓬砂　青黛　青鱼胆矾　白蚕　雄黄　山豆根牙硝

上为末。漱去涎，吹入喉中。

一字散　治咽喉肿痛，痰涎阻塞。

白矾二钱　藜芦二钱　牙皂去子，七枚　僵蚕直者，七个　雄黄二分

上为末。吹入鼻中，去痰涎。

硝黄散　治咽喉肿痛。

牙硝一钱　雄黄三分

上为末。用茶清冷调稀，漱，吐出。

绛雪　治缠喉肿痛，咽物阻碍。

冰片半字　蓬砂一钱　辰砂一钱　牙硝　寒水石各二钱

上为末，研匀。每用一字，掺于舌上，津液咽之，或吹喉中亦可。

针法　治喉闭。

上法针少商，出血立愈。其穴在手大指肉侧去爪甲角如韭叶许，以三棱针针之。

清上连翘饮　治喉痹肿痛。

---

① 幹［gàn］：干。

防风　薄荷　大黄　黄芩　天花粉　连翘　山栀
玄参　桔梗　朴硝　牛蒡子　生甘草

水二钟，煎八分，不拘时服。

射干汤　治咽喉谷贼，咽物妨碍。

射干　升麻　玄参　木通　桔梗　甘草

水二钟，竹叶七片，煎服。

咒水法　治谷贼，并鱼刺鸡骨硬于喉中。

用无根清水一盏，以左手捏三山诀，持盏向日，右
手剑诀，于两足下，写十字蹉定，口念日月金钩化成，
将右手剑诀于盏边上顺转七遍，呵气入水，饮之。

玄参散　治悬痈肿痛，不能下食。方见前。

连翘饮　治悬痈。

连翘　薄荷　大黄　山栀　桔梗　牛蒡子　生甘草
天花粉　山豆根

水二钟，煎八分，不拘时服。

射干散　治悬痈肿痛，咽喉不利。

射干　天竺黄　牙硝各一两　犀角　玄参　升麻
白药　白矾　黄药　甘草各五两

上为末，蜜丸如弹子大。每一丸，绵包令咽津。

蓬砂丸　治悬痈肿痛。

硼砂　牙硝　滑石　寒水石各二钱　冰片一钱　白
矾一钱五分

上为末。每服五分，不拘时新汲水调下。

烧盐散　治喉中悬痈肿垂长，咽中妨闷并出血。

上用烧盐、枯矾研细，各等分，和匀，以箸头点之

即消。

桃红散　治咽疮。

黄丹　寒水石煅　孩儿茶　冰片

上为末，吹入咽中。

连翘藤皮汤　治咽疮，赤肿作痛。

连翘　薄荷　桔梗　黄芩　黄连　玄参　荆芥　黄柏　牛蒡子　甘草

水二钟①，煎八分，食后服。

蓬砂散　治咽疮，缠喉风。

蓬砂五钱　朴硝一两　冰片三分　朱砂一钱　雄黄五分　麝香少许

上为末，吹入喉中。

笔针法　治乳蛾。

如望见有蛾者，须用针刺破，出去脓血方可。有宦家②不容用针者，先将针安于新笔内，后惑之曰以笔蘸药③点，用笔针刺破。

仙方夺命丹　治双单乳蛾，喉痹及缠喉风。

乌贼骨二钱五分　麝香一字　茯苓　密陀僧④　僵蚕直者　贯众　砂仁　甘草节　紫河车各一两

上为末，蒸饼丸如豌豆大，蛤粉为衣。每服一丸，

---

① 　钟：原文为中。

② 　宦〔huàn〕：官，做官：官～。仕～。～海。～游。

③ 　蘸药：原文为醮药。

④ 　密陀僧：原文为蜜佗僧，改为密陀僧。下同。

研碎，新汲水半盏，浸一时化开，用匙挑药，徐徐滴入喉中，勿咽。急用，取药尽为度。放干十年不坏，

七宝散　治缠喉风及喉痹。

僵蚕直者，一个　蓬砂　雄黄　全蝎十个，头尾全者，去毒　明矾　牙皂一挺，去皮弦，各一钱　胆矾

上为末。每一字，吹入喉中，立愈。

青龙散　方见前。治缠喉风

白矾散　治缠喉风，急喉痹。

胆矾二钱五分　白姜蚕炒，去丝，五钱

上为末。每用少许，吹入喉中。

破棺　治走马喉闭，及咽喉疮毒肿痛。

胆矾　铜青　僵蚕　牙硝各等分

上为末，每一字，吹入喉中，立效。如走马喉闭，牙关紧急，不省人事，可用铁物幹开，以冷水调一字，灌下。

圣药箇①　治走马喉痹，及诸喉病。缓则用此方。如咽喉肿甚，望不见用针药者，用草麻子研碎，以纸捲②作筒，一头烟烧起，竟以烟薰喉内可开。

又方　治症同前，急则用此方。

巴豆去壳　细辛　麝香

上用绵纸捲作撚子③，切断，塞鼻中。或用巴豆油

---

① 箇［gè］：同"个"。量词。

② 捲［juǎn］：同"卷"。把东西弯转裹成圆筒形。

③ 撚［niǎn］：同"捻"。搓成的条状物：灯~儿。

纸作撚，烧烟薰。

一方 治风热喉痹，及缠喉风。

焰硝①一两五钱　蓬砂五钱　冰片一字　姜蚕一钱

上为末。每用少许，吹入喉中，噙之有涎，吐去。

一方 治喉痹，不得用针者。

上以小瓶一个，内烧蛇床子烟，以瓶嘴向口，受烟入内，一薰即破。

一方 治咽喉顶上有一孔出血不止，用食盐炒，以箸头点少许在上，其血止后，用凉膈散加减，以清解之。

一方 治鱼骨硬，并谷贼入喉中。

上用象牙末调水服，即愈。如旧梳上末尤佳。

口 舌 门

病源

口乃脾之窍，舌乃心之窍，主五味之所入者也。心脾二经之气，和平则五味入口以养五脏。或因五味过伤而生积热，冲发于口舌，则诸疾生焉。发于口者为口疮，伤于舌者遂成舌病。然疗之者必各随所因而治焉。

---

① 焰硝：焰原文为石字旁。改为焰。

治法

口疮者，是脾客热，口燥生疮，宜用凉膈散、柳花散、碧玉散、红矾散、玉红散、阴阳散、蜜黄散。

口臭者是脾胃中有积热，口中出气秽臭，宜用含香丸、升麻黄连丸。

口苦者名胆瘅，宜用龙胆汤。

茧唇者，是唇吻燥痒生疮，宜用黄蘖散。

重舌者，是舌下生小舌，肿痛，乃心经余热，宜用牛黄散、玄参散、黄连散。

木舌，是舌渐肿大，或塞满口，宜用飞矾散、犀角汤、缩舌汤。

舌上出血，是心蕴热妄行，以致舌上有孔子出血，宜用黄连汤、金花散、升麻汤、蒲黄散、槐花散。

治方

凉膈散　方见火门。治口疮。

玄参散　治口舌上生疮，连牙龈烂痛。

玄参　升麻　独活　麦门冬　黄芩　黄柏　大黄
犀角　山栀子　甘草　前胡

水二钟，煎八分，食远服。

碧玉散　治心肺积热上攻，或生口疮，或喉肿痛。

青黛　盆硝　蒲黄　甘草

上为末，每少许吹，细细咽下，或用沙糖为丸，每一丸，噙化下。

柳花散 治热口疮。

青黛　蒲黄

上为细末。用清米泔水漱搽。

阴阳散 治口疮初起。

黄连　干姜生，等分

上用咀，口内嚼烂，吐去涎水。

玉红散 治口疳疮。

黄丹少　寒水石煅　冰片五厘

上为细末。用清米泔水漱搽。

红矾散 治口疮。

用红枣，不拘多少，去核，每个内将明矾装满，火煅存性，为末，搽口疮上。

升麻黄连丸 治多食肉，口臭不欲闻其秽恶。

升麻　青皮各五钱　黄连　黄芩酒洗，各二两　生姜　生甘草　檀香各二钱

上为末，蒸饼，丸如弹子大。每一丸，不拘时细嚼，白汤送下。

含香丸 治口臭，去热毒气，调和脏腑。

鸡舌香　芎藭各一两　藿香　甘松　当归　零陵香三分　桂花　桂心　白芷各五钱　木香三分　白槟榔　豆蔻各五个　麝香研，一分

上为末，炼蜜和丸如芡实大。常噙化一丸，咽津。

龙胆汤 治胆痹口苦。

龙胆草　黄连　人参　知母　黄芩　天门冬　麦门冬①　甘草　柴胡　山栀子　五味子

白水煎服。

黄蘗散　治茧唇，是口唇上下一圈痒痛，成疮时，忽口憇②。

黄蘗一两　五倍子二钱　密陀僧　甘草各少许

上除黄蘗在外，余药同为末，水调敷。在黄蘗上火灸三五次，将黄蘗切成片子，临睡贴之，天明即愈。

牛黄散　治重舌。

牛黄　人参　大黄　麝香　甘草　丹砂　当归各二钱　茯苓二钱

上为末。每服五分，食后沸汤调下。甚者加一钱。

玄参散　治心脾壅热，重舌③肿大。

玄参　升麻　大黄　犀角　甘草

水二钟，煎八分，不拘时服。

黄连汤　治重舌。

黄连　黄芩　黄柏　栀子

白水煎。

飞矾散　治木舌满口，肿大壅塞。

白矾飞　百草霜各等分

---

①　麦门冬：原文缺"麦"字。

②　憇[qì]：同"憩"。憩[qì]：休息：~息。少~。小~片刻。

③　水舌：前文此方为治重舌，故将水舌改为重舌。

上为末，捻糟，茄汁调。若口噤，挑灌之。

犀角汤　治同上。

犀角　生地　牡丹皮　芍药　升麻　甘草　牛蒡子

缩舌膏　治舌肿悬下尺许。

上用冰片成片者，顿于舌上。三四次可即无事。

黄连汤　方见前。治舌上出血。

金花散　治舌上出血。

黄连　黄柏　芍药　山栀　枳壳　木香

升麻汤　治心脏有热，舌上出血如涌泉。

升麻　小蓟根　茜根　艾叶　寒水石　生地黄　黄连　甘草

白水煎服。

蒲黄散　治舌孔中出血。

蒲黄　当归　麦门冬　小蓟　生地黄　甘草　黄连　蕲①艾叶

白水煎服。

槐花散　治舌上出血不止。

用陈槐花，不拘多少，炒香，为细末，干掺舌上。

蜜黄散　治口疮久不愈。

用川黄柏一块，去粗皮，用蜜炙透，为极细末，搽疮上。

---

①　蕲［qí］：〔~春〕地名，在中国湖北省。简称"蕲"，如"~艾"、"~蛇"（均为蕲春出产的药材），"~竹"。

绿云散

青黛　黄柏蜜炙　甘草

上为末搽。

牙　齿　门

病源

胃热，风邪，虫痛，肾虚。

夫齿者，骨之精华，肾之所主也。外板为牙，内床为齿。人肾气强则齿自坚，肾气衰则齿必为痛矣。且手足阳明二经之脉，贯注于齿龈之所过，上龈隶于坤土，乃足阳明之脉贯络也，止而不动；下龈嚼物，动而不休，手阳明大肠之脉贯络也。手阳明恶寒饮而喜热，足阳明喜寒饮而恶热，其病不一。有喜寒恶热而作痛者，有齿动摇而作痛者，有齿袒露而作痛者，有齿血出而作痛者，有齿肿起而作痛者，有觉风而作痛者。大抵为痛虽殊，多由胃热之所致也。治疗之法，胃热者泻其火，肾虚者补其水，风者祛而散之，虫者毒而取之。在乎临病而审治焉。

形证并治法

胃热者，齿翻肿痛，喜寒恶热，宜用清胃散、当归龙胆散①、犀角升麻汤、胡桐泪散、姜黄散、青龙散。

风邪齿痛，面肿痛，连于脑，宜用乌辛散、川芎散、细辛散、露蜂房散②、独活散、辛芷散、漱口玉池散、川乌散。

虫蛀牙疼，蚀齿，缺少而色变，宜用治虫散、神效散、蜂房散、蛀牙散、漱牙方。

肾虚齿痛者，隐隐常疼，齿皆痛，宜用安肾丸、固齿方、擦牙散。

齿龈露脱，宣烂出血有脓③皆是胃经积热，宜用白玉膏、檀香散、宣牙膏、清上防风散、枸杞子汤。

齿缝中出血不止，宜用黄连散、神功丸、盐霜散、荆槐散、犀角黄连汤、郁金散。

治方

清胃散　治胃热牙疼。

牡丹皮　升麻　当归　生地黄　黄连　白芷　石膏

龈肿加大黄。水二钟，煎八分，食后服。

当归龙胆散　治寒热停牙作疼。

白芷　当归尾　麻黄　羊胫骨灰　升麻　黄连　龙胆草　甘草　草豆蔻皮　生地黄

上为末，擦牙患处。

---

① 当归龙胆散：原文为当归龙胆草。据下文改为当归龙胆散。
② 露蜂房散：原文没有散字。据下文补入。
③ 脓：原文为浓。

犀角升麻汤　治阳明经受风热，口唇颊车连齿肿痛。

犀角　升麻　防风　羌活　川芎　白芷　黄芩　白附子　甘草

水二钟，煎漱服。

胡桐泪散　治牙齿龈肿痛，及宣露出血。

胡桐泪　川芎　细辛　白芷　青盐　生地黄　寒水石

上为末。每用涂贴患处，吐涎，漱咽不妨，每日五七次。

青龙散　治阳明经风热，齿龈肿痛。

白芷　川芎　盆硝　细辛各五钱　青黛三钱　薄荷三钱

上为末。以指醮（应为蘸）药擦肿患处，误咽不妨。

姜黄散　治热牙，疼不可忍。

姜黄　细辛　白芷各等分

上为末。擦患处，吐涎，盐汤漱口。面赤肿加川芎，去姜黄。

乌辛散　治风牙作痛。

细辛　草乌各等分

上为末。水漱净，擦患处。一方加川椒。

川芎散　治面肿牙疼。

川芎　白芷　细辛等分

上为末。擦牙患处，吐去涎。

细辛散　治风邪牙齿疼，连头脑俱痛。

细辛少　桂枝二分半　羌活　羊胫骨灰各一钱五分　麻黄　苍术　藁本各三分　防风　柴胡　升麻　白芷各等分　当归四分

上为末。擦牙疼处，嚼有涎，吐去。

露蜂房散　治牙疼。

川芎　白芷　当归　赤芍药　细辛　防风　藁本　升麻　露蜂房炒，各二钱　川椒十粒

作一服，煎汤，乘热漱，冷即吐去。

独活散　治风毒牙疼，牙根肿痛。

川芎　独活　羌活　防风　细辛　荆芥　薄荷　生地黄

白水煎，食后漱，稍热漱牙，徐徐咽之。

辛芷散　治牙痛。

白芷　细辛各等分

为末。擦牙疼处。

竹车散　治胃热牙疼，连腮肿痛。

淡竹　车前草

上将二味连根取来，去净土，煎汤，露一宿，服即愈。

川乌散　治风牙疼。

川乌一个　细辛　白芷　川椒　荆芥

用水半碗，入前药在内，将川乌煮干，切作片子①，

---

① 片子：原文为片于。

噙在痛处。

治虫散　治虫牙疼痛。

羊胫骨灰　麻黄各二钱五分　黄芪　草豆蔻　升麻各一钱　益智仁　当归　黄连各四分　羌活　藁本各五分　吴茱萸八分　白芷五分　桂枝一分　熟地黄三分

上为末。每用少许，擦牙龈痛处。

神效散　治虫牙。

上用露蜂房一个，以川椒装满蜂房眼，火煅存性，为末。擦患处。

蜂房散　治虫牙。

芫花　川椒　蜂房　鹤虱　防风

上咀，水醋煎，漱，吐出。

蛀牙散　治虫蛀牙，缺坏作痛。

白矾　乳香等分

为末，溶蜡和丸粟米大。每一丸，塞牙蛀孔中，疼立止。

漱牙方　治虫牙痛。

蜂房　细辛　白芷　防风

上咀，煎汤，含漱吐出。

安肾丸　治肾虚牙疼。

枸杞子　肉苁蓉　熟地黄　青盐　川椒　巴戟天补骨脂　川草薢①　当归

上为末，炼蜜和丸如桐子大。每服五十丸，空心盐

---

① 川草薢：原书为川草薢。

滚汤送下。

固齿方　治肾虚牙疼。

川芎　当归　破故纸　香附　青盐　川椒　细辛
熟地黄　枸杞子

上为末，用仓米饭捣成饼子，晒干，为末。擦牙，漱，连药咽下。

擦牙散　治牙根肿痛，风虫作疼，肾虚齿动，龈宣出脓血。

青盐　细辛　熟地黄　防风　川芎　当归　破故纸
地骨皮　白蒺藜各一两　软石膏火煅，四两

上为粗末。每清晨代灰擦牙，漱去。

清上防风散　治牙龈脱露，宣烂出脓血。

防风　白芷　生地黄　升麻　甘草　牡丹皮　炒栀
子　寒水石

水二钟，煎八分，不拘时服。

枸杞子汤　治牙宣出血。

上用枸杞子煎汤，漱；或根皮亦可。

檀香散　治牙龈宣烂，有脓血，或成牙疳。

寒水石煅，一钱　胡黄连一钱　川黄连一钱　冰片
五厘　檀香二分　降香二分　孩儿茶一钱

上为细末。用清米泔漱搽。

又方　治牙疳溃烂。

五倍子　白矾　银朱　芦甘石

上为末搽。先用大倍子一个，作孔，将前三味装在
内，纸封口，火煅为末。

宣牙膏　治牙龈露脱，及出脓血，或风虫肾虚，牙动摇等症。

麝香少许　龙骨　定粉各二钱五分

上为末，用黄蜡一两镕①化，入药末在内，搅匀，铺纸上，以熨斗②推开，冷干，剪作条子。每用一条，临卧用清茶漱净，贴牙龈患处，次早去之。

白玉膏　治牙齿动摇，肉不固齿，牙龈出血，臭宣。此药固齿补肾。

蚕蛾四十九个，如无，僵蚕代之　升麻　防风　白芷　当归　地骨皮　芎藭各一两　细辛　牙皂　青盐各五钱

上前十味，用桑柴火煅，存性，以长流水淋汁半碗。

又方

白龙骨　阳起石各一两

上前二味，炭火煅七次，入前药水内淬七次，再用桑柴火烘干。

定粉一两　象牙硝　珍珠各五钱　麝香六分

上四味，同前石、骨共为细末，研匀，用好黄蜡七两，以磁器内溶化，入前药末在内，搅匀，取出铺在绵纸上，将火熨斗推开，冷定，剪作条子，收贮。每用一

---

① 镕［róng］：熔化。

② 熨斗：原文为慰斗。

条，临卧用茶清漱净，贴在牙齿患处，次早去之。

郁金散　治齿中出血。

郁金　细辛　白芷

为末擦，仍用竹叶浓煎汤，漱，含咽。又方用炒盐傅亦可。

荆槐散　治牙宣出血不止，疼痛。

荆芥　槐花等分

上为末，研匀。擦牙患处。

犀角黄连汤　治齿缝中出血。

犀角　黄连　生地黄　升麻　生甘草　当归　栀子　地骨皮　黄柏　黄芩

煎八分，不拘时服。

防风连翘汤　治牙龈连颊①腮肿痛，出脓，名骨槽痈。

连翘　白芷　防风　归尾　赤芍　荆芥　甘草　黄连　生地　甘草生　升麻

煎八分，食远服。

文蛤散　文蛤即五倍子　治牙肿痛连喉，立效。

上用文蛤，研为末，用水调敷颊外肿处，屡验。

八仙散　治牙疼。

防风　白芷　细辛　地骨皮　川芎　荆芥　羌活　甘草等分

水一大盏，煎澄清，去渣，漱。

漱口玉池散　治风蛀牙疼，肿痒动摇，牙龈宣烂，

---

① 颊：原文为夹。

出血脱露等症。

当归　川芎　防风　白芷　藁本　细辛　升麻　槐
花　地骨皮　甘草等分　黑豆三十粒

水二钟，姜二片，煎一钟，去渣，不拘时漱口，吐去。

黄连散　治齿龈出血，吃食不得。

黄连　龙骨　马牙硝各□^①两　白矾一分　龙脑一钱

上为末。每用少许，敷牙根下。

神功丸　治牙根出血，龈根疳蚀，或脱落口臭。

兰香叶如无，藿香代之　当归身　藿香叶　木香各
一钱　升麻二钱　生地黄酒洗　生甘草各三钱　川黄连
砂仁各五钱

上为末，用蒸饼和丸如绿豆大。每服一二百丸，食
后用滚白汤送下。

霜盐散　治牙缝中出血不止。

百草霜　飞盐等分

上为末，研匀，擦患处。

立效散　治牙疼及脑。

龙胆草　升麻　防风　细辛　甘草

恶风加草豆蔻。水煎，抄洗痛处。

固齿散　治齿疼脱落。

羊胫骨灰存性，二钱　当归　白芷　皂角　青盐各
一钱

上为末。擦牙上。

---

①　□：底本、校本均缺一个字。

木律旱莲散 治风热牙疼，或出血，宣露脱落。

牙皂 升麻 熟地黄 木律 旱莲蓬 细辛 荷带 青盐 槐角子

上为末，用新瓦罐盛，合口以线缚定，用盐泥封固，日晒干。穿一地穴，先放新瓦一块在下，复放药在内，以罐口向上，炭火烧，令青烟出，稍存性，去火，经宿取出，为末。每用擦牙，温水漱去。一方旱莲作黄连。

立效散 治风虫牙疼。

巴豆 胡椒

为末，仓米饭和丸绿豆大。每一丸，绵包塞牙，患处立止。

蟾酥散 治牙疼，及牙缝中并舌上出血不止。

上用蟾酥少许，点患处。

定痛散 治牙疼。

青盐 白矾 花椒各等分

为末，入荔枝壳内包固，火煅存性，为末。搽患处。

一方 治虫牙疼。

用芫花根皮去土，咬在疼处，即止。

又方 治虫牙疼。

用鹤虱，咬在痛处，即止。

又方 用芫花同椒醋浸，咬在痛处，良久吐去，勿咽。

急救诸方

救冻死法

凡人受冻死，四肢直，口禁，有微气者，用大釜炒灰令暖，以囊盛，熨心口，冷即换之。目开气出，然后以粥清稍进之。若不先温其心，便将火炙，则冷气与火争必死。

救溺死法

凡人溺死者，救在岸上，即将活牛一只，却把溺水之人将肚横在牛背上，两边令人扶，牵牛徐徐走，以出肚中水。如醒，即以苏合香①之类或老姜擦牙。若无牛，以活人仰卧于板凳上，将溺水之人如前法，以肚抵活人身，水出即活。

救自缢死法

凡人自缢高悬处，可将死者徐徐抱住，解绳不可截断，却与之微撚正喉咙，放倒卧，以被盖，及用竹管吹其两耳。一人急牵其发②，勿放手，就用两脚踏其两肩。一人摩其胸及屈伸其手足摩之。将活，即与粥汤饮之。

---

① 苏合香：原文为酥合香。
② 急牵其发：原文为急其牵发，据文义乙转。

此法救人，无有不活，自旦至暮，虽冷亦可救。如自暮至旦，阴气盛则难救耳。

救魇死法

凡人魇死，及一切卒死并诸暴绝症，用药或不效，急于人中穴及两脚两大趾①拇离甲一韭叶许，各灸三五壮即活。

又方　救急死，或先病，或常居寝卧，奄忽而绝，此是中恶，以韭汁贯鼻中。

又方　治睡死者。

上以杵蠡②实根一握，水搅取汁，稍稍咽下，口噤灌之。

雄朱散　治到客舍驿及久无人居冷屋，睡中为鬼物所魇。但闻其人吃吃作声，便令人叫唤。如不醒，可用此方治之。

牛黄　雄黄各一钱　朱砂五分

上为末。每用挑一钱在床下烧，用一钱灌之。

一法　救落水死。

凡人落水死者，救上急解去衣带，用艾灸脐中，即活。

治蛇伤法

治毒蛇伤，用婆婆针线包，苗叶捣烂，酒擂取汁

---

①　两大趾：原文为两大指。

②　蠡［lí］：虫蛀木，引申为器物经久磨损要断的样子。

饮，以渣敷患处①。

治蛇咬伤，肿痛难忍，速将发绳扎住，用茜草煎，热服取汗，渣敷患处。

青黛雄黄散　凡中毒及蛇虫咬伤即服此，乃令毒气不得聚于内。

青黛　雄黄等分

上为末。每服二钱，新汲水调下。

又方　治一切蛇虫所伤。

上用贝母为末，酒调令病人尽量饮之。少顷酒自伤处为水流出，候水尽，却以药渣敷疮上，即愈。

治蜈蚣咬伤法

一方　用艾烧烟，薰患处，即止。或灸三五炷，亦可以拔去毒气。亦治蛇伤。

又方　用好香麻油点灯，以伤处于烟上薰之，其痛即止。

又方　用香附米嚼烂，敷患处，其痛即止。

解砒毒

一方　用绿豆擩②浆，滤汁服之。

又方　用甘草节、黄连煎汤，冷服。

----

① 渣敷患处：原文为查敷患处，改为渣敷患处。下同。

② 擩〔rǔ〕：方言，插；塞：～进去。不知道把钱包～到哪里去了？

又方　用旱禾秆烧灰，新汲水淋汁，绢帛滤去，冷服一碗，毒从利下，即安。

毒蜂尾伤

一方　用新蚯蚓粪涂上，即安。

又方　用鲜桑叶梗内浆搽，即止。

又方　用井上青苔搽上，即止。

又方　用马齿苋擦，即止。

治犬咬伤法

一方　用杏仁，口内嚼烂，同沙糖调敷患处，即止痛。

又方　用灯草烧灰，搽患处。

又方　用甘蔗渣烧灰，搽患处。

又方　用杏仁去尖皮，同马兰根研细，先以葱汤洗，后以此涂患处。

定风散　治疯狗[①]咬伤。

南星　防风等分

上为末。先以口噙浆水，洗净患处，用绵拭干，以末掺。更不发，无脓为瘥。

又方

用斑蝥七个，去足翅，以糯米一撮同炒黄，去米不用。将斑蝥研细末，曲糊和丸如绿豆大。每服七丸，酒温下；或为末，用酒调下亦可。

――――――

① 疯狗：原文为风狗。

治鱼鲠刺伤

一方 用野苎根洗净捣烂，每用龙眼大。如被鸡骨伤，以鸡羹化下；如被鱼骨伤者，以鱼羹汤化下。

又方 治鱼刺并鱼骨在喉中。

用山楂树独根向下者，同玉簪花根捣取自然汁，用匙或竹筒盛汁，送入口内，不可着牙。着牙皆化。

又方 治少阳鱼尾刺。

上用大麦，不拘多少，浓煎，薰洗伤处，即止。

又方 治中河豚鱼毒。

如急无药，用清油灌，使毒气尽吐去为愈。

或用芦根，煎汤服，亦可。

治百虫入耳

用好香油灌入耳中即出。

治虫蚁入耳

用精猪肉一块，炙香①，纳耳边，其蚁闻香即出。

治蜈蚣入耳

用生姜汁灌入耳内，或韭菜汁亦可。

---

① 香：原文为杳。

蜒蚰①入耳

用小鸡一只，去毛足，以香油煎香，将箸穿作孔子，枕之；或用胡麻炒香，以葛袋盛，枕之；其虫闻香亦自出矣。

又方 用小蒜捣汁，灌入耳内。亦治百虫入耳。

又方 治百虫入耳。用鸡血滴入耳中，自然而出。

治误吞针入喉

用活磁石一块，呵之即出。

治虎咬伤

用蚱蟖捣烂，敷患处。仍饮香麻油一碗，以解其毒。

治误吞水蛭入腹内　水蛭即马蝗

用田中黄泥一块，小死鱼一个，同猪脂捣烂。用巴豆七粒，去壳膜，同泥鱼和匀，丸如绿豆大。每服三丸，用田中水送下，其蛭皆泻出。

治小儿误吞铜钱

用荸荠②食下，其钱自化。

---

① 蜒蚰：读音［yán yóu］。

② 荸荠：原文为苾荠，改为荸荠。苾［bì］：芳香：“椒兰芬～，所以养鼻也。”

绞肠痧症

凡手足厥冷，腹痛不可忍者，以手旋温水于病人膝弯内拍打，有紫黑点处，以针刺去恶血，即愈。

一方　解诸毒，用黄连、甘草，煎水一碗，服。

《医方集宜》卷之七

妇人门

调经

岐伯曰：女子七岁，肾气盛，齿更发长；二七而天癸至，任脉通，太冲^①脉盛，月事以时下。天谓天真之气降，癸谓癸水名，故云天癸也。然冲为血海，任主胞胎，肾气全盛，二脉流通，经血渐盈，应时而下。所谓之月事者，平和之气，常以三旬一见，以象月盈则亏也。若遇经脉行时，最宜谨于调理。将理失宜，似产后一般受病，轻为宿疾，重则死矣。盖被惊则血气错乱，经脉渐然不行运于身，则为血分痨瘵等病者。其时劳力，则生虚热，变为疼痛之根。若恚怒则气逆，气逆则血逆，逆于腰腿则作痛肿，过期即安也。且如崩漏不止之症，先因心火亢盛，于是血脉泛溢，以致肝实而不纳血，出纳之道遂废。经曰：子能令母实。是以肝肾之相火，挟心火之势，亦从而相扇，所以月事错经妄行而泛

① 太冲：原文为大冲。

滥也。若不早治，渐成带下、白浊、白淫、血枯发热、劳极之症也。大抵经闭不行，与夫经漏不止，皆由心事不足，以致月经不调，久而不愈，变症百出，不可言者。所谓犯之微若秋毫，感病重如山岳，可不畏哉！

病源

劳伤气血，风冷气袭，七情，六淫，房劳。

夫经者，候也。谓候其一身之阴阳愆[1]伏，知其安危。故其来必以月，太过不及皆谓之不调。过于阳则前期而来，过于阴则后期而至。其有乍多乍少，断绝不行，崩漏不止，亦有阴阳盛衰寒热为邪耳。巢氏[2]云：妇女月水不调者，由劳伤气血，以致体虚。若风冷之气，克于胞内，伤于冲任之脉，损于太阳少阴之经。冲任之脉，皆起于胞内，为经络之海。手太阳小肠之经、手少阴心之经也，此二经为表里，主上为乳汁，下为月水。然则月水是经脉之余，若冷热调和，则冲任之脉盛，太阳、少阴所生之血，宣流依时而下；若寒温乖适，经脉则虚，或有风冷之气乘之，邪传之子，血或寒

① 愆［qiān］：过：~伏（天气冷暖失调，多指大旱或酷暑，有变化无常的意思）。

② 巢氏：巢元方，隋代医家。大业中（605 年－616 年）任太医博士、太医令。大业六年（610 年），奉诏主持编撰《诸病源候论》五十卷，分67 门，1720 论，是中国第一部专论疾病病因和证候的专书。

或热，寒则血结，温则血消。故月水乍多乍少，故谓之不调也。

若夫经脉不调之病，盖因堕胎，及产后伤血；或因脾胃不和，饮食少进，不能生血；或七情伤心，气停结，故经脉不调也。

余按：血为气配，因气而行。成块者气之凝，将行而痛者气之滞，行后作痛者气血俱虚，色淡者亦虚，错经妄行者气之乱，紫者气之热，黑者热之甚。今人悉为风冷，多误，盖前之病，气行则血行，气止则血止。

王节斋曰：妇人女子经脉不行，多由脾肾损伤而致者。不可便认作经闭血死，轻用通经破血之药。遇有此症，便须审其脾如何。若因饮食劳倦，损伤脾胃，少食恶食，泄泻疼痛，或因误服汗下，致克药伤其中气，以致血少而不行者，只宜补养脾胃，盖旺则能生血，而经自行矣。又有饮食积滞，致伤脾胃者，亦宜消积补胃。若脾胃无病，果有血块凝结，方宜行血通经。

脉法

《脉诀》云：尔乃尺中脉滑，定知女经不调。

治法

调经养血，宜用四物汤为主治。

红闭不通，血枯者，宜用四物汤加桃仁、红花。

经水不及期而来者，是血虚有热，宜用四物汤，加黄芩、黄连。

经水过期而来者，是血虚气滞，宜用四物汤加牡丹皮；虚加人参、白术、香附、青皮。

过期，血紫黑有块者，是血热气郁，宜开郁理气，用四物汤加香附、苍术、玄胡索、黄连、青皮、乌药。

经水色黄淡者，是血虚有痰，宜用四物汤加陈皮、半夏、茯苓、甘草、苍术、白术。

损伤脾胃，以致血少而经不行者，宜补养脾胃，宜用归术补中汤。

经水或前或后，乍多乍少，宜用调经汤。

经水未行，临经将来作痛者，是血虚也，亦有瘀血郁滞，宜用调经理气汤。

经水妄行者，是血热妄溢，宜用四物汤加黄芩、黄连、白术、白芷。

经水行后作痛者，是血虚，宜用八物汤。

经水不调，脐腹刺痛，是血虚脏冷，宜用姜桂汤，或艾附丸在催生门。

月水不调，淋沥不止，腹中坚痛，不饮食，或久不来，宜用桃仁散。

妇人室女经水不行，时或腹中刺痛，腰胯沉重，宜用红花当归散、通经丸。

妇人先有脱血，或醉入房劳，经水衰少，或久不来，名曰血枯，宜用熟干地黄丸。

妇人肥盛，经水三二个月一行者，是痰盛而躯脂闭塞，宜用导痰汤加川芎、当归、香附、苍术、白术。

经水适来适断，往来寒热如疟者，宜用四物汤、小柴胡汤。

寡妇尼姑经候不调者，宜多用开郁之药。

肥白妇人经不调者，宜用四物汤加人参、黄芪、苍术、白术、陈皮、半夏、茯苓、甘草。

经脉不通，绕脐寒疝作痛，此由寒气客血室，宜用温经汤，或桂枝桃仁汤、济阴丹、万病丸。

妇人小产，或血崩心痛甚者，名杀血心痛，宜用乌贼、鱼墨，炒为末，醋汤调服。

妇人血气攻，心腹作痛者，宜用延胡索散、当归散。

妇人小肠气疼，或气攻心痛欲死者，宜用失笑散。

月水不行，腰腹作痛，宜用牛膝散、蠲痛散。

妇人血虚烦热，月水不调，时作潮热，宜用逍遥散。

妇人室女经候不调者，宜用四制香附丸、当归地黄丸、艾附丸在后催生门。

治方

四物汤　治一切经病不调。

当归　川芎　芍药　熟地黄

水二钟，煎八分，不拘时服。

调经汤　治妇人经水不调，或前或后，乍多乍少。

当归　芍药　川芎　甘草　阿胶　香附　官桂[①]
半夏　陈皮　熟地　牡丹皮

---

①　官桂：原缺"官"字，据清抄本补录。

水二钟，姜三片，煎八分，食远服。

调经理气汤　治妇人经水未行，临经将来作痛。

当归　川芎　芍药　熟地　红花　香附　蓬术　玄胡索　黄连　木香　柴胡　甘草

水二钟，姜三片，煎八分，不拘时服。

归术补中汤　治妇人损伤脾胃，血少经候不通。

当归　芍药　白术　茯苓　黄芪　陈皮　麦芽　川芎　柴胡　甘草

水二钟，姜三片，枣一枚，煎八分，食远服。

八物汤　治经水行后作痛。

白术　茯苓　人参　甘草　当归　川芎　芍药　熟地

姜枣煎，食远服。

姜黄散　治妇人月水不调，脐腹自痛。

片姜黄　蓬术　红花　桂心　川芎　玄胡索　牡丹皮　芍药　当归　甘草

水二钟，姜三片，枣一枚，煎八分，不拘时服。

熟干地黄汤　治妇人先有脱血，或醉入房，劳伤月事，衰少不来。

茯苓　人参　五味子　附子　当归　熟地　禹余粮　泽兰叶

姜水煎服。

桃仁散　治妇人月水不断后复来，腹中坚痛，或久不来。

桃仁　甘草　半夏　赤芍　当归　牛膝　人参　蒲

黄　泽兰叶　桂心　川芎　生地黄　牡丹皮

姜水煎服。

红花当归散　治妇人室女经水不行，时或腹中刺痛，腰胯沉重。

红花　当归尾　紫葳　牛膝　甘草　苏木　白芷赤芍药　桂心　刘寄奴

白水煎服。或为末，空心热酒调服亦可。

导痰汤　治肥胖妇人二三月经水一行者，是痰多闭塞。

白茯苓　半夏　陈皮去白　枳壳炒　胆南星　炙甘草

温经汤　治经脉不通，绕脐寒疝作痛。

当归　川芎　芍药　桂心　牡丹皮　人参　甘草牛膝　蓬术

白水煎服。

桂枝桃仁汤　治寒气克血室，经脉不通。

桂枝　桃仁　芍药　生地　甘草

水二钟，姜三片，枣一枚，煎服。

逍遥散　治妇人血虚烦热，月水不调，时作潮热。

甘草　当归　茯苓　白术　芍药　柴胡

姜三片，枣一枚，不拘时服。

延胡索散　治妇人血气攻心腹痛。

延胡索　当归　川芎　官桂　木香　枳壳　芍药桃仁　熟地黄

姜水煎服。

当归散　治心腹痛。

当归　芍药　刘寄奴　没药　枳壳　玄胡索

上为末。每服一钱，温酒调服。

失笑散　治妇人小肠气痛，或痛欲死。

五灵脂醋炒　蒲黄各等分

为末。每服一钱，醋泡滚汤下。

牛膝散　治月水不行，腰腹作痛。

牛膝一两　当归　芍药　官桂　桃仁　玄胡索　牡丹皮　川芎　木香各五钱

为末。□①ヒ，食前用温酒调服。

蠲痛散　治月水不行，腰腹作痛。

荔枝核煅存性，五钱　香附炒，一两

为末。每服二钱，用米汤调下。

通经丸　治妇人室女经水不行。

桂心　青皮　大黄煨　川椒　莪术　川乌炮，去皮干膝炒，令烟尽　当归　桃仁炒去皮尖　干姜炮，各等分

上为末，分作四分。用一分以米醋熬成膏子，和余末，杵为丸如桐子大。每服二三十丸，空心用淡醋汤或温酒送下。

万病丸　治经脉不通，绕脐寒疝作痛。

干膝杵碎，炒，令大烟出　牛膝去苗，酒浸一宿，焙，各一两

为末，用生地黄汁一升，入二味末，银石器内慢火熬，候可丸者，如桐子大。每服二丸，空心米饮或温酒

_____

① □：底本、校本均缺一个字。

《医方集宜》卷之七

送下。

四制香附丸　治妇人室女经候不调。

香附一斤，作四分，酒浸一分，米醋浸一分，盐水浸一分，童便浸一分，各浸七日，焙干为末

上为末，用醋糊和丸如桐子大。每服五六十丸，空心盐汤下。肥人依方服；瘦人加泽兰叶、赤茯苓各二两。

艾附丸　方在后催生门。治经水不调，脐腹刺痛。

当归地黄丸　治室女经不行。

当归　川芎　芍药　熟苄各五钱　牡丹皮　玄胡索各三钱五分　人参　黄芪各二钱二分半

为末，炼蜜和丸如桐子大。每服三十丸，米汤空心送下。

姜桂汤　治经水不调，脐腹刺痛，是血虚脏冷。

干姜　肉桂　香附　蕲艾　当归　川芎　芍药地黄

小柴胡汤　治经水或来或断，寒热如疟。

柴胡　黄芩　半夏　甘草　人参

济阴丹　治经脉不通，绕脐寒疝作痛。

四制香附四两　益母草二两　当归酒洗，一两五钱川芎盐酒炒，一两　白芍一两二钱　熟地姜汁炒，二两陈皮去白，一两　半夏姜拌，浸香油，炒　白茯苓各一两　白术土炒，一两　阿胶蛤粉炒成珠，二两　艾叶二两，醋煮　麦门冬酒洗一两　条芩酒炒，一两　牡丹皮酒洗，一两　川续断一两　小茴盐酒炒，五钱　玄胡索

四钱　没药五钱　吴茱萸炮炒，五钱　炙甘草三钱
酒糊为丸。

崩 漏 门

病源

有虚，有热，七情过极，气冲血海。

《阴阳别论》[①] 云：阴虚阳搏谓之崩。妇人脾胃虚
损，致命门脉沉细而数，或沉弦洪而有力，寸关脉亦
然，皆由脾胃有亏，下陷于肾，与相火相合，湿热下
追，经漏不止，其色紫黑，如夏月腐肉之臭。中有白带
者，脉必弦细，寒作于中；中有赤带，其脉洪数，病热
明矣。必腰痛或脐下痛，临经欲行，先见寒热往来，两
筋急缩，见脾胃症出现，或四肢困热，心烦不得眠卧，
心下急，宜大补脾胃，而升举血气，可一服而愈。或人
故贵脱势，人事疏少，或先富后贫，心气不足，其火大
炽，旺于脉血之中，又致脾胃饮食失节，火乘其中，形
质肌肉容颜似不痛者，此是心病不行。于诊脾胃，饮食

---

　　① 《阴阳别论》：《黄帝内经·素问》第七篇。阴阳，本篇系
指脉象而言。别，另外、特殊的意思。由于本篇所论脉之阴阳，侧
重于其在三阴三阳经病证诊断方面的意义，与他篇所说的阴阳含义
有所不同，故名《阴阳别论》。正如明·吴昆《素问吴注》云：
"此篇言阴阳与常论不同，自是一家议论，故曰别论。"

不调，其症显矣。或经水不时而下，或适来适断，暴下不止，治当先说恶死之言，令拒死而心不动，以大补气血之药，治其心痛，补阴泻阳而经自止矣。《痿论》①云：悲哀太甚，则胞络绝也。内动发，则心下崩，数溲血也。故《本经》曰：大经空虚，发则心脾传为脉痿，此之谓也。夫妇人崩者，由伤损冲任二脉，血气俱虚。盖冲任之脉，为经脉之海，血气之渊，外循经络，内荣脏腑。若夫②损伤，则阴阳和平，而气血调适，经下依时。若劳伤过极，以致脏腑俱伤，而冲任之气虚，不能约制其经血，故忽然暴下，谓之崩也。

治法

治崩漏，初用止血，以塞其流；中用清热，凉血以澄其源；末用补血，以还其旧。此治漏之法也。

崩漏，则治其标，宜用白芷煎汤，调百草霜末；甚者，用棕煅灰，温酒调服。

崩漏有热，宜用四物汤，加人参、黄芪、白术大补之药。

因怒气冲伤血海，暴漏不止者，宜行气养血，用四物汤加香附、青皮、陈皮、白术。

劳伤气血，经水非时而下，或如豆汁，或成血片，

---

① 《痿论》：出自中医经典《黄帝内经·素问》，即《素问·痿论》篇第四十四。

② 夫：据上下文，应为"未"。

或五色相杂，脐腹冷痛，经久不止，宜用伏龙肝散^①、胜金丹、胶艾汤。

脾胃气虚，暴漏崩下，宜用四物汤合四君子汤，加消导药。

忧思过度，损伤心脏，崩下不止，宜用柏子仁汤。

因血热，暴崩漏不止，宜用凉血地黄汤、解毒四物汤。

崩久不止，宜用十灰丸、当归散、阿胶地黄汤。

治方

伏龙肝散 治劳伤气血，经水非时而下，或血如黑豆水，或片，或块，脐腹作痛者。

当归　川芎　伏龙肝　官桂　赤石脂^②　干姜　熟地　艾叶　麦门冬　甘草

姜枣煎。

胶艾汤 治崩不止。

熟地　芍药　当归　艾叶　阿胶　川芎　甘草

白水煎服。

柏子仁汤 治妇人思虑过度，劳伤心脏，崩下不止。

柏子仁　鹿茸　川芎　香附　甘草　当归　川续断小草　阿胶

---

① 伏龙肝散：原文为伏龙胆散，据下文改为伏龙肝散。
② 赤石脂：原文为赤石指，改为赤石脂。下同。

姜水煎服。

凉血地黄汤　治血热，暴崩不止。

生地　当归　芍药　黄连　黄柏　升麻　川芎　荆芥　黄芩　柴胡　甘草　红花　藁本

白水煎服。

解毒四物汤　治血热崩漏。

当归　黄芩　芍药　黄连　栀子　川芎　黄柏　地黄

白水煎。

阿胶地黄汤　治漏下，久不止。

当归　川芎　芍药　熟地　红花　厚朴　乌梅　荆芥　生地　艾叶　苍术　黄芩　黄柏　伏龙肝　阿胶　甘草　槟榔　枳壳　黄连　刘寄奴　桑寄生

白水煎服。

胜金丹　治崩漏，因伤气血，五色相杂，脐腹冷痛。

藁本　当归　赤石脂　芍药　人参　白薇　川芎　桂心　牡丹皮　白芷　白术　没药　玄胡索　甘草　白茯苓

上为末，炼蜜和丸如弹子大。每服一九（应为丸），温酒化下。

十灰丸　治崩中，下血不止。

黄绢灰　马尾灰　藕节灰　艾叶灰　蒲黄灰　莲蓬

灰　油发灰　棕榈灰①　绵花灰　赤松皮灰各等分

上为末。醋糯米和丸如桐子大。每服百十丸，米汤送下。

当归散　治妇人崩漏不止。

当归　龙骨煅　香附各一两　棕毛灰五钱

上为末，每服二钱，空心用米汤送下。

带下门　附白浊白淫

病源

赤属血，白属气，有湿，有痰。

丹溪云：带下是湿热为病，白属气，赤属血，以治湿为主。亦有胃中痰湿流下，渗入膀胱，当升提其气，带自止矣。

带下之名，由奇经八脉有带在腰，如带之状。其病生于带脉之下，故以为名。

形证

带下之病，其患有五。若伤于足厥阴肝经，其色则青如泥；若伤于手少阴心经，其色赤如红；若伤于手太阴肺经，其色白，形如涕；若伤于足太阴脾经，其色则黄，若烂瓜；若伤足少阴肾之经，则其色黑如海带。虽

---

① 棕榈灰：原文为棕欄灰，改为棕榈灰。欄：简体字为栏。

形分五色，多是怒气伤肝。夫肝属木，脾属土，肝邪乘脾，木气克土，则脾受伤，而有湿热生焉。热则流通所至，滑浊之物，渗入膀胱，从小便而出也。

脉法

赤白带，脉虚小滑者生，紧实大数者死。

治法

治带下，宜寒者温之，热者清之，湿者燥之，虚者补之，滑者涩之。

湿热下陷，宜用椿根柏皮汤。

肥人湿痰带下，宜用苍术半夏汤。

肝气怒郁，白带下，宜用化郁调气汤。

妇人白浊白淫，与男子白淋同治。

气虚带下，宜用参术汤。

血虚带下，宜用四物汤加茯苓、泽泻、白芷、牡蛎。

气血不调，赤白带下，宜用调气固真汤。

虚寒带下，宜用温经汤。

气血久虚，赤白带下，宜用补宫丸、鹿茸丸、固真丸、当归煎。

带下久滑不止，宜用固肠丸。

治方

椿根柏皮汤 治湿热下陷。

椿根皮　黄柏　苍术　滑石　白术　茯苓　黄芩
甘草

水二钟，姜三片，灯心十根，煎服。

苍术半夏汤　治肥人湿热带下。

苍术　半夏　南星　茯苓　陈皮　川芎　海石　椿
皮　青黛　甘草

姜水煎服。

化郁调气汤　治肝气怒郁，赤白带下。

香附　青皮　苍术　陈皮　乌药　川芎　甘草　半
夏　木香　赤茯苓

姜水煎服。

参术汤　治气血带下。

人参　白术　茯苓　甘草　猪苓　泽泻　陈皮　神
曲　草薢　黄芩　升麻　黄芪

白水煎服。

调气固真汤　治气虚不调，赤白带下。

当归　茯苓　泽泻　芍药　甘草　干姜　白术　香
附　陈皮　川芎　黄柏　草薢

白水煎服。

温经汤　治虚寒带下。

当归　艾叶　官桂　干姜　熟地　益智仁　乌药
香附

姜水煎服。

当归丸　治气血久虚，赤白带下。

当归一两　芍药一两　牡蛎一两　熟地一两　阿胶

《医方集宜》　卷之七

一两　续断①　地榆各五钱　甘草三钱　茯苓一两

上为末，醋糊丸如桐子大。每服五六十丸，空心米汤送下。

固肠丸②　治带下，久滑不止。

椿根皮一两　白龙骨　枯白矾　赤石脂　牡蛎粉海螵蛸各五钱

上为末，酒糊丸如桐子大。每服五十丸，空心米汤送下。

补宫丸　治气血久虚，赤白带下。

鹿茸霜　白茯苓　香白芷　白术　乌贼　鱼骨　白薇　芍药　牡蛎③　山药各等分

上为末，糊丸如桐子大。每服五十丸，空心米汤送下。

鹿茸丸　治气血虚带下。

黄芪　鸡内金　牡蛎灰　远志　附子　鹿茸　龙骨五味子　桑螵蛸　肉苁蓉各等分

上为末，炼蜜和丸如桐子大。每服五六十丸，空心温酒送下。

白芷散　治赤白带下。

白芷一两　海螵蛸煅，二个　胎发烧，一个

为末。空心用温酒调下。

---

① 续断：原文为断续。

② 固肠丸：原文为固汤丸，据前文改为固肠丸。

③ 牡蛎：原文为牡厉，改为牡蛎。下同。

暖宫丸

艾叶　龙骨　川芎　牡蛎　白芍　茯苓　牡丹皮
熟地　赤石脂　当归末，丸桐子大。每服六十丸，空心
醋汤送下。

固真丸　治气血虚，赤白带下。

黄柏　芍药各五钱　柴胡　白石脂各一钱　龙骨
当归各二钱　干姜炮，四钱

为末，糊丸桐子大。每服三十丸，空心白汤送下。

熟干地黄丸　治妇人带下。

香附四两，用艾醋煮，焙　当归　川芎　芍药　熟
地黄酒浸　陈皮　白术　黄柏炒　赤茯苓各一两

带久不止，加赤石脂、龙骨煅，各一两。为末，醋
糊丸如桐子大。每服五六十丸，空心醋汤送下。

加味四七汤

半夏姜制　茯苓　紫苏　厚朴　炙甘草　远志　石
菖蒲　茯神

胎　前

胎元

夫男女之合，二精交畅，阴血先至，阳精后冲，血
开裹精，阴包阳也，而男胎成；阳精先至，阴血后参，
精开裹血，阳包阴也，而女胎成。故一月之孕有珠露之

称，二月之胎有桃花之譬。三月之胎，阴包阳者男也，在母腹中背阴面阳、左东而右西，男子属阳，阳根于阴，男子得阴而生，故先生右肾，为之命门也；阳包阴者女①也，在母腹中背阳面阴、左西右东，女子属阴，阴根于阳，女子得阳而生，故先生左肾，为之命门也。背看之者，左即右面之证也。是以男子皆以右肾为命门，右手尺部为命门之脉也。叔和云：女人反此，背看之。尺脉第三同断病者是也。且儿之在腹，先生右肾，肾生脾，脾生肝，肝生肺，肺生心，以肾属水，盖天一生水，故五脏由是为阴；其次心生小肠，小肠生大肠，大肠生胆，胆生胃，胃生膀胱，膀胱生三焦，三焦生八脉，八脉生十二经，经生十二络，络生一百八十丝络，丝络生一百八十缠络，缠络生三万四千丝络，丝络生三百六十骨节，骨节生三百六十五大穴，大穴生八万四千毛孔，则耳目口鼻四体百骸之身备。所谓四月形象具，五月筋骨成，六月毛发生，七月游其魂而能动左手，八月游其魄而能动右手，九月转身，十月满足而降生也。夫至精才化，一气方凝，始受胞胎，渐成形质。子在腹中，随母听闻。自成胎之后，则须行坐端严，情性和悦，常处静室，多听美言，聆讲诗书，陈说礼义。如此则生男女福寿敦厚，忠孝贤明，不然则多鄙贱而不寿，此固内象而外感也。然则妊娠有两胎者，考今古方书，并无的论，惟巢氏论云：阳施阴受，精气有余，故生二胎。

---

① 阳包阴者女也：原缺"女"字，据清抄本补录。

且谓成一胎之理，其精有几耶？今观妇人有两胎者，其精神气宇略无小异，考书云：人有求子法。妇人月信初至之后一日、三日、五日，值男女旺相日，阳日阳时交合，有子多男。若遇二、四、六日，或男女怯弱交合多女。以此推之，理可见焉。又《肘后方》云：男从父气，女从母气。《易》曰：乾道成男，坤道成女，此男女之别也。既成胎之后，凡有疾病，投以汤药，有伤胎破血者忌之。盖妊娠有疾，不可妄投汤药，必医者审度疾势轻重，酌量药性，不必多品，视疾势用药，疾愈即便止。如此则病去母安，子亦无损，复何惧其攻治乎哉？

《瑜珈论》：尔时父母贪爱俱极，最后各出一滴浓厚精血，合和，住母胎中，犹如熟乳凝结宝脏。经云：是诸众生托胎在母腹中。三十八个七日，有一十九种业风所吹，次第成就。第一七日状如酪浆，二七日如凝酪，三七日如药杵，四七日如鞋楥①，五七日分头背脘②，六七日肘□③相现，七七日手足掌现，八七日二十指④现，九七日九孔方现，十个七日声音具足，十一七日九孔开通，十二七日肠□⑤，十三七日生饥渴想，十四七日生

---

① 楥［xuàn］：同"楦"。楦［xuàn］：做鞋用的模型：～子。鞋～。

② 脘［bì］：《正韻》部比切，音陛。唐李甘啮疽剔□，以急亲病。又脘腔，胃脘也。腔［chī］：鸟类的胃。

③ □：底本、校本均缺一个字，疑为"膝"字。

④ 二十指：原缺"二"字，据清抄本补录。

⑤ □：底本、校本均缺三个字。

九万筋，十五七日生八万脉，十六七日通出入息，十七七日食道渐宽，十八、十九七日六根俱足，二十七日遍生骨节，二十一、二十二、二十三个七日生血肉皮，二十四、二十五七日长血肉皮，二十六七日生毛发爪，二十七七日分善恶相，二十八七日妄生八想，二十九、三十个七日黑白随业，三十一至三十六个七日身相俱足，三十七个七日念欲出生，三十八个七日满十个月，向母产门而生。三十八个七日在母腹中，随其本行自然风起。若宿行善者，便有香风，可其身意，骨节端正，莫不爱敬；本行恶者，则起臭风，不可心意，以其骨节偏邪瘘曲，使不端正，人所不喜。又云：胎中经三十八个七日，肢体悉皆俱足，从此以后，复经四月方出生。此说极满足者，或经九月，或过此者，名圆满。若经七月，名不圆满，或复缺减。

形证

妊娠恶阻，《产宝》谓之子病。由妇禀受怯弱，或有气逆痰饮，既成胎后，便有是病。其状颜色如故，脉息和顺，但觉肢体沉重，头目昏眩，恶闻饮食气，好食酸盐甚者。或作寒热，心中愦闷，呕吐痰水，胸膈烦闷，恍惚不宁，不能支持。但疾有轻重，轻者不药不妨，重者须以药疗。

妊娠子烦。《产宝》云：子烦者，是肺脏虚而热乘于心，则令子烦也。有停痰在于胸膈之间，或冲于心，亦令烦也。若热而烦者，但热而已；若有痰饮，则见食呕吐，烦燥而不安也。

妊娠子悬。《产宝》云：子悬者，是胎气不和，凑上心腹，胀满疼痛，气急作喘，谓之子悬。

妊娠子痫者，是体虚受风，而伤于太阳之经，发则口噤背强，即风痫亦名。

妊娠胎动。《产宝》云：胎动者，是妊娠气虚不足，日用有所损，动而不安也。或有喜怒不常，气宇不舒，伤于肝心，触而不安也。

妊娠胎漏者，数月而经水时下也。此因冲任脉虚，不能约制。盖冲任之脉，为经络之海，起于胞内。手太阳小肠、手少阴心脉此二经为表里，上为乳汁，下为月水。有娠之人，所以经脉断者壅之，养胎蓄之，以为乳汁也。冲任气虚，则胞内泄，不能制其经血，故月水时下，血尽则胎损矣。

妊娠心腹痛者，是宿有冷气，或新触风寒。由脏气内虚，邪正相搏，交攻于内，随气上下，冲于心则心痛，攻于腹则腹痛，以致心腹两痛也。若不速瘥，必胎动而不安矣。

妊娠腰痛者，是肾气虚。盖妇人肾以系胞，因劳伤损动其经，令人腰痛。其痛不止者，则胎必堕矣。

妊娠胎堕者，是荣卫虚弱，不能养胎；或登高闪挫，数堕其胎。若腹痛见红，尚可安住；若腰痛作胀，则必堕矣。

妊娠子淋者，由膀胱有热，肾虚不能制水，故小便数也。膀胱有热，则小便涩而不数，不得宣利而成

《医方集宜》 卷之七

淋矣。

妊娠胎水者，谓成胎三月之后，两腿自足脚面渐肿腿膝以上，行步艰难，以致喘闷，饮食不美，似水肿之状。至于脚指间有黄水出者，又名子气，直至分娩方消。盖因脾胃虚弱，土不能制水，致水气流溢，故令身肿也。

妊娠大便不通，由脏腑气实怀胎，内本有热，因热结于大肠，故大便不通也。

妊娠小便不通，由小肠有热，热入于脬①内，经涩而不通，令人心胁、小腹胀气喘急也。或有胎漏逼脬，多致小水不利，或频数而遗，或胞系坠压，小便不通，名曰转胞。

妊娠不语，惟八九个月孕妇有之，不须服药，产后便语。由胞络脉绝。胞络者，系于肾少阴之脉，贯肾系舌本，不能言。然古无治法，当以十个月，复自能言矣。

妊娠儿在腹中哭，盖胎成形之后，其子口含脐带吮血，血聚成疙瘩在儿口中，母因登取物或闷动，其疙瘩脱出儿口，不得吮血，故令哭也。须令妊母曲地拾物，使儿复得含入口中即止。

妊娠脏燥，悲伤欲哭，象若神灵，泣哭不止，素无疾证。

妊娠初受，以至临月用药禁忌歌。

---

① 脬［pāo］：膀胱；尿（suī）～。

歌曰

蚖斑水蛭及虻虫，乌头附子与天雄；

野葛水银并巴豆，牛膝薏苡与蜈蚣；

三棱代赭芫花麝，大戟蛇蜕黄雌雄；

牙硝芒硝牡丹桂，槐花牵牛皂角同；

半夏南星与通草，瞿麦干姜蟹甲爪；

硇砂干漆共桃仁，地胆茅根莫用好。

治方

茯苓半夏汤　治妊娠恶阻，恶闻饮食，气逆胸闷，吐逆恶心。

赤茯苓　半夏炮　熟地　陈皮　人参　白芍　旋覆花　甘草　川芎　桔梗

水二钟，姜三片，食远服。

旋覆半夏汤　治恶阻，呕吐痰水，作酸恶食，多眠头晕。

旋覆花　半夏　川芎　细辛　人参　厚朴　白术　枳壳　黄芩　茯苓　芍药

姜水煎，不拘时服。

参橘散　治恶阻，吐逆不食，心烦作闷。

橘皮　茯苓　麦门冬　白术　厚朴　甘草　砂仁　黄芩　生姜

如人虚，加人参；如实，加枳壳。白水煎。

抑青丸　治妊娠肝气不和，或有怒气，头眩，呕吐不止，胸胁闷胀。

黄连

不拘多少，姜汁炒为末，用粥和丸如小豆大。每服四五十丸，白汤送下。

竹茹汤　治妊娠呕吐，眩晕头痛。

橘皮　人参　白术　茯苓　甘草　麦门冬　枳壳
竹茹　生姜

白水煎，食远服。

子烦

麦门冬饮　治妊娠心惊胆怯，终日烦闷，名曰子烦。

人参　麦门冬　白茯苓　黄芩　生甘草　防风

竹叶七片，煎服。

犀角茯神汤　治子烦惊悸，闷乱不安。

犀角　茯神　麦门冬　茅根　黄芩　甘草　生地黄

竹叶七片，煎八分，食远服。

人参散　治妊娠烦热口渴，津液枯少。

人参　黄芩　犀角　甘草　麦门冬　地骨皮　赤茯
苓　干葛

白水煎，不拘时服。

知母散　治妊娠烦燥闷乱，口渴脏热。

知母　麦门冬　甘草　黄连　条黄芩　赤茯苓
白水煎，不拘时服。

竹叶汤　治妊娠烦热呕渴。

用青淡竹刮如一两，水煎，徐徐服。

子悬 即胎上逼心胀满

紫苏饮 治胎气不和，凑上心腹，胀满疼痛。

大腹皮　川芎　芍药　陈皮　紫苏　人参　甘草

姜煎，不拘时服。

分气护胎饮 治胎上逼心，气凑胀满。

白术　茯苓　桑白皮　陈皮　紫苏　甘草　枳壳

川芎

姜三片，煎八分，不拘时服。

仓公下气汤 治心腹胀满，两胁烦闷，不下饮食。

陈皮　青皮　芍药　槟榔　茯苓　大腹皮　紫苏

桑白皮　香附　木香　甘草

姜三片，灯心十根，煎八分，食远服。

枳壳散 治妇人妊八九月，胎气壅肿作胀。

枳壳炒，五钱　甘草一两五钱　香附炒，二两

为末。每服二钱，空心用滚白汤调服。

子痫

羚羊角散 治妊娠中风，颈项强直，筋脉挛急，言语蹇涩，痰涎壅盛，发搐，不省人事，名曰子痫。

羚羊角　独活　五加皮　防风　当归　酸枣仁　川芎

薏苡仁　茯神　杏仁　甘草　生姜

水煎，不拘时服。

防风汤 治妊娠中风卒倒，心神闷乱，口噤不能言，四肢强急。

防风　干葛　菊花　细辛　桑寄生　秦艽　当归

茯苓　甘草　官桂　羚羊角　竹沥　防己

姜三片，煎，不拘时服。

葛根汤　治妊娠临月，因发风痓①，或闷愦不识人，吐逆眩倒，少省复发，名曰子痫。

葛根　贝母　防风　当归　茯苓　泽泻　甘草　防己　石膏　独活　人参　官桂　牡丹皮　川芎

白水煎，不拘时服。

防风葛根汤　治妊娠中风，腰背强直，或时反张。

防风　葛根　川芎　生地②　杏仁　防己　麻黄　独活　甘草　桂心

白水煎，食远服。

一方　治妊娠中风，角弓反张，口噤言涩，谓之风产，亦名曰痫。

麻黄　防风　独活　桂心　升麻　羚羊角　甘草　川芎　当归　秦艽　杏仁　竹沥　酸枣仁

白水煎，食远服。

胎动不安

胶艾汤　治妊娠动举或仆，胎动不安，腰腹疼痛。

阿胶珠，蛤粉炒　艾叶　川芎　黄芪　防风　当归　熟地　芍药　甘草

姜三片，黑枣一枚，煎八分，食远服。

---

① 痓〔zhì〕：痉挛："发喉痹，嗌肿，～，治主病者。"
② 生地：原缺"生地"两字，据清抄本补录。

金匮当归散　妊娠常服，清热养血。

当归　川芎　白术　黄芩　芍药

为末。滚白汤或温酒调服。

安胎当归散　治妊娠五七个月，或举动惊愕，胎动坠下，腰痛下血。

当归　阿胶　川芎　人参　艾叶　杜仲炒　甘草

白水煎服。

胶艾四物汤　治胎动腰痠，腹痛下血。

阿胶　艾叶　当归　川芎　芍药　熟地黄　糯米

姜枣煎，食远服。

安胎济生散　治胎动下血。

桑寄生　阿胶　川芎　艾叶　香附　当归　川续断　茯神　白术　人参　甘草

姜煎，不拘时服。

白术黄芩汤　治妊娠三五个月，胎动不安，内热食少。

白术五钱　细条黄芩三钱

白水煎服。或作末，糊丸服，亦可。

安胎散　治妊娠闷触，胎气胀，腹痛下血。

用砂仁，不拘多少，炒热，去皮，为末。每服二钱，温酒调服。

川芎汤　治胎动腹痛，子死不知。服下活则安，死则下。

大川芎一两　川当归五钱

为咀，用温酒煎服。

又方　治胎动不安，用苎麻根，洗净切作段①，同糯米煮粥，常服。

胎痛

桑寄生散　治妊娠因动触或为房劳，力伤过度，血虚有热，血下淋沥。

桑寄生　当归　香附　茯神　川续断　阿胶　白术
人参　甘草　艾叶　乌梅

姜三片，煎八分，食远服。

芎藭补中汤　治胎漏，养新血，去瘀血。

阿胶珠，蛤粉炒　甘草　当归　黄芪蜜炒　川芎
白术　五味子　芍药　人参　杜仲炒　生地

白水煎，食远服。

如圣散　治胎动腹痛，或为胎漏。

鲤鱼皮　当归　芍药　阿胶珠，蛤粉炒　川芎　熟
地黄　续断　甘草　苎麻根

姜三片，煎八分，不拘时服。

续断阿胶汤　治妊娠三四个月，腹痛，时时下血。

川续断　阿胶　艾叶　当归　鸡酥　熟地

竹叶一撮，煎，食远服。

凉血护胎饮　治妊娠血虚有热，胎漏。

生地黄　当归　白术　川芎　芍药　甘草　条黄芩
苎麻根　乌梅

---

① 段：原缺"段"字，据清抄本补录。

白水煎，不拘时服。

当归芍药汤　治怀胎，心腹急痛。

当归　白芍药　茯苓　白术　川芎　香附子　砂仁
甘草　陈皮

姜三片，枣一枚，不拘时服。

当归治中汤　治妊娠中寒，心腹痛，不可忍者。

当归　干姜　白术　人参　甘草炙　青皮　陈皮

姜三片，枣一枚，煎八分，不拘时服。

香砂温胃散　治妊娠寒食，停于中脘作痛。

香附　砂仁　陈皮　白术　藿香　干姜炮　厚朴姜
制　甘草　山楂

姜枣煎，食远服。

草豆蔻散　治妊娠心腹作痛。

草豆蔻　陈皮　白术　川芎　当归　熟地　桂心
干姜　木香

为末服亦可，姜枣煎亦可。

阿胶散　治妊娠胎动不安，心腹疼痛。

茯苓　白术　川芎　阿胶　当归　陈皮　甘草

姜三片，枣一枚，煎八分，不拘时服。

《产宝》治妇人腹痛，胎动不安

用砂仁，不拘多少，微炒作末，用温酒调下。

腰痛

芎藭杜仲汤　治妊娠腰胁不时作痛。

杜仲炒，去丝　五加皮　芎藭　当归　萆薢　防风

白芍药炒　阿胶炒成珠　细辛

白水煎，食远服。

芎归艾叶汤　治妊娠三四个月或七八个月，胎动不安，腰痛下血。

川芎　当归　艾叶　阿胶　甘草

糯米一撮，煎，不拘时服。

苎根汤　治损动胎气，腰腹作痛，或下血。

生地　苎根　当归　芍药　阿胶　甘草

白水煎服。

续断丸　治怀胎腰痛不可忍者。

续断　杜仲炒，去丝　芎藭　独活　狗脊　五加皮　草薢　芍药　薯蓣　诃子肉

上为末，蜜丸如桐子大。每服五十丸，滚白汤送下。

胎坠

安荣散　治妊娠时常小产，预服此药，以固胎元。

当归　熟地　川芎　芍药　阿胶　白术　条黄芩　砂仁　桑寄生如无真者，以续断代之

糯米一撮，煎，不拘时服。

寄生汤　治胎常在五六个月后不安欲坠。

桑寄生　秦艽　阿胶　糯米

寄生、秦艽先煎，糯米后入，白水煎服。

胎水

鲤鱼汤　治妊娠腹胀，通身浮肿，小便不利，或胎死腹中。

当归　芍药　白术　茯苓　橘红

用鲤鱼一尾，将白水煮熟，去鱼，用汁一盏半，姜五片，入前药煎服。

全生白术散　治妊娠面目虚浮，肢体肿胀，名曰子肿。

白术　姜皮　大腹皮　陈皮　茯苓　桑皮

白水煎，不拘时服。

泽泻散　治妊娠气壅，身体浮肿，喘促腹胀，小便不通。

泽泻　姜皮　桑皮　枳壳　槟榔　木通　赤茯苓

姜煎，食远服。

防己汤　治妇人脾胃虚，遍身浮肿，心腹胀满喘促，小便不利。

防己　桑皮　枳壳　赤茯苓　紫苏　木香

姜三片，煎服。

生料平胃散　治妊娠两足浮肿，名曰皱脚。

即脾胃门平胃散，加木瓜。

子淋

安荣汤　治妊娠积热，小便涩少或痛，名曰子淋。

麦门冬　通草　滑石　当归　甘草　人参　细辛

灯心十根，煎，食远服。

地肤子汤　治子淋，小便涩数。

地肤子　车前子　知母　黄芩　升麻　赤茯苓　白芍　枳壳　通草

白水煎，食远服。

车前散　治子淋，或小便不通，下焦有热。

车前子　木通　陈皮　当归　滑石　赤茯苓　石苇　赤芍药　槟榔

白水煎，不拘时服。

临月达生散　治妊娠九个月，服十数贴，则临月不痛而易产。

人参　白术　陈皮　大腹皮　紫苏　当归　芍药　黄杨头七个

春加川芎；夏加黄芩；秋加滑石；冬加砂仁，不用黄芩。白水煎，不拘时服。

束胎丸　胎至八九个月宜用。

黄芩七钱　白术一两　茯苓一两　陈皮一两

上为末，粥糊丸如桐子大。每服五六十丸，空心滚白汤送下。

瘦胎枳壳散　胎至九个月后常服，滑胎易产。

商州枳壳二两　甘草五钱

上为末。滚白汤调服。

神寝丸　瘦胎滑利易产，九个月后服。

乳香通明者五钱　枳壳一两

上为末，蜜丸如桐子大。每服三十丸，空心温酒送下。

催生

芎归汤　治临产服则滑胎易产。

大川芎七钱　当归一两

一方加枳壳、甘草。白水煎，熟时入酒一盏服。

催生加圣散　用黄葵子炒为末，温酒调下。

诗曰：

黄金内子三十粒，细研调酒能备急。

命若悬丝在须臾，能令全家免哭泣。

无忧散治分娩①难产。若临月预服二三贴，能滑胎易产。

当归　川芎　白芍药　甘草　枳壳　乳香　血余

白水煎服。

二神散　治难产。

白芷不见火　百草霜各等分

一方加滑石。为末，温酒送下。

桂香散　下死胎。

官桂三钱　麝香五钱

为末。用温酒调下。

催生丹　治产妇生理不顺，难产或横或逆，大有神效，宜天医日合。

兔脑十二月，取去膜，研　乳香通明者一钱　丁香一钱，各为末　麝香一字，另研

上以乳香、丁香拌匀，入兔脑一钱，和丸如弹子大，阴干，油纸蜜封固。临产服一丸，用温酒送下，立产，男左女右，手中握药而出。神验。

催生方　治妇人坐草艰难。

① 分娩：原文为妢娩，改为分娩。

草麻子十四粒，去壳　朱砂　雄黄各一钱五分　蛇蜕一尺，煅

上为末，粥丸如弹子大。临产时，先用花椒浸水洗脐，纳药一丸于脐中，仍以纸数重药敷上，软帛拴系，产下则急取药去。一丸可用三次。

艾附四制丸　治妇女经水不调诸疾。

香附一斤　蕲艾一斤

作四分，一分酒浸，一分米醋浸，一分盐水浸，一分童便浸，浸七日，焙干为末，不近铁器，醋糊和丸。空心盐汤送下。

乌鸡大补丸　专治胎前产后，诸虚百损，赤白带下，身痛经闭等症。

香附米净，一斤　蕲艾叶净，一斤

二味入砂锅内，用老酒一斤，醋一斤，童便一斤，糯米泔水一斤，煮之，以干为度。取出，于石臼中捣烂，晒干为末，听用。用乌骨大雄鸡一只，吊死，酒退净毛，听用。

熟地黄二两，酒洗　当归二两，酒洗　川芎一两白芍药二两　人参五钱　黄芪五钱　白茯苓七钱五分白术七钱五分　陈皮七钱五分　砂仁七钱五分，去壳神曲炒，三钱五分　甘草炙，三钱五分

俱为咀，入鸡肚内，线缝定，入砂锅，仍用酒、童便、醋、糯米泔水煮烂，入石臼中捣作饼，焙干为末，听用。

木香一钱五分，不见火　官桂一钱五分　乌药三

钱，不见火　干姜三钱，火炮

为末，连前鸡附艾末拌匀，炼蜜成丸。或温酒或盐汤送下。

育胎丸　治怀妊三四月必小产，屡滑不存，有妊日预服此药。

川芎　当归各一两　阿胶炒　砂仁各一两五钱　茯苓一两　熟地黄一两五钱　香附二两　白术七钱黄芩二两，炒　甘草五钱

为末，糯米糊为丸。淡醋汤送下。

一名无忧散　治难产横生，子死腹中，一切危急，可保无虞。

当归酒洗，一钱五分　川芎一钱五分　厚朴姜汁炒艾叶各七分　枳壳六分　甘草五分　黄芪八分　羌活五分　贝母去心，一钱　荆芥穗八分　白芍火煨，一钱二分　菟丝子一钱四分

姜水煎，临产时服三剂，甚妙。

佛手散　治妊妇闪动，胎若不损，痛即止。若已损，立能逐下。若数月不知是胎，恐是别病，服一剂，如是即动，无则不动，亦不伤胎。

当归五钱　川芎一两

用酒二盏，煎干，再入水二碗，煎三四沸，温服，分一二次渐下。

夺命散　下死胎。

肉桂　麝香当门子，二粒

上末，煎佛手散一剂调服。若有别故，欲强下之。

瓜蒌二两　　肉桂二两五钱　　瞿麦穗二两
水一升，煎熟分服。

产后　调护

经云：妇人产后，大须将理。凡产毕时，不问腹痛不痛，先将童便和酒，服药半盏。不得便卧，且宜闭目而坐。须臾扶上床，仰卧，宜立膝。又以床头厚铺茵褥，勿令风入。以手瀚①摩心下至脐，使恶露不滞。亦不得问是男是女，恐生女怒气血逆。速烧砖炭，以醋沃之，令常闻醋气，或烧干榛②烟薰，以防血逆、血晕之患。且少食白粥，勿令太饱。如此一七日之后，方可少与醇酒，并须小盐味，或烂煮羊肉，或雌鸡煮汁，略少用滋味，或食猪蹄肉，或腰子，不可过多，恐成疾滞。若月未满，不宜多言，劳碌③忧思，勉强离床，久于行动，久坐，恣食生冷、粘硬、肥甘、鱼肉之类，及不避风寒，脱衣洗浴。当时未觉太损，满月之后即成褥劳，手脚及腰腿痠痛，骨髓间飕飕如冷风吹。虽有良法，亦难治疗。大抵产妇将息百日，方可平复。若一触犯，多

---

① 瀚［huàn］：同"浣"。浣［huàn］：洗：～衣。～纱。～雪。～濯。

② 榛［qī］：《唐韵》亲吉切《集韵》《韵会》戚悉切，并音七。《类篇》与桼同。木可以桼物。又《正韵》木可为杖。

③ 劳碌：原书为劳绿。

致身体强直，角弓反张，名曰褥风。遂致不救，又不得夜间独处，因去新血过多，心虚，恐有惊悸。洗濯污衣，不得日晒，免致祟侵。洗面亦不得就下低头，刮舌刷牙皆令作逆作晕。此为产家谨护之常法，必使气血调和，自然安帖。设不依此，即生余疾。所谓妇人非止临产须忧，产后大须将理。犯时微若秋毫，病时重如山岳，知命者可不谨哉。

形证　治法

产后诸病，不可全随诸病医治。只以养血为主，切记不用寒凉，并发汗之药。

产后，先以逐败血、生新血为主，使不凝滞而生诸病也，宜用黑神散、乌金散。

产后胞衣不出者，世谓之息胞。盖胞丝连儿脐，若少时胞衣不出者，依法截断，用绳系坠，须急以方药救治之，宜用夺命丹、牛膝汤、萆麻子敷足心。

产后通用法

返魂丹，芎归汤，加减五积散去麻黄。

产后血晕，由败血流入肝经，以致眼见黑花，头目旋晕，甚至昏迷，不省人事。常以醋炭沃于床前，得醋气可降血晕之患，宜用清魂散、川芎散、韭醋搐鼻法。

产后，须大补气血为先，纵有杂症，以末治之。

产后气血俱伤，五脏暴虚，宜常服理中汤、益母八珍汤。

产后狂言如鬼状，盖因败血流入心经，或心虚因惊，神思不安，宜用四物汤加减、琥珀地黄丸、大圣泽兰散、安神汤。

产后不语，是败血塞于心窍，况心气通于舌，故舌强而不语也，宜用七珍汤、孤凤散、逐血补心汤。

产后心虚，惊悸不宁，语言错乱，宜用七理汤、当归茯神散、琥珀地黄丸、茯苓散、四物补心汤。

产后中风，眼开口噤，身肿反张，语言笑哭，盖因心虚血少，触风所致，宜用小续命汤、竹沥汤、防风当归汤、愈风散、当归茯神散。

产后虚汗不止，宜用黄芪汤、麻黄根散、人参汤。

产后遍身肿痛，宜用趁痛散、五积散加泽兰叶。

产后腰痛不可转者，宜用独活汤，五积散加杜仲、去麻黄。

产后心腹刺痛有块，名儿枕痛，仍恶露结而未散，宜用红花酒服、玄胡索散。

产后恶露不下，腹中疼痛，宜用五积散加红花、去麻黄，牡丹皮散，当归红花散。

产后恶露不尽，腹中作痛，宜用泽兰汤。

产后小腹脐下作痛不止者，宜用玄胡散、理中汤。

产后两脚胀痛，宜用芎归枳壳汤。

产后腹中积聚成块作痛者，名曰瘕，宜用桂心丸、莪茂散。

产后虚烦发热，口干作渴，宜用参冬地黄汤、人参当归散。

产后血虚，大渴引饮不止，宜用芦根汤。

产后虚损发热，或作寒作热，宜用逍遥散、增损四物汤。

产后发热，虚汗不止，宜用补损黄芪汤。

产后未满百日，血气尚弱，失于调理，或动作劳苦，致成褥劳①，寒热盗汗，头目昏痛，有时咳嗽，沉困无力，饮食不消，宜用人参鳖甲散、增损柴胡汤。

产后呕吐不食，宜用白术安胃散、香砂养胃汤。

产后泄泻腹痛，宜用调中汤，加减服。

产后浮肿，有败血流于四肢，宜用小调经汤。有因将理失宜，致伤脾胃气虚，食积作肿胀者，宜用术苓汤。

产后大便秘结不通，便不可用峻利药，宜用当归润肠汤、蜜□②汤、调导散。

产后小便不通，宜用滑石通苓散、牛膝木通汤。

产后小便频数及遗水，宜用桑螵蛸散。

产后余血淋漓不止者，宜用阿胶地黄汤。

产后阴挺下脱，玉户肿痛，因用力太过，以致如此，宜用玉龙汤、桃仁膏敷。

产后无乳，宜用涌泉散、猪蹄汤。

产后尿血，宜用蒲黄散。

治方

黑神散　逐败血，生新血。

---

① 褥劳：原文为蓐劳，据前文改为褥劳。下同。

② □：底本、校本均缺一个字。

《医方集宜》　卷之七

黑豆　熟地黄　官桂　干姜　甘草　蒲黄　白芍药

为末。每服二钱，用童便温酒调下。

乌金散　治同上。

　　黑豆　熟地　蒲黄　当归　官桂　芍药　百草霜
干姜　甘草

为末。每服二钱，不拘时醋汤调下。

夺命丹　治产后血入衣中，腹胀冲心，久而不下。

　　附子五钱　牡丹皮　干漆各一两

上为末，用醋一升，大黄末一两，同煮膏，和丸如
桐子大。每服五十丸，用温酒送下。

返魂丹　产后通治。

　　益母草五月五日采，阴干

为末，不犯铁器，为丸如弹子大。每一丸，空心温
酒童便化下。

芎归汤　产后通治。

　　川芎　当归各二钱

白水煎，不拘时服。腹中刺痛加白芍药；口干烦渴
加乌梅、麦门冬；发寒热加白芍药、干姜；水停心下呕
逆加茯苓、生姜；虚烦不眠加人参、竹叶；大便秘涩加
生地、橘红、杏仁；小便不利加车前子；腹膨胀加厚
朴；血崩不止加香附子；咳嗽痰多加紫苑、半夏、生
姜；膝痛腰疼加牛膝；心痛加玄胡索；恶血不下、腰腹
肿痛加牡丹皮。

五积散　方见寒门。产后通治。去麻黄。

牛膝汤　治产后胎衣不下。

牛膝　瞿麦　当归　通草　滑石　葵子

白水煎，不拘多少。

牛膝散　治妇人五六个月胎坠，胞衣不出。

牛膝　川芎　朴硝　蒲黄　官桂　当归

生姜煎，不拘时服。

一方　治妇人胎衣不出。

用萆麻子四十九粒，去壳，研烂，敷足心上，如衣下即去净。

清魂散　治产后败血流入肝经，头眩晕，不省人事。

泽兰叶　人参　荆芥　甘草　川芎

为末。每服二钱，用温酒调服。

川芎散　治产后血晕，不省人事。

川芎　茯苓　芍药　酸枣仁　官桂　当归　牛膝　木香　羌活　甘草　枳壳

水二钟，姜三片，煎八分。

一方[①]　治产后血晕，全不省人事，极危殆者。

用韭菜[②]细切，装入有嘴瓶内，煎滚，醋沃之，便蜜缚瓶口，以瓶嘴向产妇鼻孔，令醋气透入，须先扶病人起。因恶血冲心，故有此症。韭能去心中之滞血，加以醋气运达之用，无不效验。

理中汤　方见寒门。治产后气血俱损，五脏暴虚。

---

① 一方：原缺"一"字，据清抄本补录。

② 韭：原文为韮［jiǔ］，古同"韭"。改为韭菜。

益母八珍汤　治产后去血，过多损伤，五脏俱虚，常宜服之。

当归　川芎　白术　茯苓　芍药炒　人参　熟地黄益母草　甘草　陈皮

水二钟，姜三片，枣一枚，煎八分，食远服。

琥珀地黄丸　治产后败血入心经，如见鬼状，神思不安。

琥珀　玄胡索　当归　蒲黄　生地黄　生姜

上为末，蜜丸如弹子大。每服一丸，用当归汤化下。

大圣泽兰汤　治同上。

白茯苓　川芎　麦门冬　当归　黄芪　木香　人参甘草　泽兰　白芷　生地黄

姜五片，煎服。

安神汤　治同上。

防风　柴胡　升麻　酒生地　酒知母　酒黄柏　羌活　黄芪　甘草

安神丸　治产后神思不静，如见鬼状。

当归　黄连　生地黄　甘草　砂仁

上为末①，糊丸如绿豆大。每服三十丸，用滚白汤送下。

七珍散　治产后败血塞心经，不言舌强。

川芎　人参　石菖蒲　细辛　防风　生地黄　朱砂

① 上为末：原文为上为木。

另研，各五钱

一方有甘草。合八珍散，为末。每服一钱，薄荷汤调服。

孤凤散　治产后不语。

用明矾，研细。每服一钱，熟水调服。

逐血补心汤　治产后失声，言不能出，乃心肺之窍被瘀血所侵。

红花　赤芍　桔梗　胆星　当归　半夏　生地黄
甘草　茯神　防风　紫苏

生姜三片，煎八分，不拘时服。

七理汤　治产后心虚，惊悸不宁，语言错乱。

当归　茯神　熟地　人参　炒枣仁　竹茹姜炒
川芎

姜三片，益母草汤二钟，煎一钟，调琥珀末五分，服。

七宝散　治产后心虚不宁，语言错乱，惊悸。

辰砂研细　桂心　当归　川芎　人参　芍药　茯苓
羚羊角　干姜

为末。每服一钱，姜活汤调服。

当归茯神散　治产后惊悸不安。

当归　甘草　麦门冬　黄芩　茯神　人参　芍药
酸枣仁　白藓皮

枣一枚，煎八分，不拘时服。

琥珀地黄丸　方见前。治同上。

茯神散　治产后心虚，惊悸不宁。

人参　甘草　山药　当归各一钱　远志　茯神　桂心　麦门冬各五分

小续命汤　方见风门。治产后中风诸症。

四物补心汤　治产后心虚惊悸。

当归　川芎　芍药　熟地黄　人参　茯苓　紫苏　半夏　干葛　桔梗　枳壳　前胡　陈皮　甘草

竹沥汤　治产后中风，眼开口噤，身强反张，语谬哭笑。

人参　茯苓　羌活　当归　竹沥　远志　桂心　川芎

白水煎，食远服。

防风当归汤　治产后中风。

防风　茯苓　秦艽　川芎　白藓皮　防己　当归　人参　甘草　白薇

水二钟，姜三片，竹沥一盏，煎八分，食远服。

天麻丸　治产后中风。

天麻　防风　姜蚕　白附子　雄黄　牛黄　羌活　全蝎　五灵脂　朱砂研，为衣

为末，饭和丸如绿豆大。每服三四十丸，空心滚白汤送下。

愈风汤　治中风，口噤身强。

荆芥　归尾

为末。每服三钱，空心滚白汤调服。如口噤或吹鼻亦可。

黄芪汤　治产后虚汗不止。

黄芪　牡蛎　防风　生地黄　白术　茯苓　麦门冬
甘草

白水煎，食远服。

麻黄根散　治汗出不止。

当归　黄芪　麻黄根　牡蛎　人参　甘草　小麦

白水煎，食远服。

人参汤　治产后虚汗出。

当归　人参

白水煎，不拘时服。

趁痛散　治产后遍身疼痛。

牛膝　甘草　韭白　当归　桂心　白术　黄芪
独活

白水二钟，生姜三片，食远服。五积散加泽兰叶。

独活汤　治产后腰痛，疼不可转。

独活　续断　芍药　川芎　桂心　当归　桑寄生
防风

姜三片，煎八分，食远服。五积散加杜仲，去
麻黄。

玄胡索散　治产后儿枕腹痛。

玄胡索　当归各一两　真琥珀　蒲黄各一钱　赤芍
药五钱　桂心三分　红花一分

为末。每服三钱，食前用温酒、童便调服。

红花酒　治产后腹痛有块，名儿枕痛。

用红花三钱，酒与童便各一钱，共煎热服。

五灵脂散　治儿枕痛。

用五灵脂，不拘多少，为末。每服二钱，酒服。

桃仁芍药汤　治产后腹痛。

桃仁　芍药　当归　川芎　干漆　桂心　甘草

白水煎，不拘时服。

牡丹皮散　治产后恶露不下，腹中疼痛。

牛膝①　大黄　当归　牡丹皮　芍药酒炒　蒲黄

官桂

姜三片，酒一杯，不拘时服。五积散加红花，去麻黄。

当归红花散　治同前。

当归　红花　川芎　官桂　蓬术　甘草　玄胡索

厚朴　干姜　香附

酒一杯，童便一盏，同煎。

泽兰汤　治产后恶露不尽，腹中作痛。

泽兰叶　生地黄　当归　芍药　甘草

姜三片，枣一枚，食远服。

玄胡索散　治产后脐下疼痛。

玄胡索五钱　桂心五钱　当归一两

为末。每服二钱，热酒下。

芎归枳壳汤　治产后两胁胀痛。

当归　芍药　槟榔　柴胡　枳壳　官桂　木香

川芎

水二钟，姜三片，煎八分，不拘时服。

---

①　牛膝：原文为牛漆。

桂心丸　治腹中积块，血瘕作痛。

青皮　干漆　没药　槟榔　当归　桂心　芍药　牡丹皮　大黄　桃仁　鳖甲　厚朴　三棱　玄胡索

上为末，蜜丸如桐子大。每服五十丸，用温酒送下。

莪茂散　治产后积块血瘕。

莪茂　桃仁　大黄　当归　桂心　川芎　木香　牡丹皮　芍药　玄胡索

水二钟，酒一盏，煎八分，不拘时服。

参冬地黄汤　治产后虚烦发热。

人参　麦门冬　生地黄　天花粉　甘草　韭白　知母　芍药

白水煎，食远服。

人参当归散　治虚烦。

人参　当归　麦门冬　生地黄　粳米　芍药　茯苓　淡竹叶　甘草

枣一枚，煎八分，不拘时服。

芦根汤　治血渴。

芦根　天花粉　人参　甘草　茯苓　麦门冬

枣一枚，食远服。

三合汤　治产后发热。

即四物汤合小柴胡汤。

逍遥散　治产后虚损发热。

柴胡　白术　茯苓　当归　芍药　甘草　薄荷　川芎　生地黄　人参

《医方集宜》卷之七

水二钟，姜三片，煎八分，不拘时服。

增损四物汤　治产后虚损，作热作寒。

当归　川芎　芍药　人参　甘草　干姜炮枯

姜煎，不拘时服。

补损黄芪汤　治产后虚汗，发热不止。

黄芪　当归　芍药　人参　甘草　白术　生地黄
茯苓

白水煎，食远服。

人参鳖甲汤　治褥劳。

人参　当归　白术　白茯苓　麦门冬　甘草　鳖甲
熟地　黄芪　续断　秦艽　官桂

白水煎服。

增损柴胡汤　治褥劳。

柴胡　人参　甘草　陈皮　芍药　麦门冬　当归
五味子　黄芪　茯苓

白水煎，不拘时服。

白术安胃散　治产后呕吐。

白术　丁香　人参　桂心　当归　甘草　槟榔

姜三片，枣一枚①，不拘时服。

香砂养胃汤　治呕吐不止。

香附　砂仁　丁香　白术　陈皮　半夏　甘草　藿
香　茯苓

姜三片，煎八分，不拘时服。

―――――――――――

① 枚：原文为牧。

调中汤　治腹痛泄泻。

白术　茯苓　官桂　甘草　芍药　人参

食积加神曲、山楂；虚加附子。姜三片，枣一枚，煎服。

当归润肠汤　治产后秘结。

当归　熟地黄　麻仁　桃仁　枳壳　生地黄

白水煎，食前服。

调导散　治便秘。

当归　川芎　防风　枳壳　甘草

姜枣煎服。

牛膝木通汤　治产后因去血过多，小便不利，津液干涩，以致小腹痛，不利。

牛膝　木通　赤茯苓　当归　猪苓　葵子　生地黄

白水煎，空心服。

通苓滑石散　治小便不利。

赤茯苓　泽泻　木通　黄连　猪苓　白术　瞿麦
山栀　车前子　滑石

灯心二十根，煎，食前服。

桑螵蛸散　治遗尿便数。

桑螵蛸　鹿茸　黄芪　当归　牡蛎　人参　赤石脂
甘草

为末。每服二钱，空心用米汤调下。

敛胞散　治妇人临产手伤，胞破，小便不利。

黄丝绢自然黄色不用染者三尺，炭灰煮极化烂，用清水洗去灰，令尽入黄蜡半两，茅根二钱，马□①二钱。上用水二升，煎至一盏，空心敛气，服之不得作声，如作声则无效。

阿胶地黄汤　治产后余血，淋沥不止。

当归　川芎　生地黄　白术　阿胶　香附　甘草　芍药　白芷　陈皮　半夏　黄芩

侧柏叶七个，煎八分，食远服。

玉龙汤　治产后阴挺下坠脱，玉户肿痛。

当归　芍药　龙骨　川芎　熟地黄

白水煎，不拘时服。

桃仁汤　治产后阴肿烦闷。

桃仁去皮尖，硝为膏　枯矾　五味子各等分

为末。以膏拌匀，傅之。

涌泉散　治产后气滞不通，无乳。

穿山甲　瞿麦　王不留行　当归　麦门冬　陈皮　川芎

白水煎熟，入酒三杯，热服。仍以木梳梳乳，其气自通。

猪蹄汤　治乳汁不下。

用猪蹄一只，通草五两。洗净猪蹄，依食法，入水煮汁，食之。

玉露散　治产后无乳。

人参　茯苓　甘草　桔梗　川芎　白芷　当归

①　□：底本、校本均缺一个字。

384

芍药

　　白水煎，食远服。

　　小调经散　治产后败血流于四肢，浮肿。

　　没药　琥珀　桂心　芍药　当归　细辛　麝香

　　为末。每服二钱，姜汁温酒调下。

　　术苓汤　治将理失宜，饮食肠胃，食积作肿胀。

　　白术　赤茯苓　枳壳　泽泻　猪苓　神曲　当归

陈皮

　　姜三片，煎八分，不拘时服。

　　蒲黄散　治产后尿血。

　　蒲黄　芍药　黄芩　当归　生地　牡蛎　车前子

　　白水煎，食远服。

　　　　　　　　　　　　之七终

《医方集宜》卷之八

小 儿 门

　　夫医之道，莫难乎小儿。盖一忽有病，不可以脉切，不可以言审。惟在察色听声，要知疾病之由，是亦难矣。若小儿初生之后，禀受胎元厚者，疾病自少；禀受怯弱者，不加保护，生病多端，或受惊触，或伤饮食，或冒风寒，皆能致疾。若非烛理之明，曷能辨哉？一或少差，为害不浅，业此者又当以明症而治疗焉。

小儿指掌脉纹图

男左女右看手掌虎口纹法

一风关易治。

二气关疾深。

三命关恶候。

其症候看纹，过寅关初病，卯关疾深，辰关难治。

一寅关青色是四足惊；

二卯关赤色是人惊；

三辰关黑色是水惊。

三关通度见五色者难治。

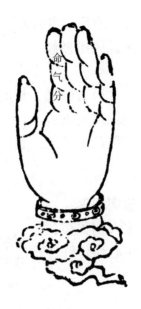

看三关纹法

鱼刺纹 Ⱉ

风关青色如鱼刺者，是初惊，易治；

气关青色如鱼刺，疳痨身热，易治；命关青色如鱼

刺，主风邪入脾，难治。

悬针纹

风关青色如悬针，主水惊，易治；

气关赤色如悬针，主肝肺脏积热；

命关有此形，五色皆恶候。

水字纹 Ⱉ

风关如水字，主惊风入肺，咳嗽面赤；

《医方集宜》 卷之八

气关如水字，膈上有涎，并虚积伤滞；

命关如水字，主惊风疳极候。

乙字纹　乙

乙风关如乙字，主肝脏惊风，易治；

气关如乙字，主惊风病重；

命关如乙字，青黑色主慢惊，难治。

曲虫纹

风关如曲虫，疳痞积聚；

气关如曲虫，主大伤积秽；

命关如曲虫，主心病传肝，难治。

环纹

风关如环，主肝脏疳疾积聚；

气关如环，主疳入胃，吐逆者不治；

命关如环者，病不治。

乱纹形

风气二关如乱纹者可治；

通命关者难治。

此纹①在手，或在面，或在左右脸，皆死候。

纹曲钩里者是气疳。

纹曲钩外者是风疳。

---

① 纹：原文为文。

〕斜勾右者是伤寒，身热不食，无汗；向左者是伤风，身热不食，有汗。

⅋ 双勾脚者是伤寒。

彡 三曲如长虫者是伤硬物。

邑 两曲如勾者是伤冷物。

𝓡 一头如环有脚，是伤冷物。

〣〢〣 三关纹不足者是风气虫积。

小儿神异八段锦

Y　形如鱼刺

鱼刺生纹亦与通，风关若见是初惊。忽然黑色缘风盛，总有灵丹未必惺。

长至气关心转病，浑身红热定还轻。命关气盛转脾脏，任是卢医救不宁。

│　形如悬针

悬针青黑在风关，被水惊来莫等闲。赤色气关疳入肺，命关要救救应难。

最怕青黑兼红紫，必定须教命不还。通透三关休用药，慢惊传变少灵丹。

水　形如水字

水字风关气受伤，惊风入肺病相当。更兼咳嗽粘涎盛，面赤须当早用防。

若见气关涎在膈，胸中痰盛有随方。命关若见风疳盛，通透三关命即亡。

乙　形如乙①字

乙字肝家受病初，惊风肺脏治难居。气关若见纹双紫，肝病肝方好药医。

若见命关惊入胃，不论青黑病难除。若还俱见三关上，此是肝家死有余。

ξ　形如曲虫

曲虫疳病在风关，肝病传脾肚肿宽。才过气关还肚肿，脾家有积治须安。

急肝属肾宜医早，莫待稽迟恐救难。长到命关心便热，惊疳莫治病相关。

ℑ　形如耳环

如环形候风关见，脾肾传疳莫等闲。腹内积伤兼内实，莫教传变长中关。

气关纹见风生胃，吐逆之时恐救难。若到命关休要治，纵然有命也难看。

形如乱纹

乱纹形候在风关，虫咬心头苦忍难。用药驱虫心疾愈，更须何处觅灵丹。

---

①　乙：原文为一。

别药疳虫不能去，可将苦练味推详。一两炉中炙为末，良辰服了便身安。

☖ 形如流珠

流珠死候不堪医，右手三关除此亏。右脸有纹半夜死，左边纹见看申时。

看纹歌诀

虎口乱纹多，须知气不和。色青惊积聚，下乱泻如何？

青黑慢惊发，入掌内吊多。三关忽通过，此候必沉疴。

左右红生似线形，定是伤脾发热惊。右有双纹如左状，食因惊积一齐生。

纹头有似三X样，肺气生痰夜作声。赤青应有伤寒症，只是单红泻定生。

指上辨青纹，认是四足惊。黑色因水扑，赤是被人惊。

紫色热而泻，黄色是雷惊。曲里风还盛，湾分食上蒸。

但看X手处，方可辨其形。

诊脉口诀

小儿有病须凭脉，一指三关定其息。浮洪风盛数多惊，虚冷沉迟实有积。

小儿一岁至三岁，呼吸须将八至看。九至不安十至困，短长大小有邪干。

小儿脉紧是风痫，沉脉须知乳化难。腹痛紧弦牢实秘，沉而迟者骨中寒。

小儿脉大多风热，沉细缘因乳食结。弦长知是胃肝风，紧数惊风四肢掣。

浮洪胃口似火烧，沉紧腹中痛不歇。虚濡有气更兼风，脉芤多痢大便血。

前大后小童脉顺，前小后大必气咽。九至洪来苦烦满，沉细腹中痛切切。

滑主露湿冷所伤，弦长客忤分明说。息数平和八至七，此是圣贤传妙诀。

凡看小儿一岁至七岁，一息八至或云六至是平和无病之脉。九至为数，十至为极，五至为迟，四至为败。十岁以上六至为平和，七数八极四迟三败。此呼吸之至数也。

小儿无病歌

小儿常体貌，情态自端然。鼻内无干涕，喉中绝无涎。

头如青黛染，唇似点珠鲜。脸芳花映竹，颐绽水中莲。

喜引才方笑，非因手不宣。纵哭无多哭，虽眠不久眠。

意同波浪静，情若月明天。此儿安又吉，何愁病患缠。

小儿外证恶候歌

眼上赤脉，下贯瞳仁。囟门肿起，兼及作坑。
鼻干黑燥，肚大筋青。目多直视，睹不转睛。
指甲黑色，忽作鸦声。虚舌出口，啮齿咬人。
鱼口气急，啼不作声。蛔虫既出，必是死形。
用药速救，十死一生。

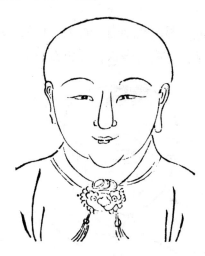

小儿头像

察形色之图五脏五位所属

心为额南方火，肝为左颊东方木，脾为鼻中央土，
肺为右颊西方金，肾为颐北方水。

四时察色

春色青属木，夏色红属火，季夏色黄属土，秋色白
属金，冬色黑属水，四季皆不宜纯色。

五脏部位见色变证

额红因火热，青色有肝风，黄色相生顺，黑色水来侵。

印堂青色见，人惊与物惊，红赤因胎热，黑色不堪论。

山根青隐隐，惊疾已重重，黄色脾伤食，黑暗死临身。

年寿黑相侵，命夭定然真，恶痢因斯色，青黄吐泻频。

鼻准微黄吉，深黄恶症临，青赤多应吐，黑色有灾迍①。

两脸多黄色，湿痰热难当，青为客忤病，红赤热伤寒。

颐间青色见，肝病有微惊，黑色惟冬顺，黄赤是雷惊。

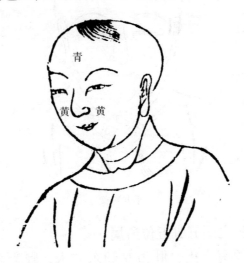

慢惊风候

吐泻多时起慢惊，额青汗出眼微昏。

---

① 迍 [zhūn]：名词。灾难，祸殃。如：迍厄（灾难；挫折）；迍难（祸乱；灾难）；迍殃（灾祸）；迍灾（灾难）。

头低困睡舌常吐，身冷涎腥眼露睛。

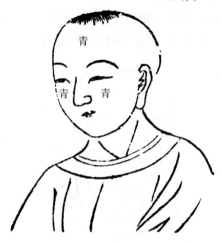

急惊风候

牙关紧急热涎潮，眼瞪唇红头动摇。
搐搦急惊风热盛，化痰除热病随消。

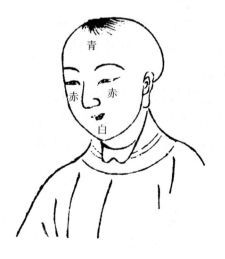

伤寒候歌

恶寒发热面皮红，此为表症汗须通。
热多内实身常露，烦渴掀衣里症明。

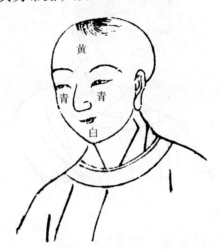

痘疹候歌

如斯气色耳骹冷，嗽嚏时时手足寒。
发热似惊身战动，眼中生眵脉浮长。

食惊泻痢候

青黄白色食因惊，泄泻多时便转青。
脏腑不调成痢病，热红冷白症分明。

此是惊泻痢之候，腹痛，赤白如冻，作渴，烦热不食者不治。

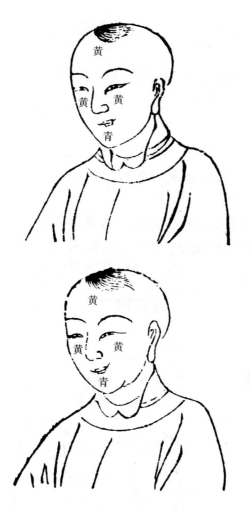

疳疾候

切牙唇白肢枯细，乳食无调脾胃伤。

毛发焦兮尿色白，腹膨虚响体形黄。

口渴眼昏身作热，揩眉揉鼻面皮光。

泻青呕逆皆疳候，自有良方保命长。

丁奚

项小腹高肢体绌①，全无精采不时啼。

久结骨蒸脾胃里，婴童有叫号丁奚。

哺露

头骨分开热往来，吐虫翻食胃多灾。

肌肤②消铄成哺露，烦渴无神眼不开。

无辜

脑后项边多结核，盖缘辜鸟拂儿衣。

形羸壮热便脓血，虫入皮肤命早归。

此三症者，皆中间小儿气色之症也。

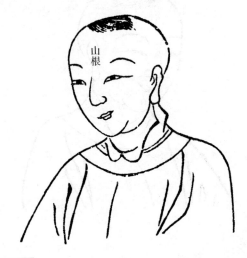

---

① 绌 ［chù］：不足，不够：支～（款项不够分配）。左支
右～。相形见～（相比之下显得不足）。

② 肌肤：原文为肌肤，改为肌肤。

候山根

山根黑色死来临，紫气多因乳食惊。

青色必因人叫唤，医家仔细要分明。

候死气色

额颧黑暗口唇青，直视摇头不转睛。

喉内涎声如拽锯，此皆死候不须论。

此是五脏六腑气败，见黑暗之气，纵有良药，莫能治也。

形证

小儿脐风之病，是初生之后，由断脐不谨，致有三症生焉，曰噤风，曰撮口，曰脐风。名症虽殊，实一种病也。噤风者，其症口噤眼闭，啼声渐少，舌上如粟，不能吮乳，口吐白沫，二便不通，此由胎受热毒，流入于脾而有此症。撮口者，面黄气喘，啼声不出，此由胎热伤于心脾，故舌强唇青，口撮不能吮乳。脐风者，由断脐之后，为水湿风冷入于脐中，流于心脾，以致腹胀脐肿，四肢柔直，日夜多啼，吮乳不得，发为风搐。皆是恶候。若一腊①内见之，实为难治，如坐视其毙，良可悯哉。须看儿牙龈之上，若有白泡如粟米，急以温水

① 一腊［yī là］：宋代民间风俗，生子七日为一腊，有一腊、二腊、三腊、满月等说法。宋·吴自牧《梦粱录·育子》："三朝与儿落脐炙囟，七日名'一腊'，十四日谓之'二腊'，二十一日名曰'三腊'。"

蘸布，裹指擦破，即开口便安，亦不服药自愈，此良法也。若满口生白疮，不能吮乳者，名锁隔，难治。

变蒸之疾，变者易也，蒸者蒸于五脏气血而然也。盖儿初生之后，至三十二日为一变，六十四日为一蒸。每经一变一蒸，便觉情性有异于前。其病轻则发热，有似惊状，重则壮热呕吐，汗出烦渴。轻者三五日解，重者七八日解，其症类似风寒，但变蒸则耳骹冷，上唇发泡，啼哭不已。治当和平之剂，微解其表，微利其里，勿用寒凉酸利之药，或有不治自愈①。经云：十变五蒸，一岁有余，变蒸毕矣。

急惊之症，其发猛恶。忽然牙关紧急，壮热涎潮，窜视反张，搐搦摇头，口中热气，颊赤唇红，纹青脉数，小便涩黄。盖因内有积热，外受风邪。心受热而积惊，肝生风而发搐。以致痰涎壅塞，口噤无知。发作一时，治当宜速，缓则病深而难退矣。

慢惊之疾，多因吐泻久而发于脾胃，或急惊久而过用寒凉，变为慢惊。其症手足瘈疭，昏睡露睛，涎鸣微喘，眼开神缓，吐舌摇头，乍发乍静，四肢发热，口鼻气冷，面色淡青，此为慢惊之候也。治当调胃药中，加以截风定搐之剂，使阴阳之气和平，则慢惊之疾可得而止矣。

慢脾风病，症起自慢惊所传，或久因吐泻，以致胃气虚，故脾受风邪而作也。其症面青额汗，舌短头低，眼合不开，困睡摇头，吐舌吐腥，口噤咬牙，手足发

---

① 或有不治自愈：原缺"有"字，据清抄本补录。

搐，肢冷脉微。及其治也，欲逐其风，无风可逐；欲疗其惊，无惊可疗。微见喉中痰涎，虚热往来，神志昏迷，世所谓慢惊风。难疗者，慢脾风是也。大凡小儿得此病者，十救一二。若初见摇头，目常斜视，以手摸人，困睡多汗，即是慢脾风之作也。速用养脾逐风之药，尚可回生。若待前症悉见，则难救矣。

惊风之病，泻青虚惕，痰涎来去，面红发热，此因风将生而未至也。惕惕夜啼，面青咬牙，喘息窜视，是惊将至而未大作也。看在何脏受病而祛散之，须听睡中惊啼之声。若浮亮者易治，沉哑者难治。

天钓属阳，其症壮热惊惕，眼目翻腾，手足抽掣，啼叫甲青。此由心肺生热而然，治当解利。

内钓属阴，其症腹痛多啼，囊肿唇黑，眼内红丝，胸高脚缩。此由胎受惊风，内脏抽掣，治当温暖肾肝而愈。

中风乃骤病也，仓卒之间，昏不知人。盖因小儿气血未定，寒温失调，邪从虚入。其症壮热面赤，搐掣气粗，口噤涎潮，或口眼㖞斜，是其候也。

夜啼客忤①。夜啼者，是脏冷，至夜阴盛，腹中作痛，啼叫而不安也。

客忤，因客气异物暴触而忤。其症似惊，口出青

---

① 客忤［kè wǔ］：旧俗以婴儿见生客而患病为～～。清·蒲松龄《聊斋志异·于去恶》："儿初生，善夜啼，母苦之，陶曰：'倘是子晋，我见之，啼当止。'俗忌～～，故不令陶见。"何垠注："～～，小儿见生客病也。"

沫，喘息瘈疭，但眼不上窜耳①。

痫疾，乃小儿之恶病也。其症卒然昏仆，口噤涎流，项强反张，目瞪直视，手足抽掣。发而时醒者为痫，若身硬直而终日不醒者为痉痓。盖痫虽有五，而致疾之由有三，曰惊，曰风，曰食。若震骇恐怖，打坠积惊，叫啼恍惚，是为惊痫。若汗出脱衣，风邪袭入，积热生痰，屈指如计数者，是为风痫。食时受惊，停滞乳食，结为惊癖，是为食痫。古云：痫应六畜，当时以其啼叫之声音相类如六畜之状，故得名耳。

小儿疳疾，皆由乳食不调，肥甘无节而作也。盖因脏腑薄嫩，饱伤胃，饥伤脾，饥饱不匀，致伤脾胃，疳疾由此而生也。其状身发潮热，腹胀肠鸣，尿如白浆，头皮光急，毛发焦稀，揉鼻挦眉，体黄唇白，口渴自汗，眼昏泄泻，皆疳候。病关乎五脏，亦有五疳之名。虽起于乳食之不调，莫不有因虚积日久而化为虫。治当杀虫养胃，是为切要，余以随症处方而治疗焉。

咳嗽之疾，非止一端。或感冒风寒，或积惊生热，皆能为嗽。若因风邪伤于肺气，其状鼻塞声重，或流清涕，身发寒热，此伤风之嗽也。若积惊生热，热盛生痰，其状喉中鸣急，声浊痰多，嗽声不止，此积热之嗽也。若久嗽不已，传入五脏，各随脏症而取疗焉。

喘急之病，盖喘与气急异名而同出。喘即口张难息，气急则息短促，渐加之而为喘也，惟在轻重而已。有因

---

① 但眼不上窜耳：原缺"不"字，据清抄本补录。

风寒伤肺，久而不散，必生热，热则气粗而变为喘也。或食盐酸，以呛肺脘而为哮喘，治当明辨，以求治焉。

脾胃之病，乃小儿切要。一或乳食不调，脾胃受伤。胃伤则呕吐而不食，脾伤则膨胀面黄，腹痛泄泻，乳谷不化。所谓乳多终损胃，食涌即伤脾是也。

泄泻之疾，有虚有实。若是饮食不调，损伤脾胃，食滞不行，或完谷而出，或水道不分。若湿流脾中，则烦渴而水泻，此脾实而受湿之泻也。有脾虚不能运化饮食，食后膨胀而作泻，此乃脾虚之泻也。其症初作，便勿以参术、诃子补涩之药。先要消导分利，若久而不止，补剂宜矣。

呕吐之疾，由脾胃嫩弱，乳食不调，或为惊触，或受风寒，以致不纳乳食。亦有胃热生痰，皆令作呕。先宜消食化痰散寒，各求所因而治焉。

霍乱之症，多因暑月乳食不调，或伤生冷油面之物，伏热内作，清浊相干，致令吐而泻也。或烦渴引饮，或肢冷神昏，又当临症辨其寒热而治焉。

痢疾之由脾胃气弱，或外受暑湿之邪，或内伤生冷油面之物，积滞于肠胃之间，令人腹痛而里急也。色有赤白之殊，以分气血之为病，亦当分气分血而求治焉。若呕吐噤口，而四肢逆冷，谷道空虚，常流黄汁者不治；发热烦燥，喘急者亦不治。

疟疾，由夏伤于暑，邪客经络，秋阳复收，两热相攻，必作疟矣。或因乳食不调，致伤脾胃，或持抱解脱无时，不避风寒，邪入皮肤，致令气血不和，阴阳交争，所以寒热作而为疟也。

积滞之病，面色萎黄①，腹胀浮肿，多睡食少，大便滞涩，小水如油，或吐泻酸臭，皆积之症也。有乳积，有惊气积，有食积，治当分辨，以消磨之。

肿胀是饮食不调，凝滞不化，过食生冷，致伤脾胃，不能传化，气不升降，而肿胀生焉。或有风寒伤肺，使气逆而为喘肿，治当推其原而分消之。

伤寒之病，与大人无异，治法皆同。其所异者，兼惊夹食而已。其症初发，身恶风寒，必畏人②藏隐之，此表症也。面赤露头，摇手掷足，烦渴粪燥，掀被气粗，此里症也。若头温足冷，腹痛便青，此阴寒病也。治当分辨，发表攻里，温散可也。

伤风之病，是肺感风邪。其症咳嗽，声重鼻塞，流涕身作，寒热痰盛，气粗甚则为喘。法当先表散，而后清解可也。

大便不通，乃是大肠积热，以致秘结不通，腹胀妨闷，忽作脐痛。小便不利，乃是热入小肠，使膀胱之气不化，以致小水不利而秘涩也，治当通利之。

脱肛，多是泻痢久而大肠气虚，或有热积肠中，使粪门脱出而不收也。

五软者，头软，项软，手软，脚软，肌肉软是也。

---

① 萎黄：原文为委黄。
② 畏人：原文为"隈人"，改为畏人。

治法并方

脐风撮口

小儿初生之后，便看脐带。如粗大色白者，七日之间，定有撮风病，速用眉掠柄，将脐带离脐寸上破开，以柔帛揩净，盘住，待三日内艾火蒸过，可无此患。不然此症初见，看儿牙龈上有小泡子如粟米，即以温水蘸热帛裹指，轻轻擦破，开口便安。不须用药，此良法也。

撮口风，宜用撮风散、保命丹、猪乳膏。

撮风散

用白僵蚕，直者炒末，朱砂少许，同研，匀细，搽口内。

保命丹　方见惊门。

猪乳膏　治胎惊。

琥珀一钱　朱砂五分　防风一钱

上为细末，用猪乳调抹口内。

变蒸

变蒸解表，宜用惺惺散；变蒸和里，宜用紫霜丸。

惺惺散　治变蒸发热，因受风寒，咳嗽鼻塞，或发痘疹。

人参一分　白术五分　茯苓六分　甘草一分　芍药五分　桔梗三分　细辛一分　天花粉四分　防风三分

川芎三分

每贴用水一钟，姜一片，黑枣一枚，煎至四分，不拘时服。

紫霜丸　治变蒸发热，因乳食不化，大便酸臭，呕吐乳食。

代赭石火煅醋淬七次　赤石脂各五钱　杏仁去皮尖，炒，二十五个　巴豆十五粒，去油膜①

上为细末，蒸饼为丸如粟米大。一岁每服五丸，清米饮送下。

急惊

急惊，忽然牙关紧急，目瞪直视，不能作声者，宜用通关散、嚏惊散；

急惊，痰盛发热，手足搐搦，气粗颊赤，宜用保命丹、牛黄镇心丸、金箔镇心丸、保生锭子、镇惊锭子；

痰涎壅盛，风热上攻，喘粗发搐，宜用牛黄清心丸、紫金锭子、辰砂抱龙丸、珍珠丸；

惊风，发热痰盛，宜用柴胡黄芩汤、人参羌活散、至宝天麻丹；

急惊，久而渐传慢候，宜用全生保寿丹。

通关散　治急惊，牙关紧急，不能作声。

猪牙皂角　白僵蚕　南星各等分

---

①　油膜：原书为油漠，改为油膜。下同。

上为末，擦牙上。

嚏惊散　治同上。

半夏　牙皂　细辛

上为末，吹鼻中。

保命丹　治急惊，痰盛发热，手足搐搦，气粗颊赤。

朱砂五钱　全蝎去盐毒，焙干，五钱　巴豆去油膜，三钱　蜈蚣去头足，新瓦焙干

上为末，用粽子尖丸如粟米大，薄荷汤送下。

牛黄镇心丸　治同上。

胆星五钱　朱砂一钱　天竺黄二钱　雄黄五分　牛黄五分　赭石一钱　大黄酒蒸，焙干为末　麝香一分

上为细末，用炼蜜和丸如龙眼核大。每服一丸，灯心汤送下。

金箔镇心丸　治同上。

雄黄　辰砂　天竺黄各一钱　胆星三钱　牛黄五分　人参一钱　麝香三分　茯苓　山药各一钱　金箔五片

上为末，用炼蜜和丸如芡实大，金箔为衣。每服一丸，灯心、薄荷煎汤送下。

保生锭子　治一切惊风等症。

朱砂　雄黄各二钱五分　赭石火煅水淬（原文碎）蛇含石火煅　天竺黄各二钱　胆星　全蝎去盐毒，焙干，各五钱　麝香一钱　甘草　琥珀各三钱，另　珍珠二钱，另　牛黄一钱　防风一两　人参三参　僵蚕五钱，炒　金箔　银箔各十片

上为末，糯米饭和作锭子，朱砂为衣。薄荷汤化下一锭。如夜啼，灯心汤磨化下。

镇金锭子　治惊风发热，动悸疮毒，并皆治之。

防风　薄荷各一两　连翘八钱　大黄一两　山栀八钱　姜蚕五钱　甘草三钱　黄连五钱麝香二钱　川芎三钱　朱砂五钱

上为末，用糯米饭和做锭子，朱砂为衣。每服一锭，用灯心汤磨化下。

牛黄清心丸　定魂魄，安五脏，化痰涎，消惊热。

天麻　白附子各五钱　甘草三钱　牛黄一钱　朱砂二钱五分　胆星　薄荷各一两　雄黄二钱五分　麝香一钱五分　人参二钱五分　金箔十片　脑子一钱

上为末，炼蜜和丸，重三分一粒。每一粒，灯心汤化下。

紫金锭子　治惊风发搐，痰盛作热。

胆星　天麻各二钱　全蝎去盐毒，焙　僵蚕直者，炒，各一钱　白附子二钱　牛黄五分　片脑五分　麝香二分　朱砂三钱　蛇含石八钱，火煅醋淬七次　代赭石火煅醋淬七次，三钱

上为末，用糯米糊和做锭子，每重五分。用薄荷汤化下。

辰砂抱龙丸　治小儿惊怖发热，咳嗽有痰，慢风等症，及痘疹后热发咳嗽。

胆星二两　天竺黄五钱　雄黄二钱五分　朱砂二钱五分　麝香三分　甘草一钱

上为末，用炼蜜和丸如芡实大。每服一丸，灯心汤化下。

珍珠丸　治小儿急慢惊风，搐搦发热，咳嗽痰涎壅盛。

白附子　轻粉　胆星　滑石各一钱　全蝎去盐毒，焙，五分　巴豆二十四个，煮熟，去油

上为末，面糊丸如粟米大。三岁以上每服一十五丸，用葱白汤送下，微汗则愈。

柴胡黄芩汤　治惊风，发热痰盛。

柴胡　黄芩　半夏　甘草　人参　大黄

每贴水一钟，姜一片，枣一枚，煎五分，不拘时服。

人参羌活汤　治惊风发热。

柴胡　地骨皮　天麻　前胡　人参　川芎　独活　羌活　枳壳　茯苓　桔梗　甘草

每贴水一钟，姜一片，黑枣一枚，煎五分服。

至宝天麻丸　治惊风，发热痰盛。

天麻　防风　人参　胆星各一两　僵蚕　全蝎各五钱，去盐毒，焙　牛黄　麝香各一钱　朱砂二钱五分　甘草二钱　钩藤①一钱五分　茯苓五钱　雄黄二钱　白附子　腻粉　乳香各二钱　脑子一钱　金箔七片　天竺黄二钱五分

---

①　钩藤：原文为钓藤，改为钩藤。下同。

《医方集宜》　卷之八

上为末①，用炼蜜和丸如芡实大，金箔为衣。用薄荷灯心汤化下。

全生保寿丹　治小儿急惊风，传入慢惊。

茯苓二钱　朱砂　白附子　甘草　硼砂②各一钱南星　全蝎去盐毒，焙　天麻各二钱　牛黄五厘　脑子麝香各五厘

上为末，用炼蜜和丸如芡实大。每服一丸，薄荷汤化下。

慢惊

慢惊，因吐泻久而变作惊候者，宜用活命饮子、醒脾散、定命饮子；

慢惊初作，手足微动，昏睡露睛，涎鸣微喘，宜用防风天麻汤；

惊热久，渐为慢候不退者，宜用羌活膏合胆星膏；

慢惊将传慢脾风候者，宜用全蝎观音散、保生丹、王氏惺惺散。

活命饮子　治婴孩吐泻，变作惊风，困沉不食。

木香　全蝎炒　天麻　人参　茯苓　白术　甘草炙僵蚕炒　白附子炮

每贴水一钟，姜一片，黑枣一枚，煎五分服。

醒脾散　治小儿吐泻不止，痰作惊风，脾困昏睡，

---

① 末：原文为未。

② 硼砂：原文为朋砂，改为硼砂。下同。

不食叹气。

木香五分　人参五分　白术一钱　莲米五个　全蝎四分　橘皮五分　茯苓一钱　甘草一分　天麻五分

有痰加南星五分。每贴水一钟，姜一片，黑枣一枚，煎五分服。作末服亦可。

定命饮子　治小儿吐泻日久，脾胃虚弱，发作慢惊，搐搦不已，传入慢脾风候亦可服。

半夏　天麻　甘草　茯苓　白术

每贴水一钟，姜一片，枣一枚，煎五分，不拘时服。

防风天麻汤　治小儿恐成慢惊风候，须服此药。

防风　天麻　僵蚕　茯苓　人参　半夏　甘草　川芎　蝉退　羌活　陈皮

有痰加胆星；风盛加全蝎。水一钟，姜一片，煎五分服。

羌活膏　治风热惊痰，合胆星膏用。

羌活　防风　川芎　天麻　薄荷各一钱　甘草　人参各五分　全蝎去盐毒，焙，五分

上为末，炼蜜和丸，灯心汤化下。

胆星膏

胆星四钱　朱砂　雄黄　白附子　僵蚕各一钱　麝香少许

上为末，炼蜜和丸，灯心汤化下。如脾虚，用冬瓜子煎汤化下。

全蝎观音散 治慢惊及慢脾风，尤宜服此。

黄芪 人参 木香 甘草 莲肉 扁豆 茯苓 白术 全蝎 防风 羌活 天麻

每帖水一钟，枣一枚，煎五分，不拘时服。

王氏惺惺散 治脾困内虚，将作慢惊。

人参 茯苓 木香 天麻 扁豆 全蝎 陈米各等分

每贴水一钟，姜一片，枣一枚，煎五分，不拘时服。

保生丹 治慢惊，尚有阳症。

全蝎 白附子 僵蚕 胆星 蝉退 琥珀 辰砂 防风各一钱 麝香少许

上为末，用粟米糊丸如桐子大，金箔为衣。每服一丸，用薄荷汤化下。

慢脾风候

慢脾风症，乃是胃虚受风，面青额汗，舌强头低，吐腥口噤，肢冷脉微，宜用蝎附散、君附散；

慢脾风久困，吐泻困睡，不食多汗，宜用朱君散①、异功散；

痰涎盛，作微喘，肢强者，宜用白僵蚕丸。

蝎附散 治慢风回阳，气豁痰涎。

全蝎 黑附子 白附子 南星 木香

---

① 朱君散：原书为珠君散，按下文改为朱君散。

— 412 —

水一钟，姜五片，煎五分，不拘时服。

君附散　健胃回阳。

白术　茯苓　人参　甘草　黑附子

水一钟，姜一片，枣一枚，煎五分服。

朱君散　治慢脾困睡，不食多汗。

朱砂一钱　人参　茯苓　白术各二钱　甘草炙，五分

上为末。每服五分，清米汤调下。

异功散　正胃气，止吐泻。

橘红　木香　人参　白术　茯苓　甘草

水一钟，姜一片，枣一枚，煎五分，不拘时服。

白僵蚕丸　治慢风化痰。

胆制二钱　僵蚕　地龙　全蝎　五灵脂　半夏曲各一钱

上为末，糊丸如荞子大。每服十五丸，姜汤送下。

惊风

惊风症泻青，痰鸣发热，惊风将至者，宜用蝉退钩藤饮；

惊热内实者，宜用青龙丸、牛黄镇心丸；

惊候发热，神不宁者，宜用安神丸、镇惊锭子。

蝉退钩藤饮　治风邪入内，肚疼夜啼，痰鸣发热。

钩藤　蝉退　天麻　茯苓　川芎　芍药　甘草

水一钟，灯心五根，煎服。

青龙丸　治惊热内实。

青黛　芦荟　全蝎炒，各一钱　茯神　南星各二钱
轻粉　巴豆去油，各五分　麝香少许

为末，饭丸如黍大，朱砂为衣。每服七丸，薄荷汤
下，量大小用。

牛黄镇心丸　方见惊门。治同上。

安神丸　治惊风。

人参　茯神　麦门冬　山药　龙齿　金箔　片脑
朱砂　甘草　寒水石

为末，蜜丸芡实大。每一丸，灯心汤化下。一方用
风化硝，无龙齿、人参。

镇惊锭子　方见前。治惊候发热，神不宁。

天钓内钓

天钓，宜用钩藤散、钩藤饮；

内钓，宜用木香丸、乳香丸、钩藤汤。

钩藤散　治天钓，壮热眼翻，手抽掣，惊啼。

钩藤　茯苓　大黄煨　防风　朱砂　蝉脱　羌活
独活　青皮　甘草

为末，姜枣煎汤调下。

钩藤饮　治天钓潮热。

钩藤　人参　犀角　甘草　全蝎　天麻

水一钟，姜一片，煎五分服。

木香丸　治惊风内钓，腹痛夜啼。

没药　木香　茴香　钩藤　全蝎　乳香

上为末，糊丸如萝卜子大。每服十五丸，灯心汤

送下。

乳香丸　治内钓，腹痛惊啼。

乳香　没药　沉香　蝎梢各一钱　槟榔二钱

上为末，炼蜜和丸如芡实大。每服一丸，用钩藤汤化下。

钩藤汤　治夜啼脏冷。

钩藤钩　茯神　茯苓　川芎　当归　木香　甘草　芍药

水一钟，姜一片，枣一枚，煎五分服。

中风

通关散　治中风，昏不出声。

细辛　薄荷　牙皂　雄黄各等分

为末，吹鼻中。

省风汤　治小儿中风痰盛。

南星　防风　甘草　半夏　黄芩

水一钟，姜二片，煎服。

续命汤　治中风，不省人事，涎鸣反张，失音厥冷。

麻黄　人参　黄芩　川芎　芍药　甘草　杏仁　防己　防风　肉官桂　附子

有热去附子、官桂。水一钟，姜一片，枣一枚，煎服。

牛黄丸　治惊风中风，五痫天钓，客忤潮热。

川乌　白附子　全蝎　天麻　薄荷各五钱　雄黄辰砂各三钱　牛黄一钱　麝香　脑子各五分

一方有白花蛇肉酒浸。上为末，用麻黄熬膏，和丸如芡实大。用金银薄荷煎汤磨化下。

人参羌活散　保命丹　珍珠丸　方见前。俱可服。

排风汤　治中风昏溃，或狂语失音，精神错乱。

白薜皮　白术　芍药　桂心　川芎　当归　杏仁　防风　甘草　独活　麻黄　茯苓

水一钟，姜一片，枣一枚，煎六分服。

星香散　治中风。

南星　木香　陈皮　全蝎　甘草

姜枣煎服。

夜啼客忤

花火膏　治夜啼。

灯花五个　硼砂　辰砂俱少许

研为细末，用蜜调涂乳上，令儿吮之。

木香散　治小儿腹痛夜啼。

木香五分　芍药炒，一钱　甘草五分　当归一钱　黄芪一钱

上为末，用蜜调涂乳上，令儿吮之。

龙齿散　治拗哭，腹疼惊热。

龙齿　蝉蜕　人参　天麻　全蝎各一钱　羌活　茯苓　防风各二钱

为末，灯心汤调下，煎服亦可。

蝉蜕钩藤饮　方见前。

理中丸　俱治夜啼。方见中寒门。

黄土散　治客忤。

灶中黄土　蚯蚓泥各等分

为末，水调涂头上及五心上。

牛黄丸　治客忤。方见前。

痫疾

牛黄丸　治惊痫。

胆星二钱　全蝎　蝉蜕各一钱　防风　白附子　天麻　僵蚕各一钱五分　麝香少许

为细末，用枣肉为丸，如绿豆大。每服十五丸，姜汤下。

化风丹　治风痫。

胆星　羌活　独活　天麻　防风　甘草　荆芥　人参　川芎

为末，炼蜜和丸如龙眼大。每用一丸，薄荷汤送下。

妙圣丹　治食痫。

代赭石醋煅　雄黄　蝎梢　辰砂各一钱　轻粉三分　麝香少许　杏仁十粒，去皮尖　巴豆三粒，去油

为末，枣肉和丸如粟米大。每服七丸，量大小用。

虎睛丸　治小儿惊痫，邪入心经。

虎睛研细　远志去心，姜制　犀角二钱　大黄酒煨，二钱五分　石菖蒲二钱五分　麦门冬去心，二钱五

分　蜣螂①三枚，去足翅

为末，粟米糊和丸如○大②。每服十五丸，竹叶汤下。

比金膏　治惊痫先用此。

人参　琥珀　茯苓　远志　朱砂　天麻　石菖蒲
川芎　南星姜制，各二钱　麝香一字　青黛一钱

上为末，用炼蜜和丸如桐子大。每服一丸，金银煎
汤化下。

星朱丸　定痫利痰。

南星一两，纸包煨　辰砂一钱

为末，猪心血和丸如桐子大。每一丸，防风汤
化下。

疳疾

肥儿丸　治疳疾，腹膨食少，身瘦发干。

黄连　芜荑仁炒　麦芽炒　神曲炒，各五钱　青皮
史君子各二钱五分

上为末，用粟米糊和丸如萝卜子大。每服二三十
丸，米饮送下。

肥儿丸　治小儿缺乳，吃食太早，损伤脾胃，日渐
羸瘦，腹大作泻，肢细不能行，发热。

黄连　神曲炒，各一两　麦芽③炒，五钱　木香二
钱　槟榔二个，不见火　史君子肉五钱　肉豆蔻面包

---

① 蜣螂：原文为蜣蜋，改为蜣螂。蜋［láng］：同"螂"。

② 和丸如○大：原缺圆圈，据清抄本补录。

③ 麦芽：原书为麦牙，改为麦芽。下同。

炮，五钱

上为末，面糊和丸如萝卜子大。每服二三十丸，熟水送下。

加味芦荟丸　治小儿五疳，腹中痞块，有虫，面黄肚大，眼闭羞明，四肢枯细，肠鸣泄泻，头发干竖，潮热口干，溺如米泔水。多服神效。

胡黄连　川黄连　芦荟各一两　芜荑仁　木香　青黛各五钱　青皮　史君子肉　槟榔各七钱五分　蝉脱四钱，去足土　干虾蟆二个，醋炙　麝香一钱

上为末，用豮猪①胆一个，和粟米糊为丸，如小绿豆大。每服量儿大小，用米饮送下。

香蝉丸　治疳疾发热，消食积、虫积、肉积、腹胀。

白术一两　三棱炒　蓬术炒　青皮炒　陈皮　神曲炒　麦芽炒　槟榔　龙胆各五钱　黄连　胡黄连　川楝子去核　史君子去壳，各四钱　木香二钱　干虾蟆二个，醋炙　麝香一钱

为末，面糊和丸麻子大。每服十五丸，空心米汤下。

大芦荟丸　治小儿诸疳，杀虫止泻。

胡黄连　川黄连　芦荟　白芜荑仁　木香　青皮　雷丸赤者不用　鹤虱炒，各五钱

为末，粟米糊丸如绿豆大。每服二十丸，米汤送下。

---

① 豮［fén］：同"豶"，阉割过的猪。

鸡旦丸 治小儿疳疾。

木鳖子去壳，五十个 史君子肉三十个 青黛一钱

为末，用面糊丸如龙眼大。每服一丸，用鸡旦一枚，将药入内同搅匀，蒸熟服。

十全丹 治小儿丁溪哺露①。

槟榔 青皮 陈皮 三棱 莪术 砂仁各五钱 丁香 木香各一钱 史君子肉 香附各五钱

为细末，用面糊如丸和麻子大。每服二三十丸，米汤送下。

五疳消食丸 治疳杀虫，退热磨积。

史君子去壳，炒 麦芽炒 陈皮 神曲炒 芜荑仁炒 龙胆草 黄连炒 棠毬子各等分

为末，陈米糊和丸如黍米大。每服十五丸，米汤送下。

肥儿保和丸 治小儿疳热消瘦。

白术 山楂 神曲炒 麦芽炒 陈皮各一两 半夏姜制 萝卜子 茯苓 肉果炮 史君子去壳 槟榔各五钱 木香 枳实炒，各三钱 黄连一两

为末，糊丸如麻子大。每服三十丸，米汤送下。

芦荟肥儿丸 治小儿发热，肌瘦发稀，肤燥，肚胀青筋。

---

① 哺露 [bǔ lù]：小儿因胃弱而呕吐的病症。明·胡侍《真珠船·蓐姑》："小儿……虚热往来，头骨分开，翻食吐虫，烦渴呕哕，是为'哺露'。"

胡黄连　川黄连　芦荟　神曲各五钱　槟榔　陈皮各七钱　史君子　白术各一两　青黛三钱　木香二钱五分

为末，炼蜜和丸如龙眼大。每服一丸，米汤化下。

肥儿养脾丸　治小儿肢体黄瘦，发热腹疼，作泻作胀，或大便脓血，并皆治之。

白术一两　史君子去壳，七钱　胡黄连　肉豆蔻炮，各三钱　人参　神曲炒　麦芽炒　川黄连各五钱　甘草一钱

为末，炼蜜和丸如龙眼大。每服一丸，空心米饮化下。

咳嗽　咳嗽难治歌

婴儿咳嗽皆属肺，渴饮面青难倦睡。

囟陷狂躁上气粗，诸嗽逢之多不治。

华盖散　治肺感风邪，咳嗽上气，鼻塞声重。

麻黄　紫苏　桑皮　陈皮　杏仁　茯苓　甘草

水一钟，姜一片，枣一枚，煎五分，食远服。

九宝饮　治肺受风寒，咳嗽气喘发散。

紫苏　桑皮　陈皮　麻黄　官桂　大腹皮　薄荷杏仁　甘草

姜一片，乌梅半个，煎五分，食后服。

参苏饮　治小儿伤风，咳嗽发热。

人参　紫苏　陈皮　枳壳　桔梗　前胡　茯苓　甘草　半夏　干葛　木香

一方去木香，加柴胡、桑皮。水一钟，姜一片，红枣一枚，煎五分服。

三拗汤　治小儿伤风。

麻黄　杏仁　甘草

水一钟，姜一片，葱白一寸，煎五分，温服取汗。

金沸草散　治小儿伤风，涕唾稠粘，头痛寒热。

金沸草　荆芥　前胡　麻黄　甘草　半夏　芍药

水一钟，姜一片，枣一枚，煎五分服。

紫苑汤　治小儿咳嗽。

紫苑　贝母　苏子　杏仁　桔梗　陈皮　茯苓　半夏　桑皮　甘草

水二钟，姜一片，枣一枚，煎服。

款花膏　治小儿咳嗽，吐痰涎盛，呕逆恶心，咳血肺喘。

人参　五味子各四钱　款冬仁　杏仁　茯苓各八钱　紫苑　桑白皮各一钱　紫苏　槟榔　百部　贝母半夏曲各五钱　木香三钱

上为末，炼蜜和丸。每服一丸，重六分，食后姜汤化下。

参杏膏　治小儿久嗽不止，或咳嗽痰中有血。

人参五钱　款冬花六钱　五味子三钱　阿胶蛤粉①炒成珠　杏仁去皮尖，炒　贝母各八钱

为末，炼蜜和丸。每服一丸，重六分，姜汤化下。

---

① 粉：原文为蚡。

青金丹　治小儿咳嗽，痰多喘急。

南星泡七次　半夏泡七次，各七钱　枯矾二钱

为末，用姜糊和丸如麻子大，辰砂为衣，或雄黄为衣，或青黛为衣。每服二三十丸，姜汤送下。

杏苏膏　治小儿咳嗽。

杏仁去皮尖，炒，一钱　紫苏二钱　陈皮三钱　半夏二钱　茯苓二钱　黄芩二钱　桔梗一钱五分　前胡一钱五分　枳壳二钱　甘草五分

为末，炼蜜和丸如龙眼核大。每服一丸，姜汤化下。

生犀散　治小儿咳嗽，痰盛喘满，心惊风热。

杏仁　桔梗　茯苓　前胡　人参　半夏　五味子甘草

有热加薄荷、羌活、麻黄。水一钟，姜一片，煎五分，不拘时服。

抱龙丸，珍珠丸，二方俱见惊门。

补肺散　治婴儿百晬①内嗽，此名乳嗽。

阿胶炒　牛蒡子　马兜铃　杏仁炒　糯米　甘草

水一钟煎服②。或为末亦可。

白玉饼子③　治小儿嗽痰、吐泻等症。

---

① 晬〔zuì〕：古代称婴儿满一百天或一周岁：三月能行，~而能言。

② 水一钟煎服：原缺"水一钟煎"，据清抄本补录。

③ 白玉饼子：原缺此四字，据清抄本补录。

寒食面一两二钱①　大半夏十二个，汤炮　滑石一两　巴豆去壳油，二钱五分

为末，水捏作饼子。每岁一饼，姜汤下。

润华膏　治咳嗽。

天门冬去心　麦门冬去心，各一两　紫苑五钱　贝母一两　陈皮二两　桔梗一两　甘草二钱　百合百部各五钱　杏仁炒，五钱　茯苓一两

久嗽加款冬花、五味子、阿胶；寒嗽加木香；热嗽加黄芩。为末，炼蜜和丸如芡实大。每一丸，嚼化下，或滚白汤化下亦可。

喘急

麻黄杏子汤　治风喘急发散。

麻黄　杏子仁　甘草　石膏

不用引②，煎服。

雄朱定喘丸　治惊热喘急痰盛。

雄黄　朱砂　蝉蜕　全蝎炒　僵蚕炒　南星　白附子各一钱　轻粉五分

为末，糊丸如麻子大。每服十五丸，茶清送下。

真珠丸　治痰涎喘急。

即青金丹。方见前。

---

①　一两二钱：原缺"两"字，据清抄本补录。

②　引：原文为饮。

哮喘奇方

雄黄一钱　寒水石二钱　鹅管石一钱五分　半夏三钱　信石五分　绿豆粉五钱

上为末，用姜糊丸如麻子大。临卧用茶清送下，量大小用。

青州白丸子真方　治痰喘症，大小皆可用。

大半夏汤炮七次，一两　白附子洗净，略炮，一两　川乌去皮尖，炮，一两　天南星洗净，略炮，一两　天麻一两　全蝎汤炮，去盐毒，一两

上为细末，用姜汁打糊和丸，如麻子大。量大小用，食后茶清下。

人参丸　治小儿肺虚有痰，作喘咳嗽。

人参五钱　半夏汤泡，姜汁浸，一两　甘草炙，三钱　南星泡，一两

上为末，用姜糊丸如黍大。量大小用，姜汤下。

脾胃

木香长生圆　治小儿受冷，伤脾胃，腹痛吐泻。

木香五钱　苍术炒，一两　甘草炙，三钱　干姜炮，五钱　厚朴　人参各七钱　陈皮一两五钱　香附七钱五分　白术一两

上为末，蜜和丸如弹子大。每服一丸，姜汤化下。

快膈丸 消乳食，和脾胃①。

砂仁　陈皮　三棱②　蓬术　神曲　麦芽　香附各等分

为末，糊丸如麻子大。每服二三丸，紫苏汤送下。

香砂平胃散 温胃气，止呕吐。

木香　砂仁　苍术炒　厚朴　陈皮　甘草

上为细末，姜汤调下。

代木丸 消食和脾。

大曲五钱　苍术一两　番米

为末，糊丸绿豆大。每服二三十丸，白汤下。

调中散 消小儿乳食不节，寒温失调，致伤脾胃。

人参　茯苓　白术　甘草　木香　干姜　藿香　香
附　砂仁　丁香

水一钟，姜一片，枣一枚，煎服。

泄泻

胃苓汤 治小儿水泻，恶心作胀，小便不利。

白术　茯苓　甘草　陈皮　厚朴　苍术　猪苓　泽
泻　官桂

水一钟，姜枣煎五分，不拘时服。

助胃膏 治小儿冷气入胃，呕吐泄泻。

人参　白术　茯苓　甘草　砂仁各五钱　白豆蔻
木香二钱　丁香五钱　山药一两　肉果面炮　香附各五

---

① 消乳食，和脾胃：原缺"乳食和脾胃"五个字，据清抄本
补录。

② 陈皮、三棱：原缺此两味中药名，据清抄本补录。

钱　神曲　青皮　橘红　藿香各五钱　加扁豆

为末，炼蜜和丸如芡实大。每服一丸，米汤化下。

钱氏白术散　治泻作渴。

白术　茯苓　人参　藿香　干葛　甘草　木香

上□咀，水一钟，姜一片，煎五分服。

烧针丸　治吐泻久不止。

国丹五钱　白矾煅枯，一两

上为细末，用黑枣肉去皮，和丸如龙眼核大。每服一丸，用针挑在灯头上烧过，研细，清米饮调下。

诃子散　治泄泻。

诃子　人参　茯苓　白术各一两　木香　橘红　甘草　肉豆蔻面裹炮，各一两五钱

上为末。每服五分，姜汤调下。

白术散　治泄泻。

白术　人参　茯苓　甘草炙，各五钱　木香三钱　藿香三钱五分　干葛一两　白扁豆炒，五钱　山药五钱　陈皮三钱　麦芽三钱　莲肉五钱

为细末，米汤调下。如渴加滑石；呕用姜汤调下。

益黄散　治虚泄。

陈皮　青皮　诃子　甘草　木香　肉豆蔻炮

水一钟，姜一片，黑枣一枚，煎五分服。

朱君散　治惊泄。

方见慢脾风候。

启脾丸

人参　白术　茯苓　山药　山楂肉　莲子各一两
陈皮　泽泻　甘草各五钱

上为末，炼蜜和丸如绿豆大。

呕吐

养胃汤　治小儿伤胃，呕吐不食。

人参　白术　砂仁　陈皮　甘草　茯苓　藿香

水一钟，姜一片，枣一枚，煎五分服。

藿香安胃散　治小儿受寒，呕逆吐泻。

藿香　半夏　陈皮　厚朴　甘草　苍术　砂仁

水一钟，姜二片，煎五分，不拘时服。

助胃膏　治小儿胃寒，吐泻不食，脾胃虚弱。

人参　白术　茯苓　甘草炙　丁香各五钱　砂仁四
十个　白豆蔻十四个　山药一两　肉果炮，四个

为末，炼蜜和丸如芡实大。每服一丸，米饮化下。

香橘饼　治小儿食伤脾胃，腹痛吐泻，不思饮食。

木香　陈皮　青皮各一两　厚朴二两，姜制　砂仁
神曲　麦芽各一两五钱　蓬术　三棱

上为细末，蜜和捏作饼子。每服一饼，米汤化下。

消乳丸　治小儿伤乳食呕吐。

香附　砂仁　陈皮　甘草　神曲

上为末，糊丸如○大①。每服三四十丸，姜汤送下。

----

① 糊丸如○大：原缺圆圈，据清抄本补录。

人参散　调中止吐，除烦渴。

干葛　人参　茯苓　木香　甘草　藿香

上为末，姜汤调下，煎服亦可。

消食丸　治小儿呕吐腹疼，宿食不化作胀。

砂仁　三棱　陈皮　蓬术　神曲　麦芽各炒，五钱
香附　乌梅肉　青皮　厚朴各五钱　木香三钱

除木香不见火，余药各炒为末，炼蜜和丸如龙眼
大。每服一丸，姜汤化下。

香砂丸　治小儿停食，呕吐腹痛。

人参五钱　木香三钱　白术八钱　茯苓五钱　陈皮五
钱　厚朴三钱　川芎二钱　君子肉三钱　神曲麦芽各五钱

上为咬咀，木香不见火，余药共炒，为细末，蜜和
丸如龙眼大。每服一丸，米饮化下。

木香橘饼子　吐泻皆止。

丁香　木香　诃子各一两　甘草五钱　肉果炮，一
两　青皮二两　陈皮四两　砂仁　人参各五钱

为末，蜜丸捏作饼子。每服一饼，米汤化下。

霍乱

理中汤　治小儿吐泻，并四肢逆冷。

人参　白术　干姜炮　甘草炙

每贴用水一钟，姜一片，枣一枚，煎五分服。

和中散　和胃气，止吐泻，定烦渴。

人参　茯苓　白术　甘草　干葛　黄芪　白扁豆
藿香

水一钟，姜一片，枣一枚，煎服。

藿香正气散 治头痛壮热，感湿吐泻。

厚朴　藿香　大腹皮　陈皮　桔梗　紫苏　白芷
茯苓　半夏　甘草　白术

不换金正气散 治夏月伤热吐利，黄色引饮。

苍术　陈皮　厚朴　甘草　半夏　藿香

胃苓汤 治感冒暑邪作泻。

陈皮　苍术　厚朴　甘草　猪苓　泽泻　白术　茯
苓　肉桂

痢疾

木香化滞丸 治小儿痢疾初作，不问赤白，皆可服。

木香一钱　青皮四钱　巴豆十五粒，去油作霜

为末，水丸如绿豆大。量大小用，赤者甘草汤下，
白者姜汤下。

豆蔻香连丸 即木香丸。治赤白痢。

黄连三两，同茱萸炒紫，去茱萸不用　木香一两
肉豆蔻面包炮，一两

为末，用粟米糊丸如绿豆大。每服十五丸，空心米
汤送下。

茯苓白术散 治痢，或白或青。

茯苓　白术　人参　木通　肉果炮　诃子　枳壳
甘草

水一钟，灯心五根、陈米一撮，煎五分，食远服。

地榆芍药汤 治赤痢腹痛。

当归　生地黄　地榆　芍药　甘草　枳壳　黄连

水一钟，煎五分服。

养脏汤　治小儿冷热不调，赤白痢下，或如脓血鱼脑，脐腹疼痛，脱肛下坠。

人参　诃子　粟壳　当归　肉桂　木香　肉果炮

白术　芍药　甘草

水一钟，煎五分，不拘时服。

胃风汤　治下如豆汁。

白术　芍药　川芎　人参　当归　肉桂　茯苓　粟米

水一钟，煎五分，不拘时服。

香脯　治小儿刮肠下痢，噤口不食。

精猪肉一两，批作薄片　腻粉

将猪肉于炭火上慢炙，微铺腻粉，令匀，以少许与吃。

杏枣丸　治噤口痢。

杏仁十个，煮熟，去皮尖　黄丹二钱　红枣十个，煮熟，去皮核

上捣成膏如丸，不就入熟蜜少许，丸作十丸，晒干，用银簪挑于灯上烧过，研细，酒调下。

十枣丸　治小儿痢疾日久，脏气虚滑。

红枣肥大者十个，蒸熟，去皮核　好黄丹水飞过，乳细，二钱

上二味，捣烂为丸如芡实大。每个用针穿孔仔，晒干。每服一丸，以针挑在灯头上烧过，研细，米汤调下。

治噤口痢方

用鲫鱼，活者一个，去肠，不见水，将韭菜细切，上下铺，以酒、醋、酱油三样平入鱼内，蒸熟食之。

疟疾

清脾汤　治小儿疟疾，热多寒少。

青皮　厚朴　白术　甘草　茯苓　半夏　草果　柴胡　黄芩

水一钟，姜一片，煎五分，食前服。

养胃汤　治内伤外感，发疟呕吐。

厚朴　苍术　半夏　藿香　草果　茯苓　人参　甘草　陈皮　白芷

姜一片，枣一枚，煎八分服。

常山饮　治童子疟病，发作不止者。

知母　贝母　半夏　甘草　茯苓　常山　人参　草果　厚朴

水二钟，姜枣煎，五分空心服。

争功散　治单疟不寒。

柴胡　地骨皮　知母　贝母　常山　栀子　甘草　槟榔　蝉退　葛根　桃头　柳头

水一钟，煎五分，空心服。

疟丹

真阿魏三钱　雄黄二钱　辰砂一钱五分

用沸汤将阿魏泡研，和雄黄为丸，如干，加稀糊和丸。每一丸，空心滚白汤送下。

积滞

杏霜丸　治小儿积滞，腹胀不食。

杏仁去皮尖，作霜，一两　巴豆去油膜，作霜，三钱　百草霜七钱，油炒　黄蜡七钱

以蜡化开，和药霜为丸如绿豆大。量大小用，白滚汤送下。

褐子丸　治小儿诸积，肚大腹满，脱肛，食不消化，吐泻酸息，乳食不调，结成痞气，肿胀亦能治之。

木香二钱五分　三棱炒，五钱　陈皮五钱五分　蓬术五钱　胡椒三钱　萝卜子生用一两五钱，炒熟用五钱　青皮五钱，用巴豆五十个同炒，去巴豆不用

为细末，面糊和丸如黍米大。每服三十丸，米汤下。

沉香化滞丸　治小儿惊食积气，腹胀发热，饮食不化，作疼伤食。

沉香　木香　三棱炒　蓬术各二钱　青皮　陈皮　黄连　枳壳炒　白面各三钱

上为末，糊丸如麻子大。每服十五丸，随其加减，米汤送下。

和中化积丸　治小腹中积痛。

白术　茯苓　枳实　山楂　香附　陈皮各一两　青皮七钱　史君子　蓬术各五钱　槟榔　神曲各一两　官桂　木香各三钱

《医方集宜》卷之八

有热去官桂、木香，加黄连。为末，用面糊和丸如麻子大。每服三四十丸，姜汤送下；或蜜丸如龙眼大，化服亦可。

肿胀

分气饮　治胀肿作喘。

赤茯苓　桑白皮　陈皮　大腹皮　枳壳　紫苏子
草果　木通　半夏

水一钟，灯心七根，姜皮一撮，煎五分，不拘时服。

槟榔丸　治腹胀作肿。

槟榔三钱　黑牵牛五钱　大黄三钱　青皮二钱　木香一钱

上为末，稀糊和丸如绿豆大。量大小用，萝卜子煎汤送下。

葶苈散　治肺气喘促，浑身肿胀。

苦葶苈　秦艽　槟榔　木通　桑白皮　赤茯苓　木香　陈皮　泽泻　紫苏子　杏仁

水一钟，姜一片，灯心七根，煎五分服。

褐子丸　治食伤脾胃，肿胀。

萝卜子　黑牵牛　陈皮　三棱　蓬术　胡椒①　木香　青皮

上为末，糊丸如绿豆大。每服十五丸，紫苏煎汤送下。

---

① 胡椒：原缺"椒"字，据清抄本补录。

《医方集宜》卷之九

痘疹门

病源

魏氏曰：痘者豆也，因象而立名也。顺则形顺，否则逆，其为证也。根于精血之初，而成于淫火之后，男女构精，欲因火生，火因欲炽，精血成形，而火即中乎体，待时而发，发必假乎气血，痘症生焉。毒非气弗领，非血弗载。使气不盛，何能逐其毒，血不荣，何能任其毒？盖气血领载之功，赖于元气，元气充实，则易保痊，若痘有稀稠，乃受毒之浅深，而吉凶生死于此系焉。或遇时气之发动者，乃天地之邪气与人身之遗毒相感而类从也。

夫小儿痘疹，虽禀受胎中三液秽毒，未有不因外感、内伤相搏而成也。其始发热与伤风相似，于疑似之间，须当微微发表。先表散毒气，否则毒气在脏而成痘疮。所谓诸热失治，皆成此症，由不能解毒之过也。始于外感，其发热之初，红点未见之前，非微汗则表不解，乃痘疮未出，发热壅实之时也。始于内伤，非微利则里不解①，在红点未见，里热壅实之际也。若正出未收之时，妄汗②则成斑烂③，妄下则成陷伏。盖解表不致于冷，调理不致于热，冷热稍偏，诸病从此而生焉。大抵热则伤肺，冷则伤脾，肺主皮毛，脾主肌肉。杨氏曰：痘疹发于肌肉，阳明胃经主之，脾土一温，胃气随畅。土可胜水，决无陷伏之患。张氏曰：肺主气，痘疹气匀则出顺快。盖血随气行，气逆则滞。当于未出先急须微汗，已出未收之际急宜温补，使荣卫调和，气血流畅，则无壅滞痒塌之患。此为调治之良法也。

形证

凡小儿初病，耳冷骹冷，手足乍温乍凉，发热面赤，时嗽时嚏，惊悸，耳后有红赤脉缕，定是痘疹证候。急宜发表，使脏腑胎毒及外感不正之气，尽从汗散，则痘出稀少。然表药必在红点未见之前也。既汗之后，身热不退，不可便用凉药，恐毒气不能发也。

见形轻候

作二次出，大小不一等，头面稀少，眼中无，根窠④红润，肥满光泽，前后心少。

---

① 非微利：原缺"利"字，据清抄本补录。
② 汗：原文为汁。
③ 斑烂：原文为班烂。班改为斑，下同。
④ 窠 [kē]：昆虫、鸟兽的巢穴。借指人安居或聚会的处所。

见形重候

一齐并出，形如蚕种，赤红干燥，灰白色，头温足冷，身温腹胀，稠密泻渴。

发热一日即出痘者，太重；发热二日出，亦重；微微发热三日后乃见者，轻；四五日后身凉乃见者，尤轻。盖因热散其毒也。

小儿初发热，忽然惊搐，少刻即苏，必出痘疹，此名惊痘，甚为稳当。

麻痘作热，类似疹候。麻乃腑受病，属阳，易于调理，虽不服药，亦能自愈。又恐吃毒冒风，为之逆也。

痘初出，与麻疹瘭疮颇略相似。若根窠红，顶圆尖起，坚实碍指者，正痘也。若根不红，顶虚软，略有清水，抹过不碍指者，乃麻痘也。

发热，身出红点，一二日即成水珠，明亮者，乃是水痘。亦因胎毒所发，但与正痘少轻耳。如无余症，亦不必治。

发热一日，遍身出红点如蚊虫咬者，决非痘疮。乃是热毒为风寒所遏，不能发越故也。当于发热求治，热退点散。

痘疮先看根脚何如？若根脚起血色红滑者，此生意也。虽有陷血，亦可调治。若根脚平，不红不起血，死不活，虽轻难治。譬犹种豆，地肥根活，苗虽槁弱，尚可灌溉，而有生意；若土焦根死，灌之何益？

痘疹初见形时，内有小红点如蚊蚤咬者，名血痘。

《医方集宜》卷之九

一名痘瘕。不退不起者不治。

痘疮虽稀，根窠全白无血色，三四日偏起胀，痘大按之空软，此名贼痘。气血大虚，至贯脓时便成水泡，大若葡萄，内是清水，无脓，皮薄白如纸，擦破即死。

凡痘疮，须认得轻重、表里、虚实、寒热。

痘疮一日至二三日方齐，大小不等，红润尖圆，此轻候也。不须求治。

痘疮一齐并出，红紫成片，密如蚕种，烦渴焦枯，此重候也。治之无益。

表实，其症色红身润，顶圆光亮，坚实碍指。

里实，其症大便干润，小便黄多，饮食如常，口微微干。此二症不必用药。

表虚，其症色白作痒，不成浆，顶陷，寒战身冷。

里虚，其症大便泄泻，作渴腹胀，喘促咬牙。此二症宜急实表里。

表热，其症色红紫，根窠成片焦枯，肌肤壮热，顶赤紫黑。

里热，其症大便秘结，小便赤色，身热，口渴引饮，狂言发惊。此二症急宜清凉解毒。

表寒，其症身凉，疮不起发，根窠淡白，不红绽。

里寒，其症吐泻，腹胀气冷，谷食不化，二便清利，色灰顶陷。此二症急宜温中补元气。

根窠红润，小便清利，大便如常，能食不渴，安卧神清，此表里皆清也。

治法

初发热未见形日期证治

凡痘疹未见形，疑似之间，先宜微微发表，不可便用解毒温补之药。

小儿发热之初，未见红点之前，或因外感不正之气，头疼壮热，目涩多睡，疑似之间，宜服加味惺惺散、加味升麻汤、和解散。

痘候已出未出，便与升麻葛根汤。其性颇寒，只宜少少与服。其或不当者，盖用太过，反坏其表。凡服葛根汤，宜加芍药等，功效尤良。

初起憎寒壮热，鼻流清涕，咳嗽痰涎，此因伤风感冒所致，宜用参苏饮。

热盛狂言，烦躁作渴，身疼者，宜用败毒散。

热盛惊搐，此为吉候，宜用红绵散调辰砂六一散表之。

痰涎壅盛，昏闷不省人事，宜用抱龙丸。

热盛，吐衄下血，粪黑瘀血，及一切失血之症，皆因热毒内作，宜用犀角地黄汤加减。

发热之初，或作腹痛及膨胀者，由毒气于外感相搏，欲出而不得出也，宜用参苏饮去人参，加砂仁、薄桂、山楂。

因积冷，腹痛胃寒，泄泻呕吐者，宜用理中汤加砂仁、陈皮。

《医方集宜》 卷之九

认得果是痘疹，发热太盛，将前表药内加紫草、蝉退表之。

认得未见红点，只是发热，宜用败毒散煎汤，调三酥饼表之。

小儿初生，用朱砂研细，蜜调，涂儿口中少许，以解胎毒，痘出必稀。

已出见形日期证治

凡痘初出之间，忌用大热大补之药，宜用解毒温补调和之剂。

痘疮一日至三日出齐，大小不一等，根窠红润者，不必用药。

发热一日，遍身稠密如蚕种。若二日后根窠红润，碍指者，可治；若根窠不红，顶白不碍指，皮肤干燥者，不治。

痘初见红点，不大发起，宜用透肌散、紫草饮。

表实，痘色红赤，烦躁作热，宜用活血散加清解之药。

表虚，痘出一日间，色白血淡，不大起，宜用加味四圣散。

里实，痘出二三日，大便不通，热盛烦渴，腹胀者，宜用五味枳壳汤、蜜皂法。

痘疮三日前不大起发，烦躁者，宜用三酥饼。

痘初出，热盛，忽发斑如锦纹在皮内者，宜用化斑汤加红花、升麻。

痘出二三日间，内有紫红点如蚊蚤咬者，乃是痘斑，一名血痘。此斑极恶，宜用败毒散加升麻、红花、紫草解之。如斑盛，痘不起者，不治。

痘初出时有红丹，如云头突起者，宜用败毒散加黄芩、紫草。

麻痘稠密如痱疮者，宜用化毒汤加柴胡、红花。

痘初出一二日间，忽然泄泻便黄，此为热泻，无碍于痘，宜用五苓散去桂，加木通、茯苓。

痘初出，身不大热，作泻清利，口出冷气，此为寒泻，宜用理中汤合五苓散服。

痘初出二三日间，忽呕吐不止，宜用胃苓汤加丁香、木香、山楂。

痘出，烦渴无度，宜用麦门冬饮。

起胀日期症治

凡痘四五日，先出先长，后出后长起，光亮红润，不必用药。

痘疮四五日间，不起胀，灰白顶陷者，乃是气血不足，宜用内托散加丁香。

痘出四五日，色白不起，口渴顶陷者，乃是元气不足，宜用保元汤。

痘出五六日，其色红紫，不起胀者，乃是火盛血热，宜用内托散去官桂，加紫草、芍药。热盛加酒黄芩。

痘起胀时，其毒尽在表，须要里实，方保无虞。若有泄，则内虚气脱，毒气乘虚内攻，而疮伏陷也，宜用止泻药。

热泻，便黄作渴，小水少，宜用五苓散去桂，加木香、肉豆蔻。

冷泻便白，气温，小水清，宜用五苓散加丁香、干姜、人参。

用前药泻不止，宜用豆蔻丸，以木香煎汤送下。

表虚发痒者，宜用内托散去厚朴，加蝉蜕。

气血不足，虚甚作痒塌者，宜用木香散，加丁香内攻，官桂治表，使表实易愈。

痘起胀时，内有大痘，色黑者，名曰痘疔。失治，则遍身皆变黑而死。若黑疔少，其余根窠红活者，尚可治疗。将痘疔用银簪挑破疔口，吮去紫血，用四圣散，点在疮口内，即变红活，仍服解毒药。

痘疔，根血不滑，腰背心前多者，不治。

贯脓日期证治

凡痘疮七八九日，渐渐贯脓，视气血之盛，浆满光肥者，不必用药。

痘疮八九日，脓当贯满，肥润光泽，色苍蜡如果黄熟者，不必用药。

痘疮八九日，声哑，遍身抓破，并无脓血，皮血干如豆壳者死。

痘疮至八九日，最不宜服寒药并解毒，恐伤脾胃，不能收靥①。

痘疮七八日不贯浆，色灰白，顶陷，寒战咬牙，腹胀口渴，乃是里虚津少，宜用内托散，倍加丁香、官桂、人参、黄芪，去厚朴、白芷。

痘疮七八日，腹痛作泻者，宜用木香散煎汤，送下豆蔻丸。

痘当贯脓时，虽然起胀，中空干燥，并无脓血者，死。

痘疮八九日，略有清浆，根窠起胀，血红而滑，犹有生意，宜用加味保元汤，入人乳、好酒煎服。

痘虽胀满可观，用手摸过皮皱而软，中虽有脓，不甚满足，后必不能收靥，宜用保和汤。

痘疮八九日，皆贯浆满，中间有几颗不贯者，终变虚寒痒塌之症，宜用十全散。

痘陷无脓，因服内托之药暂起，仍又陷者，乃是贯浆未满，宜用内托散，倍加参芪、人乳、好酒之类。若浆满，必无再陷之理。

痘疮八九日作痒，遍身抓破，脓血淋漓，不能坐卧者，宜用外护蝉花散，外用败草散敷。

收靥日期证治

遍身皆靥，内有数颗不靥者，亦能伤人。

---

① 收靥［yè］：中医术语。谓使痘疹的疱块收敛结痂。《医宗金鉴·痘疹心法要诀·收靥顺证》："十朝浆足应收靥，先蜡后栗似螺形。"

痘疮将靥，可用乳香烧烟，以清五脏之毒。

痘后瘢红者吉，白无血色者毒气归内，恐生余症。

痘将靥时触秽，发痒不靥者，宜用祛秽散薰之。

痘服热药过多，伤痘，烂不靥，发热者，宜用保元汤合小柴胡汤服，外敷败草散。

痘收后，内有数颗臭烂深坑不收口者，宜用硝胆膏涂之。

痘疮收后，浆不干润，而有脓水者，宜敷败草散。

痘十日至十二日后，从头面收靥，自上而下为顺，自下而上为逆。

痘后余毒证治

痘后余毒因出不快，或是稠密，热毒流滞，百脉肢节之间肿痛，宜用连翘解毒汤。

痘后发热，痰盛气急者，宜用抱龙丸。

痘后余热不退者，宜用牛蒡子汤，或消毒饮。

痘后大便不通，可服猪脂些须，亦润瘢易落。

痘后咽痛者，宜用甘桔汤加玄参、牛蒡子。

痘后热攻，眼目障痛，血丝侵睛者，宜用洗肝散。

痘后目中有翳者，宜用谷精散。

治方

初发热未见形日期证治方

加味惺惺散　治发热，未出痘，于疑似之间。

桔梗　细辛　人参　甘草　茯苓　川芎　白术　天

花粉　防风

每贴用水一钟，姜一片，红枣一枚，煎六分，不拘时服。

加味升麻汤　治未出之初，或外感风寒，头疼发热目涩。

芍药　升麻　干葛　甘草　人参　紫草　当归糯米

每贴用水一钟，姜一片，煎五分服。

和解散　治小儿发热，未见形，疑似之间，宜用此药和解之。

升麻　葛根　芍药　甘草　人参　川芎　羌活防风

每贴用水一钟，姜一片，煎五分服。

败毒散　初发热用此药煎汤，调三酥饼服。

前胡　柴胡　桔梗　薄荷　荆芥　羌活　独活　防风　枳壳　天麻　川芎

古方有参苓，今去之，恐补早助火。如初见红点，加紫苏、蝉退。上用水一钟，姜一片，葱白一寸，煎五分，温服取汗。

红绵散　治热盛惊搐。

全蝎　麻黄　荆芥　天麻　甘草

加薄荷、蝉退、紫草。每用水一钟，姜一片，葱白一根，煎五分温服。

辰砂六一散　治初发热盛惊搐。用前红绵散煎调服，表之。

滑石六两　辰砂三钱　粉草六钱

上为末，用红绵散调下。

抱龙丸　方见惊门。治痰涎壅盛，昏闷不省人事。

犀角地黄丸　治痘失血。

犀角　麦门冬　升麻　当归　芍药　甘草　生地黄

每用水一钟，煎五分，不拘时服。

参苏饮　治发热之初，或作腹胀，咳嗽痰涎，鼻流清涕。

人参　紫苏　桔梗　前胡　甘草　茯苓　半夏　陈皮　枳壳　干葛

每贴用水二钟，姜一片，红枣一枚，煎五分，食远服。

理中汤　方见中寒门。治因积冷，腹痛胃寒。

三酥饼子　初出发热，用此药表之，以解其毒，使痘出稀。

辰砂好者一两，以绢袋盛，用升麻、麻黄、紫草、荔枝壳四味，煮砂一日一夜，研细。仍用前四味煎水，飞过晒干，再研极细，用真胆酥捏作饼子　紫草为末，亦用蟾酥捏作饼子　麻黄去节，泡，包过为末，酥捏作饼子　蟾酥五月五日拿蟾取酥。各丸各饼加麝香少许

辰砂解胎毒，凉心火，制过，发痘。紫草解毒发痘。麻黄表汗发痘。蟾酥能驱脏腑中毒气从毛孔中出，乃解痘毒，使出之稀少。此神功方也。若遇天行恶痘，须于发热未出之前，量儿大小，好酒化下二三分解之。如痘已出，则不必用矣。

已出见形日期证治方

透肌散　治痘初出，不大起发。

紫草　人参　蝉退　芍药　甘草　木通

上水一钟，姜一片，枣一枚，煎五分，不拘时服。

紫草饮　治痘疮欲发不发，或出之未透者。

紫草　芍药　麻黄　当归　甘草

上水一钟，煎至五分，不拘时服。

活血散　治表实，痘色红赤，烦躁作热。

芍药　紫草　蝉退　生地黄　防风　甘草

上用水一钟，煎五分服。

加味四圣散　治痘出，表虚一二日，色白血淡，不大起者。

紫草　木通　木香　黄芪　川芎　甘草　人参
蝉退

上水一钟，糯米百十粒，煎五分服。

五味枳壳汤　治里实，烦躁发热，大小便不通。

枳壳　茯苓　大黄　甘草　当归

用水一钟，煎五分，不拘时服。

蜜皂法　治痘出一二日，大便不通。

用蜜二两，熬如饴，加皂角末二钱，搅匀，捻作梃①子三四条。将一条通入谷道内，如不通再纳一条，自然通矣。

---

①　梃〔tǐng〕：棍棒。

如痘将收靥时不宜下者，用此法导；既靥之后有此者，又当下也。

三酥饼子　方见前。治疮三日前不大起发，烦躁热泻，加减用。

化毒汤　治麻痘出如痱疮。

升麻　赤茯苓　玄参　桔梗　芍药　甘草

水一钟，煎五分服。

败毒散　方见前。治痘斑，加味用。一治痘有红丹。

五苓散　方见泄泻门。治痘初出泻。辨寒热加减。

理中汤　方见前。治痘初出，身不热，作泻。合五苓散。

胃苓汤　即平胃散合五苓散煎服。治初出呕吐。

麦门冬饮子　治痘出，烦渴无度。

麦门冬　玄参　人参　甘草　滑石　干葛

水一钟，煎五分，不拘时服。

起胀日期证治方

内托散　治气血虚，托里升浆。

肉桂　人参　黄芪　川芎　当归　桔梗　甘草　防风　白芷　木香

一方有厚朴。水一钟，糯米百粒。欲升浆，入好酒一杯，同煎服。

异攻散　治痘六七日间，陷塌不起，头温足冷，或腹胀作泻，咬牙寒战。

木香　官桂　当归　人参　茯苓　陈皮　厚朴　白术　半夏　丁香　肉果　附子炮

水一钟，姜一片，枣一枚，煎五分服。为末服亦可。

保元汤　此药痘出三日之后可用。温补，使内托护表，易起易脓易靥之妙药也。

人参一钱　黄芪一钱五分　甘草五分

水一钟，姜一片，煎五分，不拘时服。

保元汤说　此方即东垣所制黄芪汤，载《兰室秘藏·小儿方》内。此药性温，专补中气而能泄火，虚火非此不能去。借之治痘，以人参为君，黄芪为臣，甘草为佐，上下相济。治虽异而道则同。制方之意，何其妙与？予考药性之功，黄芪能固表，人参能固内，甘草能解毒。今用治痘，令其内固外护，扶阳气，则气和而壮，血和而附，气血无恙，斯一身之真元可以保合而无危矣。区区毒出，藉此领载则何难出之有哉？

内托散　方见前。治五日不起胀等症。加减用。

豆蔻丸　治痘四五日作泻。

木香　砂仁　诃子　人参　肉果　龙骨　赤石脂　枯矾

上为末，用面糊丸如黍米大。每服十五丸，米汤送下。

木香散　治痘出七八日作泻。

木香　大腹皮　人参　官桂　赤茯苓　青皮　半夏　前胡　诃子　甘草　丁香

水一钟，姜一片，煎五分，不拘时服。

四圣丹 治痘出三五日，内有紫黑大于痘者，名疔痘。

珍珠三五粒 豌豆四十九粒，火煅 头发烧灰

为末，用胭脂调膏点。

贯脓日期证治方

内托散、木香散、豆蔻丸、保元汤，并见前门。

加味保元汤 治痘八九日，略有清浆，不大起者。

人参 黄芪 甘草 官桂 白术 当归 木香

小便黄少加茯苓、木通。上用水一钟煎，临服时入人乳、好酒同服。

十全散 治表里虚，痘色灰白不起，寒战等证。

人参 黄芪 甘草 茯苓 当归 芍药 川芎 白术 官桂 生地黄

每用水一钟，枣子一枚，姜一片，煎五分服。

内托散 方见前。治痘陷无脓，服药起又陷。加味用。

外护蟾花攻 治痘六七日至十日间，表虚作痒，抓破出血。

蝉退 官桂 白芷 防风 黄芪 人参 甘草 木香

每用水一钟，煎五分，不拘时服。

败草散 治痘八九日作痒，遍身抓破，脓血淋漓，不能坐卧。

用盖屋多年烂草或墙头者，晒干或焙干，为末，搽。如遍身皆破者，将药末铺于席上，令儿坐卧。此草盖因年积日久，经霜雪雨露，感天地阴阳之气，善解痘疮之毒也，故用之。

参苓木香散　治痘出长时，泄泻烦渴。

人参　茯苓　木香　甘草　白术　芍药炒

上为末，沸汤调下，水煎服亦可。

独圣散　用蝉退，不拘多少，去翅足，为末，沸汤调下。

一七金①　治痘四五日不起，色紫，服此即起。

穿山甲炒黄，一钱　红曲二分

上为末，用葱煎汤，同好酒调下。

收靥日期证治方

祛秽散　治痘初靥时，触秽作痒。

用乳香，烧烟薰之。

保元汤　方见前。治见下。

小柴胡汤　治痘收靥，因服热药过多，以致发热，用此合保元汤服。

柴胡　黄芩　人参　半夏　甘草

每用水一钟，姜一片，煎五分，不拘时服。

败草散　方见前。敷前症。

硝胆膏治痘已收，内有数颗不靥，臭烂深坑。

---

① 一七金：原缺"一"字，据清抄本补录。

猪胆汁　芒硝

上将硝研细，胆汁调涂疮上。

痘后余毒证治方

连翘解毒汤　治症后余毒流于百脉之间，发肿痛。

连翘　牛蒡子　黄芪　甘草　芍药　生地黄　犀角　酒黄芩

每用水一钟，煎五分，不拘时服。

抱龙丸　方见惊门。治痘后发热，痰盛气急。

牛蒡子汤　治痘后余热不退。

牛蒡子　甘草　升麻　射干

每用水一钟，煎五分服

消毒饮　治痘收后或生余毒。

当归　芍药　甘草　防风　荆芥　牛蒡子　蝉退

每用水一钟，煎五分服。

加味甘桔汤　治痘后咽肿作痛。

生甘草　防风　桔梗　牛蒡子　玄参　射干

每用水一钟，煎五分，不拘时服。

洗肝散　治痘后眼肿不开。

羌活　薄荷　小川芎　山栀　当归尾　甘草　芍药　防风

每用水一钟，煎五分，不拘时服。

谷精散　治痘后目中生翳。

谷精草　生蛤粉　生黑豆皮

上为末，用雄猪胆一个，竹刀破开，以药掺入在内，用草缠定磁器内，慢火熬熟，令儿不拘时服之。

预防痘疹协济方

兔红丸　治痘未出预服，令重者轻，轻者可无。

辰砂一两，绢袋盛之，入罐，悬胎以下。预药，水煮，慢火，渐添入水，勿令干，水尽即止　赤芍药　干葛　绿豆　升麻　甘草节　荆芥　麻黄　山楂　黑豆　赤小豆　防风　荔枝壳　牛蒡子各一两

上为咀，用水二十碗，煎至十碗，去渣，方用煮砂，水干。焙为末，入白面五钱，取活兔一只，刺四蹄血，丸如桐子大。每五岁以上用五丸，十岁以上用十丸，三豆汤送下。兔以腊八日取者妙。

消毒保婴丹　每岁春分、秋分日服一丸，能预消痘毒。若服三年六次，痘尽消减，痘必无虞。此方神秘，本忌轻传，但慈幼心不能已，得者宝之。

缠豆藤一两五钱，其藤八月间收，毛豆梗上缠绕红细者是。采取荫干，妙在此药为主　山楂　生地黄　牛蒡子　辰砂水飞。各一两　升麻七钱　独活二钱　甘草　黄连　赤芍药　桔梗　当归各五钱　赤豆七十粒　黑豆三十粒　连翘七钱五分　苦丝瓜二根，长五寸，隔年经霜者，烧灰存性

各为细末，砂糖和丸如李核大。每服一丸，浓煎甘草汤化下。

诸药须预先精辨，遇春分、秋分，或上元、中元修合，务在精诚，忌妇人、猫犬见。合时向太阳祝药，曰

神仙妙药，体合自然。婴儿吞服，天地齐年，吾奉。太上老君急急如律令，一气七遍。

延生方

儿生脐带脱落，取置新瓦上，用炭火四围烧烟将尽，瓦盏盖之地上存性。研细末，将透明朱砂亦为细末，水飞过。若脐带重五分，朱砂二分半，以生地黄、当归浓煎汁一二蚬壳，调和前两味，抹儿上腭间及母乳头上，一日之内用尽。次日大便秽垢，终身则无疮疹诸疾。此十分妙法也。

观形色

痘之谓痘，象形命名。得其形为顺，失其形为逆。其包血而成圆者，气为之形象乎？天痘出而血从，则圆必周净，附气而成晕者，血为之影象乎？地痘出而气从，则晕必光明。夫色之红者，痘始出也。白者毒未解也，黄者毒将解也，干黄者毒尽解也，灰白者血衰而气滞也，黑者毒滞而血干也，焦褐者气血枯也。如红变白、白变黄者生，红变紫、紫变黑者，死之兆也。痘之稀者，毒火不胜，其气血自解。间有气血弱而风寒侵，泄泻所陷，毒药所伤者，亦难保痊。稠如缀粟者，气血不胜其毒，火动生风，表里不顺，荣卫不调，七窍壅塞，可易疗乎？间有气血胜者，其形圆净不连，其色红活不滞，虽稠密可治。

防斑疹　疹即麻疹，斑即斑毒。疹小于痘而成片，斑大于痘而红紫。

痘毒出于脏而深，疹斑出于腑而浅。疹痘受于运化之间，是以轻而易解。有难解者为内实，而外中风寒也。夫痘从外解，疹从内解，此不易常法。若痘出之际，毒趋百窍，被风寒封固腠理，兼气血壮盛，湿蒸火炽，击动腑毒，因而痘疹并出，是皆不顺之候。如痘出稀疏，可以升麻汤解之。疹散痘出，其势自利。若痘太盛，其疹虽解，而气血已先受亏，诚恐内虚不能收敛，是尚难议有生。其有夹斑者，乃血太盛，而卫气疏缺，不能密护脉络，至太过之血，夹痘上浮。陈氏所谓，三番痘疹是也。如痘出起齐，内必虚矣。内虚则斑从内解，不解以升麻汤加归芍主之。又有结痂后而发余毒者，热盛煎熬内分，其斑必烂，此以解毒汤加归芍防风。甚则大连翘饮敷^①生肌散，无不瘳矣。若夹毒初出，色赤如火，乃毒滞不能宣发之故，当服四顺清凉饮，利下一二次而退，则血附气位，急进四君子汤加黄芪姜枣。如泻不止，加肉果。药须预煎，伺斑退即服，防其损陷期。谓用药之机如用兵也。

验唇口

唇口与五脏相通，气血盛衰，受毒浅深，观此可知吉凶也。未出宜红活如常，不宜燥裂干红，如见黄白紫赤而不润泽，或气粗热盛，舌白至唇口湿处，而为胃烂者，皆不可治。如唇上痘出相连，诸痘未浆，而此痘已

---

① 敷：原文为傅。

先黄熟，则其毒内攻已成，使毒难成浆，尤为不治之证。间有气血下陷，毒攻唇口，糜烂成疳。疳虽成，若得黄白脓水出者尚可治也。又有黄色如干酱，其肉臭烂，一日烂一分，则二日烂一寸，名走马疳者，世无可治之方也。若痘未褪谢，连唇口结干红渣滓①，颊红唇紫，此乃欲成肺痈之候，治宜解毒清肺，以解毒汤加陈皮、归、芍、桔梗、黄连；甚则大连翘饮，随症加减。

发渴

津液不能制火，宜大补元气。保元气加麦门冬、五味子，甚则加参苓白术散。阴虚火动渴难治

痒塌

气虚而血上行，盐腌皮肉，抓破倒塌，宜保元汤倍芪助表，加芍制血，或加何首乌。有食毒而发中气者宜解之。

别寒热

痘气非热不发，其出非热不损。未出之前，宜大热以发其毒却，乃头温足冷不能发其毒，反致攻内，此当热而不热也。毒既出，宜表里和平，长养气血，助毒成浆，乃反热煎熬，气血往来不宁，不能拘收其毒，毒无出路，甚则气滞血失之患作矣，是皆逆候也。但观气粗面赤，耳尻反热，耳骹之间平时冷处今皆热，可见热盛也。治法，在前宜无比散、升麻汤、解毒汤，在后以保元汤加桂助气血以逐毒也。初发寒热为实，因血气与毒火相攻，气血旺而不受邪触故也。已出而发则为虚矣。

---

① 滓 [zǐ]：渣子，沉淀物：渣~。油~。

七日前后独热者，痘蒸气血，与毒俱盛之过也。七日前后独寒者，为气血虚损，而毒气内郁太盛，难治矣。十四日独热者，为余毒，易治。

寒战鬬[①]牙　鬬即咬

七日前，见寒战者，表虚；鬬牙者，内虚也。七日后，见寒战者，气虚极也；鬬牙者，血虚极也。气虚以保元汤加桂，以助阳分；血虚以保元汤加芎归，益阴分。有不省人事，闭目无魂，谵语狂烦，持衣摸缝，鬬牙不已者，此气血将尽，覆水难收矣。七日前早用保元汤，犹为可治。

面目预肿

痘发五六日，面目先肿光亮者，因血有余，虚阳动作，其气妄行肉分。七日后，气退毒陷，不可为矣。

目睛露白

毒去之后，卫气受亏，而元气益损，督脉缩急，致睛上吊也。不省人事，无魂者不治。但只露睛而无他症，可以保元汤加陈米，助胃益气，以固真元也。若七日前者，必不可治。

咽哑水呛

心气举击出于肺而为声，咽窍若管籥[②]焉。痘出气喉，初时不觉，及肌表之痘成浆，内痘亦成浆，其毒壅盛，则气出管籥窄狭，故气举击出之声不清而咽哑。如

---

① 鬬［dòu］：同"斗"。

② 籥［yuè］：同"龠"。龠［yuè］：古代乐器，形状像笛。

饮汤水，毒痘壅碍会厌门，不易进纳，乃溢入气喉。气喉不受物，故发而为呛。若谷食有渣[1]，自能入门不呛，非如水溢犯气道也。故咽哑水呛，七日后作者，不医自愈，何也？外痘靥而内自痊也。若七日前见便为逆症，以风邪阻塞腠理，痰唾稠粘，有碍气道，其毒不能尽行肌表故耳。先贤治甘桔汤预防，清其气道，诚为妙法。

失血发胞

毒气大盛，血弱错经妄行，或吐或便，皆不能治。独鼻出传注督脉，不犯其内，为无害。若阳疮痘毒间出者，则为走泄。走泄多肉分空虚，毒无定位矣。其发水泡者，血有不足，不能载毒归附，致气毒盛有过本位，津液随之，发为水泡，宜保元汤加白术、山楂，少润水气以平之。水泡一症最难治，原其放苗之初，根脚嫩红而血散乱，痘顶皮白最薄，光亮如水晶，易于长大。若此水泡稀少，根红活，顶润泽，或头面背胸亦有正痘，或在后发些少正痘，如粟米大者，犹有生意，可照前用参芪芎归加甘草、肉桂、糯米为使，磨木香酒乳服之。若一齐涌出，无大小，根脚淡，不治；苗不润泽，灰暗者，不治；九日形色已定，亦不治。

---

① 渣：原文为查。

《医方集宜》卷之十

外 科

疮科总论

夫痈疽疮疖者，皆由气血不和，喜怒不时，饮食不节，寒暑不调，使五脏六腑之气怫郁于内，以致阴阳乖错，气血凝滞而发也。夫痈疽之疾，多生于膏粱①富贵之人，以其平昔所食肥腻炙煿，安坐不劳，嗜欲无节，以致虚邪热毒内攻，煎熬气血而成也。痈者壅也，大而高起，属乎阳，六腑之气所生也，其脉浮数。疽者沮也，平而内发，属乎阴，五脏之气所成也，其脉沉数。疮者，其总名也。疖者，有头小疮也。经云：诸痛痒疮，皆属心火。盖心主血而行气。若气血凝滞，挟心火之热，而生痈疽之类也。夫痈发于六腑，若燎原之火，外溃肌肉；疽生于五脏，沉涩难疗，若陶室之燧，内消骨髓。痈则易疗而难瘥，疽则难疗而易痊。诸疮之中，惟背疽疔疮最为急症，其次莫如脑疽、肠痈、喉痈之

---

① 膏粱：原文为膏梁。

类，亦其急者也。至若瘰疬、悬痈、痔漏诸疮，其症可缓而治也。又有疥癣、臁疮、风痱之类，其轻重缓急自有不同也。凡人年四十以上，头项鬓颐、背脊腰胁或筋骨之上所视不见之处，稍有疮疖，便不可轻易待之。若怠慢以为常疾，每见从微至著，丧命者多矣。须宜急速治之，庶几得救。凡疮未破，毒攻脏腑，一毫热药断不可用。若已破溃，脏腑既亏，饮食不进，一毫冷药亦不可用。此先后次第之要诀也。夫疮有五善七恶，不可不辨。以上所论大纲，其诸症候、治法别论于后。

形证

夫痈之形，其发暴甚，皮肤光软，肿痛而高大者，痈也。

疽者，其发猛恶，出自肌骨，初生一头，形如瘖瘰①，白色焦枯，触之而痛应心者，疽也。

五发者，谓发背、发脑、发鬓、发眉、发颐是也。人之一身，血气周流而无间，稍有壅聚，莫不随所至而发焉，故名五发。

疔疮者，皆由脏腑积受热毒邪风，相搏于经络之间，以致血气凝滞，注于毛孔、手足、头面，各随五脏部分而发也。初发之时，形如粟米，或疼或痒，遍身麻木，头眩寒热，时生呕逆，甚则四肢沉重，心惊眼花。

---

① 瘖瘰［pēi lěi］：皮肤上起的鸡皮疙瘩。

盖疔初发时，尖起如疔，故谓之疔。此疮含蓄毒气，突出寸许，痛痒异常，一二日间害人甚速，是尤在痈疽之上也。其白疔发于右鼻，赤疔发于舌根，黄疔发于口唇，黑疔发于耳前，青疔发于目下，盖取五色之应五脏，各有所属部位而然也。或生于肩背，或生于腰胯，发无定处。如在手足、头面、骨节间者最急，其余犹可缓也。又形有一十三种，《外科精义》①已明。但疮形黑陷，内流清水而运黄，腹痛恶心者，必难治矣。

肠痈者，是气血凝于肠胃之间，结而不散，发为痈肿。其症小腹肿硬，如掌抑之则痛，小便涩如淋，时有汗出，恶寒，腹皮紧急，转侧有水声，或绕脐生疮，是其症也。

乳痈者，是乳房肿硬，由血凝气滞，或因忿怒伤肝，或因积热不散，乳汁不行，结为肿痛，或儿口之气，吹而焮②热，结成肿痛，恶寒发热，是名吹乳。又有妇人素有积忧，结成隐核，如鳖棋子大，不痒不疼，或三五年始发为疮，破陷空洞，名曰乳癌，此难治之疾也。

便痈，是血疝也，俗呼为便毒。言于不便处肿痛，

---

① 《外科精义》：（公元1335年）元·齐德之著。二卷。参诸家方论有关疮肿之说，首载诊候，次论血、气、色、脉，后叙痈、疽、疮、肿的治疗等。强调整体观念，倡导攻补兼施。

② 焮［xìn］：发炎红肿：“一人患脑疽，面目肿闭，头~如斗。”

故为便痛也。乃是肝经积热，气滞而然。

囊痈者，是阴囊上红肿，连小腹痛。多因肝经湿热，渗入膀胱，以致气凝滞，或受寒邪，结而不散，气不能上升，郁而为热，湿热相蒸，污浊而成脓矣。惟好饮酒及怒气人多有之。

骨疽，乃是肢上伏肉间痛，不能转侧，按之应骨，作寒作热，皮色如常，但微急如肥者是也。此症多因夏秋之月，卧露受寒，使气不能发散，以致伏结附骨，久为痛疽之患也。又有石疽、缓疽与附骨疽亦相类，但形症少异耳。

流注，是郁抑之气，结而不散，发为肿块作痛，肉色不变，亦无头粟，或肿或消，流注不定者是也。

瘰疬，是结核生于颈项胸腋①之间，初如豆粒，渐若梅李，累累相连，病则憎寒壮热，久而不散，溃烂为脓。此病多因忿怒气逆，或感风热之邪，伤于肝经，故令筋结而为肿也。若妇人久患瘰疬，经闭久，而变生寒热咳嗽，而成痨瘵之病者多矣。

瘿瘤之症，皆因恚怒所生，使气血凝滞，结而成瘿者，多生于肩项，皮宽不急，虚软而垂是也。瘤者，随气瘤注，初如梅李，皮嫩而光，渐如杯大是也。瘿名有五，肉色不变，谓之肉瘿；筋脉现露，谓之筋瘿；赤脉交络，谓之血瘿；随怒而消长，谓之气瘿；坚硬而不移，谓之石瘿。瘤亦有六种，脂瘤即粉肉瘤，血瘤，脓

---

① 胸腋：原文为胸液。

瘤，骨瘤即筋石瘤，名虽不一，亦无痛痒，切不可决破，恐脓血崩溃，必致伤人。大抵瘿瘤之类，惟气瘤、脂瘤可以攻疗，余则难治矣。

脱疽，是疔生于足指，溃而自脱，故名脱疽。生于手指者，名为蛀节疔。重者腐去本节，轻者筋挛。

痔漏初起，生于肛门边，或如鼠乳，或结小核，痒痛注闷，或身热恶寒，此症皆由酒色过度，肥甘久嗜，醉饱入房，劳扰血脉，结聚肛边，肿硬成毒，脓溃日久而为漏矣。

膝痈，是湿热之毒，结而不散。其症膝肿红痛，恶寒发热，当祛散其湿热，否则脓溃，必为残疾矣。大抵膝痈与鹤膝风皆因肾气亏虚，寒湿之气所袭，多成此疾，宜治之早。若失治，则为弯曲、偏枯之患也。

鹤膝风，是两腿肿大作痛，腿愈细而行步难也。

凡痈疽有五善七恶

五善者，动息自宁，饮食知味，一善也；大小便调匀，二善也；脓溃肿消，色鲜不臭，三善也；神气精明，语言清朗，四善也；体气和平，五善也。

七恶者，烦燥腹痛，渴甚泻利，小便如淋，一恶也；脓血大泄，焮痛尤甚，臭恶难近，二恶也；喘粗短气，恍惚嗜卧，三恶也；未溃先黑久陷，面青唇黯，便污者，四恶也；肩项不便，四肢沉重，五恶也；不能下食，服药而呕，食不知味，六恶也；声嘶色脱，唇鼻清黑，面目四肢浮肿，七恶也。更有气噎否塞，欬逆身冷，自汗无时，目睛耳聋，恍惚惊悸，语言错乱，皆是恶证也。五善见三则吉，七恶见四必危。若五善并至，则吉而安。七恶全见，则危而死。

辨有脓无脓色

凡痈疽之处，大按乃痛者脓深也，小按之便痛者脓浅也，按之不甚痛者未成脓也，按之即复起者有脓也，按之不复起者无脓也。若肿高而软者，发于血脉；肿下而硬者，发于筋骨；肉色不相变者，发于骨髓也。

时毒，是感因时不正之气，初发状似伤寒，其症发于头面、耳项、咽喉，赤肿无头，或结核有根，令人憎寒发热，肢体疼痛，甚则咽喉闷塞，鼻窒痰壅，六七日间乃能杀人，治之宜速也。

脉法

《脉诀》云：诸脉浮数者当发热。若无热而反恶寒，身有痛处者，必发痈也。

又云：脉滑而数，数则为热，滑则为实。滑主荣而数主卫，荣卫相逢，结而为痈。又云：数脉时见，则生恶疮。

治法

丹溪云：痈疽之症而作痛者，有寒热虚实，皆能为痛。因寒结而痛者，宜用温热之剂以散之；因热结痛者，宜用寒凉之剂以折之；因虚而痛者，宜补之；因实而痛者，宜泻之；因风而痛者，除其风；因湿而痛者，导其湿；燥而痛者，润之；塞而痛者，通之；怫郁而痛者，开之；恶肉而痛者，去之；阴阳不和者，调之。切勿概用凉药，以凝其血。况血脉喜温恶寒，若冷气内郁，则疾难治。

治痈疽法

疮疡初发，掀肿赤痛，发热便秘，脉沉实者，宜下之，用黄连内疏汤、当归连翘饮、清凉饮、神仙救苦丹。

疮疡初发，微肿，身体拘倦，恶寒者，宜用十宣散、托里散。

痈疽初起，见头粟，或痒或麻木者，邪气盛也，可用隔蒜灸法。

疮疡肿高作痛，脉浮者，宜托之，用内托千金散、仙方活命饮。

项背之间，或肿痛无头者，宜用内托流气饮。

痈疽肿高，色赤而作痛者，属阳，易治，宜用清凉解毒之剂。

痈疽平陷色白，但拘倦而不大痛者，属阴，难治，宜用温补内托之药，托里温中汤。

治疮疡法

凡疮疡未破，毒攻脏腑，热药不可多用，宜清凉内托、解毒为主。

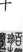

疮疡初起，可用箍药围住，庶不肿开溃大，宜用乌龙膏、箍药。

疮疡发热，烦燥作渴者，宜用黄芪竹叶汤。

疮疡久不溃，而脓不出者，宜内托大补，其脓自溃，宜用蜡矾丸。

溃疡发热，作呕吐者，宜用解毒护心散。

疮疡初起红肿，身倦作热者，宜微微表汗，以疏毒气，用防风通圣散，或荆防败毒散。

痈肿脓熟，宜速用针破之，更宜托补，不然恐脓侵餂①，难治。

溃疡法

凡溃疡，脓熟已破，切不可用凉药，须宜健脾养胃，托里温中，使气血壮实，脓自涌出，而易于收敛矣。

疮疡肿起，坚硬脓稠者，实也，宜用排脓托里散之剂。

溃疡肿下，软慢脓稀者，虚也，宜用十全大补汤。

疮疡肿溃而清，疮口不合，聚肿色白，肌寒肉冷，自汗色脱，皆是气血之大虚也，宜用大补汤加附子。

溃疡发热，饮食不思，身倦懒语，少寐自汗者，宜用补中益气汤、内补黄芪汤。

疮疡溃后，切忌攻伐之剂②，使气血俱伤，而难于

---

① 餂 [tiǎn]：古通"舔"。

② 剂：原文为济。

收敛。常见气血充实之人，疮疡皆脓高而色赤易溃，而脓且稠，又易于收敛。若怯弱之人，则难溃而难敛矣。

疮疡脓出之后，作痛而脉浮弱者，补之，宜用托里定痛散、内补黄芪汤。

疮疡溃后脉数实作痛，而大便难者，泻之，宜用托里消毒散。

溃疡发热，脉浮弱者，宜补之。午前热多补气，午后热多补血，宜用补中益气汤加减、十全大补汤加减。

溃后发热少食，倦怠不卧，宜用黄芪人参汤加酸枣仁。

痈疽已溃，可用猪蹄汤洗后，贴膏药。

痈疽溃后发热，烦渴饮冷，宜用门冬黄芪汤。

疮疽，脓血去多，疮口虽合，宜当补益，使气血平复，否则更患他症，必难疗治。

治疗疮法

凡疗疮初见，急宜针刺出血，将蟾酥丸或回生锭子，从针孔中抾①入，上以膏药贴之，用水沉膏。

疗疮初起，痛痒异常，速宜用药发汗，使毒气表出，无攻心之患，宜用蟾酥丸、飞龙夺命丹、地丁散。

诸痈肿皆忌发汗，惟疗疮可以发汗，不可不知。

疗疮初起，有似寒症，憎寒壮热，身体拘倦，头目昏眩，宜用追疗夺命丹。

---

① 抾［nǐn］：搦。搦［nuò］：按下。

疔疮有红丝，急将丝尽处用针刺截断，不然毒气攻至心腹难治，仍以药点之。

疔疮初起作痒，急须隔蒜灸之，以拔毒气，此良法也，宜用神仙救苦丹、五圣散。

疔疮，烦躁发狂者，宜用护心散。

疔疮，发热烦躁者，宜下之，用救苦丹。

疔癀走胤不止者，宜用破棺丹。

疔见形或未见症，若腋下有核，名为孩核子，宜用穿住。若疔生于内，腹痛而呕吐，不治。

疔疮不痛，眼黑如见火光者，此毒气入内，不治。

人汗入肉，人若食之生疔，不可不慎。

治肠痈法

肠痈，小腹硬痛，脉沉实而有瘀血者，宜下之，用大黄汤。

小腹隐隐而痛，大便秘者，宜用梅仁汤。

小腹软痛，脉洪数者，脓成也，宜托之，用蜡矾丸、排脓散、薏苡仁汤、四圣散。

肠痈症，腹濡而痛，时时利脓者，宜用牡丹散。

治乳痈法　附乳癌并吹乳

因暴怒或儿口气吹，肿痛作寒热者，宜疏肝行气，用流气饮、复元通气散。

乳痈肿痛，身发寒热者，宜用蒲公英散、薰乳法、神效瓜蒌散、连翘饮，外用敷乳药。

妇人乳间出黑头疮，顶陷者，用内托乳香散。

乳癌初起，内有结核，不甚痛者，先宜服内托消毒散。

乳癌日久，用加味八珍汤。

乳溃后脓不干，不敛口者，宜用大补汤加减。

便毒

便毒，初起肿痛，作寒热者，先宜利下毒，以使内消，用二母汤、牵牛丸。

便毒，肿痛未成脓者，宜用乳香散、玉烛散、仙方活命饮、神效瓜蒌散。

便毒，溃后发热者，宜用托里当归散。

脓清不敛口者，宜用八珍汤、十全散。

治囊痈法

凡囊痈之病，多是阴道亏虚，湿热不利，以致发热肿痛，小便秘涩，治宜滋阴除湿托里之药而散之。一或成脓，必须兼用补剂，庶易于收敛。

囊痈，初起红肿，未作脓者，宜疏肝导湿，用疏肝饮子。

红肿作痛发热者，宜用龙胆泻肝汤加减用、牡蛎散敷。

脓成肿痛，宜用清毒托里散。

囊痈，肿如水晶，作痒痛出水，小腹按之作水声，小便频数，此因醉后饮水入房，湿毒聚于囊中，名水疝也，宜用导水丸，五苓散加黑牵牛、小茴香。

溃后脓清不敛，宜用加味十全散、补中益气汤、紫苏末敷。

溃后囊腐，睾丸挂悬，宜用八珍汤加黄芪、黄柏、知母，紫苏末敷。

溃后久不收敛，脓清作渴，脉大者，不治。

附骨疽

凡臀胯作痛，皮色不变，身发寒热，多因风寒湿三气伏留不散，日久成痛，宜用五积散去桔梗，加独活。痛而有热者，宜用当归拈痛汤。

附骨疽初起，骨边作痛，皮色如常，乍寒乍热，痛作无时，宜用内托黄芪汤、五香连翘饮、千金托里散。

石疽，痛在尻臀，骨边皮色如故，但肿硬如石，是寒气伏于骨，宜用内托羌活汤。

缓疽，起自寒湿，深伏骨髓之间，久而不散，寒化为热，其热缓慢，积日不溃，久乃赤肿作溃，治当温补，宜用内托黄芪酒煎汤、贴火龙膏。

腿胯边痛肿，脉沉滑而缓，多是湿痰为患，治宜二陈汤加用。

臀痛溃后，脓清不止，或口陷不敛，乃气血大亏，宜用十全大补汤、内托黄芪汤。

腿胯肿痛作热，宜用当归木瓜汤。

环跳疽，是本穴隐隐而痛，日久方成脓，治之早则散，久则成患，宜用乳香托里散、内托羌活汤。

治流注法

凡人久有悒①郁，或怒气不调，或脾虚而湿气逆于肉里，或腠理不密，寒邪湿气客于经络，或因闪扑，或产后血凝，气滞流于关节，或伤寒病后，余邪流患，此因真气不足，邪气乘之。治当开其郁结，调和气血，自然散矣。不然久结成脓，难于治疗。《医林集要》有云：骨疽者，乃流注之败症也。

胸膈作闷，肢节疼痛，无寒症者，多是气郁，流注经络，宜用方脉流气饮、香附饼。

背肩腰腿肿起，不红而软，或作寒热，此气流毒，宜用疮科流气饮。

肥人肩背作肿不红，胸闷恶心，多是痰与气郁，宜用补中益气汤合二陈汤。

因怒伤肝气，胁下作肿，身发寒热，宜用小柴胡汤加用。

肿块流结于上部者，兼用风药；肿块流结于下部者，多用祛湿药。

流毒日久，溃烂出脓，色清白者，宜大补气血，用十全大补汤。

溃后身发寒热，脓不止者，宜用补中益气汤。

---

① 悒［yì］：忧愁，不安：忧～。郁～。～怏。～愤。～闷。～～不乐。

治瘰疬法

凡瘰疬结核初起，速宜内消，或疏泄，或发散，如经久不除[1]，气血渐衰，聚肿不赤，结核无脓，外症不明者，并宜托里。脓未成者，使脓早成；脓已溃者，使新肉易生。或脓汁清稀，疮口不合，皆气血之虚也。当内托补，使疮无变坏之症，是其宜也。

瘰疬之症，皆由忿怒、气逆、忧思过甚，以致结核不散，须要远色欲，薄滋味，速多服药调理，方可消散。不然日久变生寒热，溃坏而难治矣。

颈项胸腋之间，结聚成核，初如豆粒，渐如梅李，大小相连，病觉憎寒，肿结不散，宜用散肿溃坚汤，或五香连翘饮。

瘰疬初起，结核坚硬，人体气实者，当先取下毒气，宜用神秘散、牡蛎大黄汤。

马刀疮，状如瘰疬，生于项腋之间，但初起时形如马刀赤色，如烧烙之痛，当速治，宜用柴胡连翘饮、荆防败毒散、连翘散坚汤、消毒汤。

室女项生结核，乍寒乍热，有类疟症，肝脉多弦，此血盛之症也，宜疏肝行气，用小柴胡汤加用青皮、龙胆草、连翘。

颈生核作肿，或软或硬，或赤不赤，或痛或不痛，或溃而不敛，此气血之不足也，宜用益气养荣汤。

---

① 经久不除：原缺"久"字，据清抄本补录。

病溃脓清，作寒作热，饮食减少，四肢困倦，宜用补中益气汤。

治瘿瘤法

凡瘿瘤之症，先须断厚味，戒恼怒，当用利气软坚之药，久则消散矣。

瘿气生于颈项之间，肿高皮白，软而不痛，随气消长，宜用昆布散、木通散、海藻丸、海藻散瘿圆。

脂瘤肿硬，皮色如常，不痒不痛，渐渐长大，宜用散肿溃坚汤、南星膏。

瘤大而根细，宜用系瘤法。

结核，生项背之间，形如肿毒，内有核，推之动摇，不红不疼不作脓者，多是痰注不散，宜用倍星膏贴即五星散，加味二陈汤。

脱疽蛀节

凡脱疽，生于足指，初发而色黑者，急斩去之，缓则黑延上，足必死。此患不问肿溃，惟隔蒜灸之有效。亦有色赤而作痛者，脓溃而易治。

孙真人云：凡得此疮者，在指则截去，在肉则割去，庶得其生也。

脱疽，生足指上，赤肿焮痛发热者，宜用败毒散去桔梗，加白芷、金银花、大黄、连翘、木瓜，或仙方活命饮。

蛀节，生于手指，惟用蒜灸是良法也，宜用败毒托里散、仙方活命饮。

治痔漏法　附肠风毒

凡痔疮初起，先觉肛门燥痛，或生核形如鼠乳，身发寒热，先用疏利导湿之药，以泄毒气。大抵受病者，燥气也，为痛者，湿热也。治宜泄火和血，润燥疏风，肿痛必消矣。

痔初起，结燥肿痛，宜用秦艽防风汤、郁李仁汤，拔毒散敷。

痔，肿痛出血，宜用地榆散、槐角丸、脏连丸。

痔漏日久，脓血不止，宜用八珍汤加黄芩、黄连、防风，薰洗法，黄连丸。

治久脱肛下血，宜用补中益气汤加川芎、黄连。

痔疮日久，其粪秽，从疮口中出，名曰穿肠漏，宜大补气血。

肠风脏毒。肠风者，邪气外入，随感随见。脏毒者，蕴积之毒，久而始见。盖因坐卧风湿，醉饱房劳，生冷停寒，酒面积热，以致血荣失道，渗入大肠，此二症之所作也。宜用槐花散、结阴丹、四制香连丸、除湿和血汤。

治膝痛法

凡膝头肿痛，多是湿热，结而不散，宜清热除湿之药而托散之。

膝痛肿痛，作寒作热者，宜用羌活木瓜汤，人参败毒散去桔梗，加牛膝、木瓜，托里消毒散加牛膝、薏苡仁，火龙膏贴。

湿痰流结于腿膝之间，痛不能伸，脉沉而滑者，宜用除湿和中汤。

膝痛，红肿日久，脓溃不敛，宜当补虚托里之剂，用十全大补汤加薏苡仁、木瓜。

鹤膝风，膝头肿而不红，作痛无力，宜用大防风汤。

治痔疮法

凡痔疮，类有数种，血疮、风疮、下疮、牙疮是也。

血疮，因邪热相浸，发于肌肤之上，初如紫疥，破时血出，遍体成疮，久而不愈，或成疮瘘，名曰串皮疮，宜用荆防败毒散，或防风通圣散，敷应效散、麝香轻粉散。

风疮，乃足阳明胃经受风热之邪，客于合谷之间，注在承山之侧。初生如疥疮，破有黄水，浸淫成疮，或渐生遍体，宜用胡麻散、苦参汤。

牙疮，皆因幼年好食甘甜辛热之物，使积热留于胃经，以致牙根肿烂，龈肉腐败，成疮出血，臭秽难近，甚则齿牙脱落，遂成大患，宜用清胃消风散、搽药、三凡散。

下疮，乃是玉茎阴物上生疮，此由肝经湿热，或因交接不洁，以致邪毒之气，浸溃成疮，治当疏肝导湿，宜用龙胆泻肝汤，或防风通圣散加减用，搽药。

治疥癣法

凡疥，乃脾经湿热；癣，乃肺经风毒。遍身痒痛，浸淫溃烂，其状不一，皆有细虫，多能染人，当除湿热，消风毒可也。

疥疮痒痛，作寒热者，宜用升麻和气饮、当归饮子、搽疥疮药。

癣疮痒燥，宜用消风散、乌蛇圆、摩风膏、防风通圣散。

治时毒法

凡时毒，头面红肿，先用通气散搐鼻中，取嚏十余，以泄热毒。若不嚏者，不治。

时毒表症者，宜用解毒升麻汤、荆防败毒散。

气实之人，宜用化毒丹。大便不利者，宜用大黄汤。

经三四日，不解毒不可下，犹宜和解，宜用犀角散、连翘饮、鼠粘子散。

治臁疮法

夫臁疮者，生于臁骨之上，足三里之傍，阴交之侧，故以为名。皆由风湿之毒，流注于此。疮肿溃烂，疼痛臭秽，行动艰难，盖由骨上肉少皮薄，以致难愈。至有多年，疮口溃烂，内必生虫，骨蛀成孔，深为可畏。治当先以杀虫散血，然后可生肌，须举足端坐，勿多行走，敷贴药饵，必得痊矣。

治杨梅疮法

凡杨梅疮者，因形而名也。起自湿热风毒之气，感之最深，发疮甚恶。若治之得法，月余而痊；一不得法，经以岁年。切忌用轻粉之药，恐伤筋骨。

杨梅疮初起，人盛气实者，先宜下其热毒，用防风通圣散。

杨梅疮初起，憎寒壮热，身体疼痛者，宜汗之，用搜风追毒散，即乌药顺气散加乳香、没药、麻黄、川乌、草乌。

日久不愈者，宜用萆薢汤、薰药、搽药。

治方

痈疽肿疡

黄连内疏汤　治疮疡初起，赤肿作痛，发热便秘。
黄连　当归　山栀子　芍药　木香　槟榔　黄芩
薄荷　桔梗　甘草　连翘　大黄
水二钟，煎八分，不拘时服。
当归连翘饮　治疮疡赤肿，焮痛发热。
当归　连翘　山栀子　芍药　金银花　黄芩
如便秘加大黄。水二钟，煎八分，空心服。
清凉饮　治疡肿积热，烦躁焮痛，便秘。
大黄　赤芍药　当归　甘草

水二钟，煎八分，不拘时服。

十宣散　治疮初起微肿，身体拘倦。

人参　当归　黄芪　甘草　白芷　川芎　桔梗　厚朴　防风　官桂

水二钟，煎八分，食远服。

托里散　治一切疮疡初起，肿甚欲作脓者。

大黄　当归　天花粉　皂角刺　牡蛎　朴硝　连翘　金银花　黄芩　赤芍药

水二钟，酒半钟，食前服。

隔蒜灸法　治疮疡初起，大痛或不痛，或麻木。如痛灸至不痛，不痛灸至痛，使毒气随火而散。其法用大蒜去皮，切三文钱厚，安于疮上，用艾壮在于蒜上灸，灸三五壮换蒜，复灸。未成者即消，已成者即减，其大势亦不能为害。如疮大，将蒜捣烂敷疮上，将艾铺上烧之。

内托千金散　治诸痈疽并诸恶疮，如初起未成者即消，已成者即溃。

人参　当归　黄芪　芍药　川芎　防风　官桂　桔梗　白芷　甘草　瓜蒌　金银花。痛甚加乳香、没药。水二钟，姜二片，煎八分，不拘时服。

仙方活命饮　治一切疮疡未成者。

穿山甲　甘草节　防风　没药　赤芍药　白芷　当归尾　乳香　贝母　天花粉　陈皮　金银花　皂角刺

水二钟，酒半钟，煎八分，食前服。

内托流气散　治背膊之间，忽然肿起无头。

当归　芍药　陈皮　甘草　羌活　防风　枳壳　厚朴　连翘　白芷　桔梗　黄芩　槟榔　黄芪　木香

姜三片，煎八分，不拘时服。

托里温中汤　治痈疽平陷，色白而不痛。

丁香　沉香　茴香　益智仁　陈皮　木香　羌活　干姜　甘草　黑附子

水二钟，姜三片，煎八分，不拘时服。

竹叶黄芪汤　治肿疡及一切恶疮，烦躁作渴。

淡竹叶　黄芪　当归　川芎　甘草　黄芩　芍药　人参　半夏　麦门冬　石膏　生地黄

水二钟，姜三片，煎八分，食远服。

乌龙膏　治诸痈疽恶毒，初起肿大，必先用此箍住，不使走胤。

小麦粉子多年陈者尤佳，炒紫黑色，五钱　五倍子炒，一钱　白芨一钱　乳香五分　没药五分

上各为细末，用蜜和熟水调，敷毒周围，留头，周围药上用纸贴。

箍药　治诸疽毒胤走不住，用此围之。

芙蓉叶　白芷　大黄　白芨　山慈菇①　寒水石　苍耳草　黄柏炒，各等分

上为末，用水调敷四围，留头。如干，用水润之。

神仙蜡矾丸　专治诸般疮毒，托里生肌。如未出脓，服数服而可消。如溃后亦可收敛。

---

①　山慈菇：原文为山茨菇，改为山慈菇。

《医方集宜》卷之十

好黄蜡去渣脚，一两　明白矾白净者二两，另研

朱砂一钱，砂矾共研

每料用香油三钱，如冬月多用些。先将油入铜锅内，炼一二沸后，将黄蜡入上，待黄蜡溶化，离火，稍温，将矾砂入内搅匀，急丸如菉豆大。每服二三十丸，用温水送下。搅匀须急急成丸，如迟，冷则难丸矣。

解毒护心散　治疮疡发热，作呕吐。

乳香　真绿豆粉

共为细末。每服三钱，不拘时，用甘草汤调下。

防风通圣散　治疮疡初起红肿，身倦作热。

防风　川芎　当归　芍药　大黄　薄荷　麻黄　连翘　朴硝　石膏　黄芩　桔梗　滑石　甘草　荆芥　栀子白术

姜三片，煎服。

荆防败毒散　治同上。

荆芥　防风　柴胡　前胡　羌活　甘草　桔梗　人参　川芎　茯苓　枳壳

姜三片，枣一枚，煎服。

排脓托里散　治疮疡肿起脓稠。

黄芪　防风　当归　芍药　甘草　黄芩　枳壳　连翘　金银花

水二钟，煎八分，不拘时服。

神仙救苦丹　治疮疡初起。

痈疽溃疡

十全大补汤　治溃疡肿下，软慢脓稀。

人参　黄芪　甘草　当归　白术　芍药　肉桂　熟地黄　川芎　茯苓

水二钟，姜三片，枣一枚，煎服。

大补汤　即十全大补汤　治疮疡肿溃而清，疮口不合，聚肿色白，肌寒肉冷自汗。加附子。

补中益气汤　治溃疡发热，胃弱身倦，懒语少寐。

黄芪　人参　白术　归身　甘草　柴胡　升麻　陈皮

白水煎服。

内补黄芪汤　治溃疡发热，饮食不思。

黄芪　人参　麦门冬　茯苓　川芎　当归　芍药　官桂　熟地黄　远志　甘草

姜三片，枣一枚，煎服。

定痛托里散　治溃疡出脓后作痛。

粟壳　当归　川芎　芍药　乳香　没药　官桂

白水煎服。

托里消毒散　治疮疡溃后作痛。

人参　黄芪　当归　川芎　芍药　白术　白茯苓　白芷　金银花　甘草

水二钟，煎八分，食远服。

补中益气汤　方见前。治溃疡发热，脉浮弱。加减用。

十全大补汤　方见前。治同上。加减。

黄芪人参汤　治溃疡后，少食发热倦怠。

黄芪　人参　白术　麦门冬　当归　苍术　甘草　陈皮　升麻　五味子　神曲　黄柏

姜三片，枣一枚，煎服。

猪蹄汤　治一切痈疽，消瘤毒，去恶肉，润疮口，止痛。

白芷　黄芩　当归　羌活　芍药　蜂房　甘草

上用猪蹄一只，水四五碗，煮熟去油，取清汤入药，煎数沸，去渣温洗，随用膏药贴之。

门冬黄芪汤　治溃疡后，发烦渴饮冷。

黄芪　麦门冬　白术　人参　甘草　白芍药　天花粉

白水煎服。

疔疮

水沉膏　治疔疮初起。

用白芨末放在盏内，用水沉下去，纸贴之。如用膏不可用生肌药。凡用贴点之药，用此膏围贴则不伤好肉。

蟾酥锭子

将蟾取酥，用国丹、白面和作锭子，如小麦粒大，纳在疮口内，以拔去毒气。

蟾酥丸　治疔疮初起，痒痛异常，速用此发汗。

朱砂　乳香　没药　雄黄

上为末，用蟾酥和作丸如绿豆大。每服三丸，用葱白二寸当中分口，将丸纳在内，以纸包，酒湿火炮，将熟去纸，乘熟嚼碎，用热酒送下，取汗为度。

飞龙夺命丹　治疗疮初发。

蟾酥二钱　血竭一钱　乳香二钱　没药二钱　雄黄三钱　轻粉五分　胆矾一钱　麝香五分　铜青二钱　寒水石一钱　朱砂二钱为衣　海羊三十一个，即蜗牛是　脑子五分，无亦可　天龙一条，酒炙黄，去头足，即蜈蚣

上为末，先将海羊连壳研烂，和前药为丸如绿豆大，如丸不成入酒糊丸。每服二丸，先用葱白三寸，令病人嚼烂，吐于手心，男左女右，将药入在葱白内。如病人不能嚼，将葱捣烂和丸，用无灰酒三四盏送下。于避风处以衣盖之，约人行五里之久，再用热酒数杯，以助药力，发热大汗出为度矣。如疗黄走过心者难治，或汗出冷者亦死。

地丁散　治疗疮初起发汗。

地丁草　独脚将军散　夏枯草等分
上捣饼，酒煎去渣①，热服取汗。

追疗夺命丹　此药治疗能内消。

羌活　独活　青皮　防风　黄连　赤芍药　细辛甘草　蝉退　姜蚕　金银花　泽兰叶
水二钟，姜三片，酒半钟，煎服。有脓加何首乌、

---

①　去渣：原文为去楂。

白芷；要利加青木香、大黄、山栀子；若心烦呕吐恶心者加甘草节、绿豆粉、乳香。

五圣散

皂角刺二两　瓜蒌一个　大黄　金银花　生姜　甘草各一两

水二钟，酒半盏，煎温服。

神仙救苦丹　治疗初起作痒。

蟾酥五分　巴豆七个　麝香①二分半　五棓子②一钱　密陀僧一钱

上为末，面糊调和，捏作饼子，贴患处。或用针刺出血，贴之更好。

护心散　治疗发躁，手足不住动摇。

甘草节　绿豆粉　朱砂等分

上为末。每服二钱，用熟水调下。

破棺丹　治疗瘭走胤不止。

当归　赤芍药　山栀子　牵牛各二两　连翘　牡蛎　金银花　地丁草各一两五钱　三棱　甘草各二两　加大黄三两五钱

上为末，为丸如弹子大。每一丸，用童便化下。忌酒生冷。

---

① 麝香：原文为射香，改为麝香。下同。
② 棓〔bèi〕：五棓子同五倍子。

肠痈

大黄汤　治小腹坚肿如掌大而热，按之则痛，皮色如故或赤肿，小便数。

朴硝　大黄各一钱　牡丹皮　瓜蒌仁　桃仁去皮尖，各二钱

白水煎，空心温服。

梅仁汤　治肠痈隐痛，大便秘涩。

梅仁九个，去皮尖　大黄　牡丹皮　芒硝各一钱　犀角一钱　冬瓜仁二钱

白水煎，空心服。

蜡矾丸　方见前。治肠痈，小腹软痛，脉洪数者。

排脓散　治肠痈，小腹胀痛，或里急后重，或时下脓。

黄芪　当归　金银花　白芷　穿山甲　防风　连翘　瓜蒌各一钱

白水煎服。或为末，蜜汤调下亦可。

薏苡仁汤　消肠痈，腹中疠痛，或胀满不食。

薏苡仁　瓜蒌仁　牡丹皮　桃仁

白水煎服。

四圣散　治肠痈，小腹软痛。

生黄瓜蒌一个，去皮　粉草研末，四钱　没药研末，二钱　乳香研末，一钱

上用好酒两大碗，煎至一碗，分作二服，两日服尽。大便去恶物为妙。

牡丹散　治肠痈症，腹濡而痛，时时利脓。

牡丹皮一钱　大黄炒　桃仁去皮尖　芒硝各二钱
瓜蒌仁一钱

乳痈

复元通气散　治乳痈初起结硬，肿痛不通，发寒热。

青皮　白芷　贝母　茴香　木香　乳香　漏芦　穿山甲　陈皮

白水煎，八分熟时入好酒一钟，同服。

流气散　治同前。

桔梗　人参　当归　官桂　甘草　黄芪　厚朴　防风　紫苏　芍药　乌药　枳壳　槟榔　木香　川芎白芷

白水煎服。

蒲公英散　治乳肿痛，身发寒热。

蒲公英　金银花　青皮　橘叶　甘草节　白芷　贝母　桔梗

白水煎服。

神效瓜蒌散　治乳痈，初起即消，已成即散。

瓜蒌大者二个　甘草　当归各五钱　没药　乳香另研，各一钱

水二钟，酒半钟，煎八分，食后服。

连翘饮　治乳结硬不消，如初起有表症者宜先解散。

连翘　川芎　瓜蒌　皂角刺　橘叶　青皮　甘草节
桃仁

白水煎服。

敷乳药　治乳痈肿痛，身发寒热。

南星　半夏　皂角刺煅，存性，各二分　白芷　草
乌　僵蚕各一分

上为末，用葱白同蜜捣敷。如疮口破者用膏药贴。
此药不可近口。

薰乳法　治吹乳。

以小长罐烧纸钱在内，急以瓶口安乳上，尽吸其
毒气。

内托乳香散　治乳顶出黑豆，疮顶陷者。

升麻　黄芪　连翘　官桂　当归　甘草　黄柏　牛
蒡子　白芷　乳香

姜三片，煎服。

内托消毒散　治乳癌初起，内有结核，不甚痛。

人参　黄芩　当归　川芎　芍药　白术　茯苓　白
芷　甘草　金银花

加味八珍汤　治乳癌，日久不愈。

当归　川芎　芍药　熟地黄　白术　茯苓　人参
甘草　贝母　青皮　桔梗　柴胡

姜三片，枣一枚，煎服。

大补汤　方见前。治乳溃后脓不干，不敛口。加
减用。

便毒

二母汤　治便毒，初起肿痛，作寒热，宜先利以使内消。

贝母　知母　大黄各五钱　穿山甲　姜蚕各三钱

白水空心服

牵牛丸　治便毒初起，利药。

黑牵牛　大黄　归尾　姜蚕　穿山甲　木鳖子　甘草节

乳香散　治便毒，肿痛未成者。

川楝子火煅，存性　穿山甲炒成珠　僵蚕炒，各五钱　乳香三钱

上为末。每服二钱，用滚白汤调下，或温酒亦可。

玉烛散　治便毒初起，肿痛发热，大小便不通。

川芎　当归　芍药　生地黄　芒硝　大黄　甘草

白水煎服。

仙方活命丹　方见前。治便毒肿痛，未成脓。

神效瓜蒌散　方见前。治同上。

托里当归散　治便毒，溃后发热。

当归　黄芪　熟地黄　人参　川芎　芍药　柴胡甘草

白水煎服。

八珍汤　治便毒，脓清不敛口。

人参　白术　茯苓　甘草　川芎　当归　熟地黄

白水煎服。

十全大补汤　方见前。治同上。

囊痈

疏肝饮子　治囊痈初起，红肿未成脓者。

木通　青皮　甘草梢　柴胡　赤茯苓　陈皮　苍术
红花　小茴香　龙胆草

便秘加桃仁、大黄。姜三片，食前服。

龙胆泻肝汤　治囊痈，红肿作痛发热。

龙胆草　当归尾　车前子　木通　生地黄　泽泻
山栀子　黄芩　甘草

白水煎服。

牡蛎散　治囊痈红肿。

用牡蛎为末，以醋水调敷。

消毒托里散　治脓成胀痛。

青皮　黄芪　白芷　金银花　黄柏　当归　芍药
甘草

白水煎服。

导水丸　治囊肿如水晶，痒痛出水，小腹按之如
水声。

大黄　黄芩各二钱　黑牵牛头，末　滑石各四两
上为末，醋丸如桐子大。每服三四十丸，临睡用温
水送下。

五苓散　治同上。加黑牵牛、小茴香。

白术　茯苓　猪苓　泽泻　肉桂

加味十全散　治囊痈溃后，脓清不敛。

人参　白术　茯苓　陈皮　贝母　香附子　当归酒炒　川芎　黄芪盐水炒　芍药　熟地　桔梗炒　甘草炙

补中益气汤　方见内伤门。治同上。

八珍汤　方见便毒门。治囊腐加黄芪、黄柏、知母。

附骨疽

内托黄芪汤　治附骨疽初起，皮色如常，作痛无时，发寒发热。

黄芪　木瓜　金银花　当归　羌活　连翘　小茴香　赤芍药　生地黄　甘草　乳香

水二钟，姜三片，煎八分，食远服。

五香连翘饮　治附骨疽初觉，一二日间发寒发热作疼。

乳香　沉香　木香　丁香　麝香　连翘　木通　大黄　独活　桑寄生　射干　升麻　甘草

姜三片，煎服。

千金托里散　治同前症。

黄芪　厚朴　防风　桔梗　木香　连翘　乳香　没药　当归　川芎　白芷　芍药　官桂　人参　甘草

水二钟，酒半钟，煎服。

内托羌活汤　治石疽，生于尻臀边，皮色如故，作痛如石硬。

羌活　黄柏　防风　当归尾　姜蚕　连翘　苍术　陈皮　甘草　官桂　黄芪

水二钟，酒半钟，食前服。

当归拈痛汤 治骨疽，痛而有热。

当归酒洗　白术　苍术　黄芩酒炒　羌活　防风
泽泻　猪苓　茵陈　干葛　苦参酒炒　人参　知母　甘
草炙　升麻

内托黄芪酒煎汤 治缓疽，生于骨髓内，日久不
散，赤肿成脓。

黄芪　归尾　柴胡　升麻　连翘　肉桂　牛蒡子
黄柏　甘草

水二钟，酒半钟，煎八分，空心服。

火龙膏 治寒湿之气，伏于筋骨之间作疼，或鹤膝
风等症。

生姜半斤，取汁　乳香为末　没药为末，各五钱
麝香为末，一钱　真皮胶二两，切碎，用广东者

先将生姜汁同广胶溶化，后入乳没末，少温，再下
麝，即成膏矣。摊贴患处。

十全大补汤 方见便毒门。治臀痈溃后大虚。

内补黄芪汤 方见痈疽溃疡。治同上。

当归木瓜汤 治腰腿肿痛作热。

牛膝　木瓜　芍药　当归　甘草　薏苡仁　金银花
柴胡　独活　羌活　黄芩酒　薄官桂

姜三片，煎服。

乳香托里散 治环跳疽。

厚朴　木瓜　归尾　芍药　白芷　木香　独活　乳
香　黄芪　官桂　没药　牛膝

姜三片，煎服。

内托羌活汤　方见此门。治同上。

流疰

方脉流气散　治流疰，肢节疼痛，无寒湿。多因气结流走，或胸闷不食。

紫苏　青皮　当归　芍药　乌药　茯苓　桔梗　半夏　川芎　黄芪　枳实　防风　陈皮　甘草　木香　槟榔枳壳　大腹皮

姜三片，枣一枚，煎服。

香附饼　治风寒湿袭于经络，结肿作痛。

用香附为末，酒调，量肿大小敷患处，将热熨斗熨之。未成者内消，已成者自溃。如风寒湿毒，以姜汁作饼。

疮科流气饮　治肩背间肿起作痛，或生寒热。

桔梗　人参　当归　官桂　甘草　黄芪　厚朴　防风　紫苏　芍药　乌药　枳壳　槟榔　木香　川芎　白芷

白水煎服。

十全大补汤　方见便毒门。治流毒溃烂，色清白。

补中益气汤　方见痈疽溃疡。治溃后寒热，脓不止。

加减柴胡汤　治怒伤肝气，胁下肿痛，身发寒热。

柴胡　黄芩　半夏　陈皮　青皮　贝母　桔梗　茯苓　甘草

瘰疬

散肿溃坚汤　治颈项间结聚成核，发寒热。

柴胡　升麻　龙胆草　连翘　黄柏酒炒　甘草　桔梗　昆布　当归尾　芍药　黄柏　知母　葛根　黄连　三棱　木香　天花粉

白水煎服。

五香连翘饮　方见附骨疽。治同上。

神秘散　治瘰疬初起坚硬，人体气实者，先下毒气。

斑蝥去头足翅，面炒，三十个　荆芥　姜蚕炒　黑牵牛炒，取末，各二钱

上为末。每服一钱，五更时酒调下。先服粥后服药，服后便去恶物为效；如不去，次日五更再添一服。

牡蛎大黄汤　治同上。

牡蛎一钱五分　大黄二钱五分　瓜蒌一个　甘草一钱

柴胡连翘汤　治男子妇人马刀疮，状若瘰疬。

柴胡　连翘　知母　黄芩　黄柏　生地黄　甘草　当归　瞿麦　官桂　牛蒡子

白水煎服。

荆防败毒散　治同上。

防风　川芎　荆芥　柴胡　前胡　羌活　独活　甘草　桔梗　人参　茯苓　枳壳

连翘散坚汤　治耳后或肩背胁下生如石硬，名马

刀疮。

连翘　黄芩　芍药　归尾　三棱　蓬术　龙胆草
黄连　苍术　柴胡　甘草　土葛根

白水煎服。

消肿汤　治马刀疮，瘰疬。

柴胡　黄芩　黄连　牛蒡子　黄芪　天花粉　连翘
甘草　红花　当归尾

白水煎，食远服。

小柴胡汤　治室女项生结核，血盛之症。加味用。

柴胡　半夏　黄芩　人参　甘草

益气养荣汤　治项上核，作肿或不肿，色赤或不
赤，或软或硬，或痛或溃不敛。

人参　茯苓　陈皮　贝母　香附　当归　川芎　黄
芪　熟地黄　芍药　甘草　桔梗　白术

姜三片，煎服。

补中益气汤　方见痈疽溃疡。治疮溃、脓清等症。
新增瘰疬神效方。不拘男妇大小，生瘰疬初起，坚肿
内热。

荆芥　薄荷　羌活各一钱　防风　大黄各七分　甘
草　海带　昆布　海藻

水钟半，煎八分，葱一根。

敷药灸方　治瘰疬有核成形者，乘其初起，以此治
之。如破，则不可用。

南星　半夏各一钱　花椒末七分　葱头五个

共捣为饼，敷在患处，用艾壮灸之，待患处发热，

便住火不必灸。外用膏药贴之，其核自消。

膏药方

山药　五倍子　蓖麻子肉等分

共捣如泥，为膏贴之。其人虚者用四君子汤为主，加当归一钱，生地黄、玄参各七分，连翘八分，陈皮一钱，半夏七分，夏枯草三钱。

妇人用四物汤为主，加前药和匀。有热加柴胡、黄芪。久服自消。

又方当归养荣汤

当归一钱　川芎七分　白芍药七分　熟地黄一钱
黄芪盐酒炒，七分　贝母七分　白术炒　白茯苓各八分
甘草五分　连翘七分　桔梗米泔水浸，七分

痰多加半夏、陈皮各八分；作寒热加柴胡、黄芩各一钱五分。水二钟，姜三片，煎八分，不拘时服。

散肿溃坚硬方

知母盐酒炒　黄柏盐酒炒　蒌仁酒洗　昆布　桔梗各五钱　莪茂　连翘　三棱酒洗，炒，各三钱　升麻六钱　黄连　白芍　干葛各三钱　胆草酒炒，一两　当归酒洗，三钱　甘草三钱　黄芩梢二钱，半生半酒炒

为末，炼蜜丸桐子大。每服五十丸，滚白汤送下，早晚二次。

救苦化坚汤

黄芪八分　炙甘草五分　漏芦七分　升麻七分　牡丹皮三分　当归身　生地黄　熟地黄　白芍药各三钱柴胡一钱　恶实三分　羌活一钱　独活五分　防风五分

昆布一钱　三棱　蓬术各三分　大曲一钱　黄连三分
黄柏盐酒炒，一钱

　　水钟半，煎服。忌煎炒、风寒。

　　治疗瘰疬经验。如有串烂者，有栗子者，有臭黑肉
者，用此药去之。

　　白丁香水飞过，晒干，二分　雄黄三分　阿魏七分
巴霜三分　朱砂二分　乳香　没药　轻粉各一分

　　共为末，用此撒上，外用膏药贴。其臭烂黑肉去
了，便不用。如有栗子者，亦用此药，贴而去之。

贴疬膏药方

　　香油二两　巴豆肉五钱　木鳖子二钱五分　槐柳枝
皮各一钱

　　先将鳖子油煎，黑色浮上，方下槐柳枝皮入内，煎
枯去之；方下巴豆肉，煎枯去之；再煎油，滴水成珠。
方下真铅粉一两，炒过入内；朝脑一钱二分，研末入
内；用之。

收口生肌散

　　大青一分　大绿一分　凤退焙，三分半，即鸡蛋壳
朱砂五分　明矾一钱　象牙末七分　天灵盖火煅，五分
乳香五分　没药五分　孩儿茶三分　血竭三分　五倍子
炒，三分　赤石脂煅，二钱　石膏煅，二钱　芦甘石
煅，三钱五分　真铅粉炒黄色，二钱五分　扫轻粉五分

　　各研细末，共和用之，无不效验。

　　荆防汤　治疗瘰肿，项硬，头不能转，有热，口干
火盛，喉颈作痛。

荆芥　防风　羌活　白茯苓　柴胡　枳壳　川芎
桔梗　玄参　甘草　黄连　黄芩　牛蒡子　薄荷少许
连翘　栀子　海带　昆布　海藻　夏枯草　金银花

水二钟，灯心廿一①根，淡竹叶七片，煎服。

丸药方

金银花一两　夏枯草二两　黄荆子炒，一两　柏子仁一两　石膏五钱　杏仁五钱

为末，米糊丸绿豆大。早晚服二钱，滚白汤送下。忌醋、芥菜、栗子等物。

瘿瘤

昆布散　治瘿瘤结肿，胸膈不利。

昆布　海藻　松萝　半夏　细辛　海蛤　白蔹②
甘草各一两　龙胆草　土瓜根　槟榔各二两

为末。每服二钱，食后用温酒调下。

木通散　治颈下卒生结囊，欲成瘿瘤。

木通　松萝　桂心　蛤蚧　白蔹　琥珀　海藻
昆布

上为末。每服二钱，食后用温酒调下。

海藻丸　治瘿瘤通用。

海藻　川芎　当归　官桂　白芷　细辛　藿香　白
蔹　昆布　明矾各一两　松萝　海蛤煅，各七钱五分

---

①　廿一：原文为甘一。

②　白蔹：原文为白敛，改为白蔹。下同。

上为末，炼蜜和丸弹子大。每服一丸，食后滚白汤化下，嚼化亦可。

海藻散瘿圆　治瘿气结核。

海藻　昆布　赤茯苓　桔梗　连翘　天花粉　青黛　青皮

上为末，用蜜和丸如弹子大。每服一丸，滚白汤化下。

散肿溃坚汤　方见瘰疬门。治是瘤肿硬。

南星散　治瘿气结核，或大或小，不疼不痒。

用大南星一个，为末，好醋调敷。先以针刺破患处后，量疮大小，摊膏贴之，使药气透入。

系瘤法　治瘤大而根细者。

用芫花根带，洗净，不犯铁器，捣烂取汁。用铁线一条，浸半日或一宿，以线系瘤，经一宿即落。如未落，再换线系，不过二次自落矣。后用龙骨、诃子为末，搽疮口即合。如无芫花根，即花亦可。

五星散　治瘿气结核。

五倍子炒　南星

上等分，为末。醋调敷。

加味二陈汤　治项后生如肿毒，内有核，推之动摇，不红不痛不作脓。

陈皮　大黄　连翘　柴胡　半夏　茯苓　甘草　桔梗

水煎服。

脱疽

仙方活命饮　治脱疽，生于足上，红肿燉痛，发热。方见痈疽门。

败毒托里散　治蛀节疔，生于手指上。

人参　黄芪　当归　川芎　芍药　白术　茯苓　白芷　金银花　甘草　防风

白水煎服。

痔漏

秦艽防风汤　治痔漏结燥，每大便作痛。

秦艽　防风　当归　黄柏　白术　陈皮　柴胡　大黄　泽泻　枳壳　桃仁　红花　升麻　黄连　甘草

白水煎，空心服。

郁李仁汤　治痔漏，大便燥，大肠下血，甚痛。

当归　郁李仁　泽泻　生地黄　大黄　枳实　苍术　麻子仁　秦艽　皂角仁

白水煎，空心温服。

拔毒散　敷痔肿痛。

大黄　黄柏　白芨　石膏　黄芩　黄连　白蔹　栀子　朴硝等分

上为末，用井花水调敷患处。

地榆散　治痔疮肿痛。

地榆　黄芩　枳壳　槟榔　川芎　黄芪　槐花　赤芍药　羌活　白蔹　蜂房　甘草

白水煎服。

槐角丸　治诸痔及肠风下血，脱肛。

槐角　防风　地榆　枳壳　当归　黄芩

上为末，用酒糊丸如桐子大。每服五十丸，空心用清米汤下。

脏连丸　治同上。

用正川黄连拾斤，累珠者尤佳。不用刀剉，不可火炒，炒则不效。生捣为细末，入雄猪大肠内，两头紧扎，用韭菜三十斤，放瓦甑底，中放药，上用韭菜八斤盖面。又若箬①叶放乘术米一大捻，蒸三炷香②，术米熟为度。取起米，取出韭菜不用，取猪肠黄连，破开肠，取出黄连。先将猪脏、术米捣极烂，方入黄连，同再捣为丸如桐子大。初服三钱后，只一钱五分。冷者温酒下，不冷者饭汤下。腹疼有血者乌梅汤下。

薰洗法　治痔疮肿痛。

用鱼腥草，不拘多少，煎汤薰洗。

枳壳散　薰痔漏。

枳壳　贯众　荆芥　黄连　蛇床子　地骨皮　无名异　干姜　苍术根　冬青叶　薤头　柳枝　黑枣

用水煎，薰洗，一日三五次。

又方

五倍子　枳壳　黄连　防风　荆芥　莲房壳

---

①　箬［ruò］：一种竹子，叶大而宽，可编竹笠，又可用来包棕子：～竹。～笠。～帽。～席。

②　三炷香：原文为三三住香。

用水煎，薰洗。

黄连丸　治痔漏日久，脓血不止，或大肠有热下血。

用川黄连、吴茱萸等分，用热汤浸湿，罨三日，炒，去吴茱萸，各另为末，另丸，用米糊丸如桐子大。每服三二钱，温酒送下。如粪前红者，服茱萸丸。粪后红者，服黄连丸。

八珍汤　方见囊痈。治同上。

槐花散　治肠风脏毒下血。

槐花炒，陈者　生地黄酒拌，铜器蒸半日　青皮　白术炒　荆芥各六分　川芎四分　当归　升麻各一钱

为末。每服二钱，空心清米汤调下，水煎服亦可。

结阴丹　治肠风脏毒，大便下血。

枳壳　威灵仙　何首乌　椿根皮　陈皮　荆芥　黄芪等分

为末，酒糊同蜜和丸如桐子大。每服五六十丸，空心米汤送下。

四制香连丸　治同上。

黄连二十两

先用乌梅汤拌浸，晒干；即用姜汁拌润，晒干；次用芍药同浸，再晒干；不用芍药即用吴茱萸十两同拌，用汤湿润同炒，仍去茱萸不用；加木香四两，共为末。用鸡子清，少入醋，糊为丸如桐子大，用白汤送下。

又方

黄连炒，十两　木香二两　槟榔一两　大黄酒煨，

四两

共为细末，神曲糊为丸。

除湿和中汤 治阳明经湿热，便血腹痛。

生地黄　牡丹皮　炙甘草　黄芪　升麻　白芍药
熟地黄　生甘草　当归　苍术　秦艽　陈皮　肉官桂

白水煎服。

膝痛

羌活木瓜汤 治膝痛肿，作寒热。

羌活　木瓜　当归　牛膝　槟榔　苍术　陈皮　防
风　甘草　薄桂　黄柏

姜三片，食远服。

人参败毒散 治膝痛，去人参，加牛膝、木瓜。

人参　羌活　独活　前胡　柴胡　芎藭　枳壳　茯
苓　甘草　桔梗

姜三片，枣一枚，煎服。

托里消毒散 方见囊痛。治同上。

火龙膏 方见附骨疽。治同上。

除湿和中汤 治湿痰留结膝间作痛。

白术　苍术　陈皮　半夏　茯苓　甘草　槟榔　紫
苏　羌活　独活　黄柏

姜三片，煎服。

十全大补汤 方见便毒门。治膝痛，脓溃不敛。

大防风汤 治鹤膝风，膝头不红，作痛无力。

附子　白术　羌活　人参　川芎　防风　甘草　牛

膝　当归　黄芪　芍药　杜仲炒　熟地黄

水二钟，姜三片，煎服。

疳疮

荆防败毒散　治血疳久不愈，或成疳瘘，名串皮疳。

防风通圣散　方俱见痈疽肿疡。治同上。

应效散　治疳蚀疮，或多年不愈。

地骨皮不拘多少，冬月自取者佳，去心阴干。

上为末，用纸撚蘸抵疮口内，频用自然生肉。更用清米饮调下，每服二钱，日进三服。又名托里散。

麝香轻粉散　治血疳、阴蚀、耳疳，一切恶疮皆治。

麝香　轻粉各五分　乳香　没药　白矾煅，各一两

上为末，干擦疮上。

胡麻散　治风疳，渐生遍体。

胡麻　荆芥穗[1]　苦参各八钱　何首乌　威灵仙炙甘草各六钱

共为末。每服一钱，或薄荷汤或茶或酒及蜜汤，俱可调服。

苦参汤　治风疳疮，并承山侧生疮如疥，破有黄水，浸淫成疮。

荆芥　防风　金银花　木瓜　苦参　槟榔　白芷

---

① 荆芥穗：原文为荆芥蕙。蕙改穗，下同。

白藓皮

白水煎服。

清胃消风散　治牙疳。

防风　生地黄　黄芩　黄连　当归　白芷　大黄
荆芥　升麻　软石膏　地骨皮

白水煎服。

搽药即三凡散

枯白矾三钱　白梅烧，瓦碗盖存性，三钱　人中白
瓦上焙干，五钱

共为末，先用韭菜根、老茶浓煎，鸡毛洗刷去腐烂
恶肉，洗见鲜血，仍用药敷①之三次。烂入喉中者，用
小竹筒吹入。虽遍牙齿烂落，口唇穿破者，敷②药皆愈。
惟山根发红点者不治。

龙胆泻肝汤　治下疳疮并玉茎肿痛。

龙胆草　黄芩　归尾　甘草　车前子　芍药　生地
黄　木通　防风　大黄　泽泻　荆芥　山栀子

白水煎，食前服。

搽药　治下疳初起。

青黛　定粉等分　冰片

共为细末，干搽疮上。

儿茶散　治久疳。

---

① 敷：原文为付。
② 敷：原文为付。

孩儿茶　细茶各二钱　轻粉一钱　定粉一钱　冰片一分　血竭五分

上为细末，先用清米泔水^①洗后搽。

珍珠散　治下疳久不愈。

孩儿茶　白龙骨煅，各一钱　朱砂一钱　珍珠煅，三分　冰片一分

细末搽。

疥疮

升麻和气饮　治疥疮初起，作寒热。

升麻　桔梗　苍术　干葛　甘草　大黄　陈皮　当归　半夏　茯苓　白芷　干姜　枳壳　芍药　生姜

白水煎服。

当归饮子　治疥疮风癣，湿毒燥痒。

当归　川芎　芍药　生地黄　防风　北蒺藜　荆芥　何首乌　黄芪　甘草

白水煎服。

消风散　治疥疮癣燥。

荆芥　防风　白芷　川芎　胡麻　蒺藜　归尾　苦参　黄芩　白藓皮　甘草

白水煎服。

搽疥疮药

黄柏末三钱　黄连末三钱　大黄末三钱　蛇床子末

---

① 泔水：原文为疳水。

三钱　枯矾二钱　黄丹二钱　轻粉二钱　硫黄一钱

上为细末，调香油或调柏油，搽疮上，立愈。

乌蛇丸　治一切风疥，多年不愈。

乌蛇酒浸，去骨　白附子　附子小便浸一宿　天麻各一两　全蝎炒　羌活　乳香　僵蚕炒，各一两五钱苦参十两　槐花半斤

上为末，用生姜汁一斤、蜜一斤同熬成膏，和丸如桐子大。每服三四十丸，空心用温酒送下，晚用荆芥汤送下。

摩风膏　治一切风癣疥癞燥裂等症。

白芷　升麻　苦参各三钱　全蝎五个　巴豆去壳，五个　杏仁四十九个　大枫子去壳，十二个

以上药各为咀，用香油半斤，槐柳桃榆椿楝楮条此七样各七寸，七七四十九寸，连前药共入油内浸一宿，同浸一宿，同熬，以白紫、黄紫为度，滤去渣，听用。再将花椒、枯矾各五钱，轻粉一钱，蛇床子二钱，樟脑一钱，此五味俱各为细末。又用黄蜡一两，入前油内溶化，以后药末入内搅匀，冷定，搽疮上。

防风通圣散　方见前。治同上。

水银膏　附治疥疮

水银二钱，用锡镕化。杏仁三十粒，大枫子三十个，轻粉五分，雄黄五分，黄柏末五分，冰片一分。先将杏仁、枫子捣烂如泥，入后药同研成膏。擦疮上，立愈。

时毒

解毒升麻汤　治时毒表症。

防风　荆芥　薄荷　黄柏　甘草　金银花　玄参
茯苓　升麻　蝉退

荆防败毒散　方见痈疽溃疡。治同上。

化毒丹　治时毒，人气实者。

人参　玄参　青黛　甘草　牙硝枯过，各一两五钱
茯苓一两　桔梗一两　麝香　脑子各五分

共为末，炼蜜为丸。每两作十二丸，小儿一岁者，
每丸分作四服，薄荷汤化下。

大黄汤　治时毒，大便不利。

朴硝　大黄各一钱　牡丹皮　瓜蒌仁　桃仁去皮
尖，各二钱

犀角散　治时毒，经三四日不解，毒不可下，宜
和解。

犀角　黄连　甘草　芍药　大黄
各等分，为末。每服五钱，水一钟，煎服。

连翘饮　治同上。

连翘　瞿麦穗　荆芥　木通　车前子　赤芍　当归
防风　柴胡　活石　蝉退　炙甘草　炒山栀　黄芩
各等分。又一方加鹿茸。

鼠粘子散　治同上。

鼠粘子　甘草　玄参　桔梗　黄芩　升麻　木通
一方加防风、荆芥。

杨梅

薰药

雄黄　银珠各五分　锡五分　皂角刺七分，洗灰

水银五分　冰片　瓦上花各一分

鸡卵膜一个，俱为末，做成纸撚三条。每早一条，

火薰在鼻孔内，用被盖密，口含冷水，热再换。

治杨梅天疱疳疮，悮①食轻粉，筋骨疼痛者。

金银花三钱　川椒　风枯各二两

上为细末，面糊为丸如桐子大。每服四十五丸，如

筋骨疼加连翘、乳香、没药各五钱。

治杨梅七日见效

月明粉五分　雄黄一钱　银珠　朱砂　黄丹各一钱

龙脑八分

面糊为丸。每服七分，好酒送下或白汤送下。忌猪

肉、醋。

点方

轻粉五分　胆矾一钱　杏仁三钱

擂末，搽疮上，用纸封，二日即愈。

治久患天疱、杨梅不痊，其效如神

胆矾四钱七分　枯矾二钱八分　水银九钱五分　真

香油不拘多少

---

① 悮［wù］：同"误"。

上三味共入油内，不犯铁器，研成膏子，不见星
□^①为度，分作三分用之。一日八钱，二日五钱，三日
四钱。用药法：每日巳时起至午时止，将药入两手内，
左手擦右手心，右手擦左手心，其药陆续添擦之，以十
次为度，一次擦百余遍。如上身疮多则擦药多涂手心
上，绵纸包之；下身多则擦药多涂足心上；上下一般则
平用之。擦之后则仰卧，手按肚脐，以被盖之，汗出为
度。俱食粥，忌盐醋，勿令大便。桶上以手按腹，行至
三日后，方用药洗之。

洗方

苦参　艾叶　花椒　防风　荆芥　槐花
煎汤洗。

服药

甘草　绿豆　天花粉　石膏　胆矾　连翘　黄芩
黄柏各等分
水二钟，先净洗后，方用药二钱，煎八分，临卧温
热服。

洗方

防风　荆芥　白芷　川芎　何首乌　当归尾各等分
煎汤洗患处。

杨梅防风通圣散

山尾□多用　防风一撮　皂角七个
三服后将三味常煎，当茶服，十日愈。

---

① 　□：底本、校本均缺一个字。

又搽方

杏仁去皮尖　轻粉

等分，研末，调鹅胆汁搽即乌，取通金纸盖上，不干再抹。

治天泡杨梅，或薰或食药愈后，明白先饮凉膈散，改热一帖。

大黄　黄芩　黄连　黄柏　甘草　连翘　栀子生石膏　活石各三钱

水钟半，煎一钟，空心服之时加朴硝二钱。如生疮毒，加白藓皮、防风、荆芥、金银花各二钱，皂刺五分，去朴硝。如吐红，用凉膈散九味，去朴硝，加犀角、阿胶。如身弱，去石膏、活石。

又方

防风　木瓜　防己　生地　人参　川芎　米仁　风藤　藓皮　陈皮　赤芍药　熟地　花粉　连翘　荆芥各一钱　桔梗三分

冷饭洗水二罐，煎一罐，加酒，行药合丸。亦可治结毒。此方甚妙。

蟾酥丸

杜仲　桑寄生　防风　地龙　活石　甘草　大黄猪牙皂　羌活　黄柏各二钱

为末。每服加麝香一厘。

治杨梅天泡先饮凉膈散、后服解毒散

归须　玄参　甘草各五分　白芷　防风　皂刺　黄连　大黄各一钱五分　连翘　羌活　枳壳　生地各八分

连服四帖。水钟半，煎八分，渣水一钟，煎六分。如服蟾酥丸，去大黄不服。后五帖二日一帖，去大黄、生地，加赤芍、栀子、活石、独活。连服断根，以清无毒。

杨梅天疱药丸

轻粉一钱，纸焙去烟　槐花一钱，炒过　儿茶一钱雄黄三分　黄丹四分　朱砂五分　冰片一分

上为末，饭糊丸，分作九分，三日服之，以酒送下或米汤下。先服败毒散二帖，服十余日后，服防风荆芥金银花白鲜皮十贴，次服此丸。阴干勿晒，不可食冷水，只食茶。

解轻粉毒方

白鲜皮　五加皮各三钱　牙皂二钱　大黄　金银花各一钱　山尾□四两　米仁三钱

先煎二次，倾出服之，渣再煎洗。

生杨梅天泡疳疮泻方

大黄　金银花各三钱七分　大腹皮　赤芍药各二钱五分　归尾二钱　甘草五分　芒硝五分

水一钟，煎七分，空心服。

杨梅天疱风癣解毒丸

防风　桑寄生　地骨皮　黄柏　杜仲　姜蚕　皂刺木通　木瓜各等分

研末，饭和丸如桐子大。早服十五丸，午服二十丸，晚服三十丸，以后每次退五丸，又退至十五丸止。又依前进。如退服至丸三四两，如口破齿浮，饮西瓜蜜

《医方集宜》卷之十

水则止。

五宝丹

凡人病过杨梅、天疱、绵花等疮，致成一切难以名状之疾，或杨梅疮烂见骨，经年不收口者，或筋骨疼痛，举发无时，或通身疮瘩①不消，或手足皱破出血，或遍身起皮发靥一层起一层，或赤癜白癜鹅掌风癣，或皮好骨烂，口臭难当，及久年臁疮不愈，一切顽疮烂毒，此方治之。

天花粉二分　大丹砂二分　琥珀三厘　冰片五厘珍珠二分半

上为细末。每服五厘，另入飞白霜二分半，炒过，合作一服。每一料分作十二服，每日用土茯苓一斤，用水煎作十二碗，去渣。清晨以一碗入药一帖，搅匀温服。其茯苓汤须一日服尽，不可别用汤水并茶。日日如是，服尽一料。以十二日即愈，或有不终剂而愈者。如病重俱只须服一料，无不愈也②。忌鸡鹅、牛肉、房事。

一方

钟乳粉七分　血红琥珀二分　冰片二分　大朱砂一钱　珍珠粉一分

上为极末。每服五厘，以土茯苓为□③一二片，取

---

① 瘩［dá］：《广韵》都合切。《集韵》德合切，并音答。《字林》肥貌。《玉篇》病寒也。

② 无不愈也：原缺"愈"字，据清抄本补录。

③ □：底本、校本均缺一个字。

内白者煎汤，泡前药服。硬饭头五六两捣烂，水八九钟煎至四大钟，用半钟调六厘空心服下。其硬饭汤，一日服三碗。末药搅匀，入炒过小麦面一分，每日用药六厘，看人虚实或五厘或六七厘。白茯苓一斤，水十碗，煎八碗，去渣，入丹药六厘，封口，上火略煨，徐徐服之。轻者三四服，重者数服，二七全愈。忌茶、醋、烧酒、黄酒、嗜欲、辛辣、牛羊鱼虮、鸡蛋。如疮在上，每加桔梗二钱，同土茯苓煎汤服。如疮在下，加牛膝四两煎服。如服药转闷，鲫鱼煮汤，吃一二口即止。如疮痛甚者，加乳香、没药各三厘，与丹药同服，痛止不用。早晨①服一次，饭后服一次，巳时服一次，午饭后、申时、日暮临后皆服。药丹须瓷罐收用。如脓水太过，加当归三钱，白芷钱半，同煎。如毒气下行，大小便闭结不通，即用百草霜五分，研细，以凉水调服，加二三钱即愈。忌气恼。

一方

大朱砂五钱　珍珠　血琥珀　冰片各一钱　钟乳粉三钱五分

辨滴乳石法

滴乳石乃山岩中石髓滴成倒悬者，惟云南、川贵者佳。其色白，有纹，入口嚼片时即化，无滓便是。

---

① 早晨：原文为早辰。

一方①

琥珀　冰片②　珍珠　朱砂　滴乳石各五分

共研极末，将土茯苓一斤，捣碎，煎汤三碗。将前药每碗内入四厘，清晨、午间、晚间各服一碗，搅匀药末温服，不得间断，计十日即愈。此一料轻者可治二人，极重者亦不必更服也。惟滴乳石须极真，如阳物蚀去，加天灵盖五分，入前药内服，便能长出。鼻子蚀去者亦然。诚③仙方也。

《医方集宜》卷十终

---

①　一方：原缺此行，据清抄本补录。
②　冰片：原缺"冰"字，据清抄本补录。
③　诚：原文为成，据文义改。

跋 一

医者意也，意者理也。理之所宜，而意之所会，亦与之俱宜，是之谓善医。故人之受病有原，而其中于五脏六府，发于四肢百体，莫不有表表里，有经有络。腠理者愈以汤熨，血脉者愈以针石，肠胃者愈以酒醪。虚实之异症，标本之异治，精气血之异诊，寒暑燥湿之异调，浅深轻重之异剂，是皆存乎其宜。有能通于宜之说者，即以视垣一方，洞见癥结，尔奚不可。长桑君之禁方、知物，元里公之五色奇咳，曷以加焉？不然刻舟而求剑，按图以索骥，执古之方，不达医之宜，非善医者也。《医方集宜》之书，乃丁氏先世遇神人所授也。而竹溪先生复修明而表章之。迨①孙郡侯莲侣先生，以名进士司李吾泉，李刑官也。其一推一问，一谳一决，皆民命所关，犹之乎治病者；其一汤一剂，一针一砭，皆躯命所关也，治民者骫②法不得，泥法亦不得也。犹之乎治病者离方不得，执方亦不得也，要其中有宜焉。昔

---

① 迨 [dài]：等到，达到："卒 ~ 于祸"。
② 骫 [wěi]：枉曲："皇帝 ~ 天下正法而许大王甚厚。"

张释之论犯跸①盗环事，宁上忤天子，不忍下冤一民。其侃侃不阿，真可谓知大体、识事宜者矣。先生刚方赋性，宽仁宅心，兼以晓畅民情，炼达国体。其所平反皆风裁之独断，而舆情之允协，左之右之，无不宜之，有张释之于定国之风焉。泉饮先生之和沐先生之德，如服参术，而先生所造福于泉之心，未有已也。以为泉俗之信鬼不如良医之多效，临病而赛祷，孰与对症而发药，则《医方集宜》之书不可不传也，于是命剞劂②氏梓而广之。业医者藉是以见仓扁养身者，读此而得尊生。今而后泉人庶几无疾病，与人亦有言，但愿人勿病，不愁药生尘。此又刑期无刑之要，归而《医方集宜》之本旨也。

治下晚生王士彦顿首跋

---

① 跸［bì］：古时帝王出行时，实施交通管制，禁止人车通行，称为"跸"。《史记·卷一〇二·张释之传》："县人来，闻～，匿桥下。"《三国志·卷一·魏书·武帝纪》："夏四月，天子命王设天子旌旗，出入称警～。"

② 剞劂［jī jué］：雕板；刻印。明·周履靖《〈锦笺记〉题录》："～～生涯日，诗书艺业长。刻字的候列位老爷刊同年録。"清·沉初《西清笔记·纪典故》："内廷有奉詔编纂《宫史》一书，不授剞劂。"

跋 二

　　此江湄竹溪丁先生苦心剂①世之药书也，诸方具备，便宜而适于用。温陵后学倪生细玩卒业焉，起而叹曰：神哉！方乎，道矣。道在上，为医天下之大人，盐梅辛咸，各有宜适；道在下，为神医活世之真人，针灸补泄，亦非宜不适。虽然真人之医，更堪以佐大人之所缺憾；大人尚有犹病之事，沟中之瘠，真人偏能起瘠②而肥，转病而安。然或者犹谓病未必安，瘠未必肥，将奈何？曰：病宜早治，用药宜合症。膏上肓下③，想当时老缓④未得灸法，灸则二竖⑤安有不遁，然今昔偏神缓又

----

①　剂：按上下文，应为济。

②　瘠〔jí〕：瘦弱：瘦～。

③　膏肓：中国古代医学称心脏下面的脂肪为"膏"。胸腹间有一个膈膜，"肓"是心脏和膈膜之间的部位。当时认为心下膈上是身体的重要部位，医家对这个部位的疾病无能为力。因此后世"病人膏肓"形容病势严重不可救药，进而也用来比喻事态严重到不可挽救的地步。

④　医缓〔yī huǎn〕：出自《左传·成公十年》中的一位名医，后来被用来泛指良医。

⑤　竖〔shù〕：旧称未成年的童仆，小臣，引申为卑贱的：童～。～子。

何也？缓想亦料晋侯数尽，故不下灸法，便是神，便是真人。噫嘻！真人总以济世为心，苟此心真不为名高，不为厚利，将心地擘得玲珑，理道勘得灵活，则诊脉自然细腻，施药自有神解。虽不中，不远矣。且也有此活人心地，则其后定有医天下之大人，降而为吾孙子，更堪以佐真人之所缺憾，如莲侣先生者，是先生之不朽。竹溪公也。竹溪公之有以孙也，其虑我闽巫觋祷赛之弊风，特推乃祖氏世泽，而晋是书以砭之，尤闽人之有以公祖也。夫为刑官，而不忍残民之生，忧曷方以济民之生，佛家之所谓大慈悲大弘愿者。先生有焉，即古之所谓耻纳沟咨，犹病广播，其道以跻①世仁寿者，其苦心亦不过尔尔。则谓道之在下在上，都在江湄丁氏之门也可。

---

① 跻 [jī]：登，上升：～于世界先进之列。～身。～攀。

跋 三

莲侣先生重刻《医方集宜》跋

人亦有言，不为良相则为良医，是分隐显而为言也。医昉①自轩岐，轩岐显耶隐耶？苏文忠公②随处蓄善药施人，曰：人病得良药，吾为之体轻。夫得药者，人也，而公为之体轻，此必有合焉者矣。知此则知良相良医之旨，其隐显云乎哉！殷深源情于③方药而以卒，叩头甚急，虽全其母，寻亦废医，然而究也，咄咄④书空，故业亦不大显，岂非医与相两失之耶？狄梁公⑤法药官高而忍辱用晦，与时浮沉，终全三百季之唐祚⑥。医与相岂有妨耶？此无它，得良相良医之旨，而善用之，故

---

① 昉〔fǎng〕：古同"仿"。

② 苏文忠公：宋代词人苏轼，建中靖国元年（1101年）卒于常州（今属江苏），葬于汝州郏城县（今河南郏县），享年66岁，御赐谥号文忠（公）。

③ 于：原缺"于"字，据清抄本补录。

④ 咄咄〔duō duō〕：感慨声，表示感慨，表示责备或惊诧：咄咄怪事。

⑤ 狄梁公：指唐代名臣狄仁杰。狄死后追封梁国公，故称。清·顾炎武《乾陵》诗："至今寻史传，犹想～～～。"

⑥ 祚〔zuò〕：皇位：～命（赐予皇位）。

随施而辄效耳。

莲侣先生，吾乡之长者也。先世阴德，以医济人。先生不敢忘世业，司李泉州时，刻《医方集宜》，以行板留于泉。今守三岁复订而刻之，或曰先生古循良也。犹暇为此，是兼才并举，不为国政而妨其世业者也。愚曰不然，是政先生所以为循良耳。等一济世之心，而次第施之，岂有殊念哉？先生宦业光明俊伟，行且与梁公、文忠公映照千古，其即在此也。夫其即在此也，夫愚也。幸与点订之役，僭为之跋，如此若夫先生性命之学，超诣独德，莫知其际则又①擅出世大医王之宗焉，此未暇悉也。

教下李尚志何事甫拜跋

---

① 知其际则又：原缺"际则又"三个字，据清抄本补录。

出版说明

　　中医古籍文献是中医药学继承、发展、创新的源泉，然而，中医古籍文献的整理研究工作，特别是对珍本古医籍全面系统的挖掘、整理研究工作一直较为薄弱。所以，《中医药事业发展"十一五"规划》明确提出："系统开展文献整理研究，重点对 500 种中医药古籍文献进行整理与研究。"基于此，我社策划了"100 种珍本古医籍校注集成"项目，重点筛选出学术价值、文献价值、版本价值较高的 100 种亟待抢救的濒危版本，珍稀版本以及中医古籍中未经整理排印的有价值的，或者有过流传但未经整理或现在已难买到的版本，进行点、校、注的工作，进而集成出版。

　　珍本古医籍整理出版是中医药继承创新的基础，是行业发展的必需。对中医古籍文献的整理出版工作既可以保存珍贵的中医典籍，又可以使前人丰富的知识财富得以充分的研究与利用，广泛流传，服务于现代临床、科研及教学工作。为了给读者呈献最优秀的中医古籍整理作品，我社组织权威的中医文献专家组成专家委员会，选编拟定出版书目；遴选文献整理者对所选古籍进行精心校勘注释；成立编辑委员会对书稿认真编辑加工、校对。希望我们辛勤的工作能够给您带来满意的古籍整理作品。

"100种珍本古医籍校注集成"项目得到了国家中医药管理局、中国中医科学院有关领导和全国各地的古籍文献整理者的大力支持，并被列入"十二五"国家重点图书出版规划项目。该项目历时两年，所整理古医籍即将陆续与读者见面。在这套集成付梓之际，我社全体工作人员对给予项目关心、支持和帮助的所有领导、专家、学者表示最真诚的谢意。

中医古籍出版社

2012年3月